전 매스컴의 뜨거운 찬사와

〈노화와 성인병은 반드시 늦출 수 있다

동아일보 / 2004. 11. 20.
미국 어바인 캘리포니아 의대 교수를 지낸 재미 원로 의사가 노화를 늦추기 위해 알아둬야 할 지식들을 체계적으로 소개했다. 당뇨병, 고혈압, 치매, 비만, 관절염 등의 발병 원인에 대한 알기 쉬운 설명과 방지법들을 보건의학 차원에서 써 놓았다.

중앙일보 / 2004. 11. 27.
오랫동안 미국 의학계에서 활약해온 저자가 신체 부위별로 27개 항목에 걸쳐 인간이라면 누구나 겪는 노화와 성인병 예방책을 설명했다. 질병의 원인과 진단법은 물론이고 처방까지 미국의 최신 자료를 한국의 경우와 비교해 의료전문가들에게도 도움이 될 듯하다.

조선일보 / 2004. 11. 20.
미국 내분비내과 교수가 조언하는 성인병 예방법, 건강을 위한 생활습관 개선법, 우리 식단 활용법 등을 알기 쉽고 재미있게 설명해 놓았다.

KBS TV1 / 2004. 11. 29. 아침 7시 뉴스
건강에 대한 관심이 어느 때보다 높은 요즘 눈길을 끄는 책이 나왔습니다. 오래 살더라도 온갖 성인병에 시달린다면 삶은 고통일 뿐, 미국에서 성인병 연구와 치료에 일생을 바쳐온 의학박사 김항선씨가 건강한 노년을 위해 던지는 자상하고 간곡한 충고입니다.

여성동아 / 2004. 12월호
미국의 대형병원 원장으로 근무한 김항선 박사가 임상경험과 학계의 연구 결과를 바탕으로 성인병을 예방하는 생활습관을 소개한다. 비만, 혈압, 당뇨병, 뇌졸중 등 다양한 질병과 대처 방법에 대한 일반인이 이해하기 쉽게 썼다.

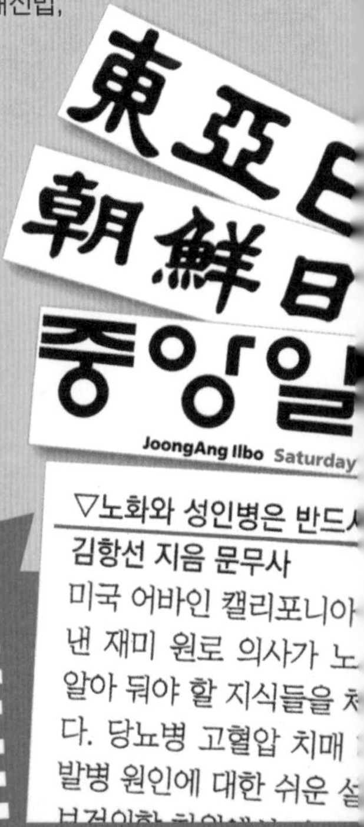

미국에서 보내온 최신 건강가이드

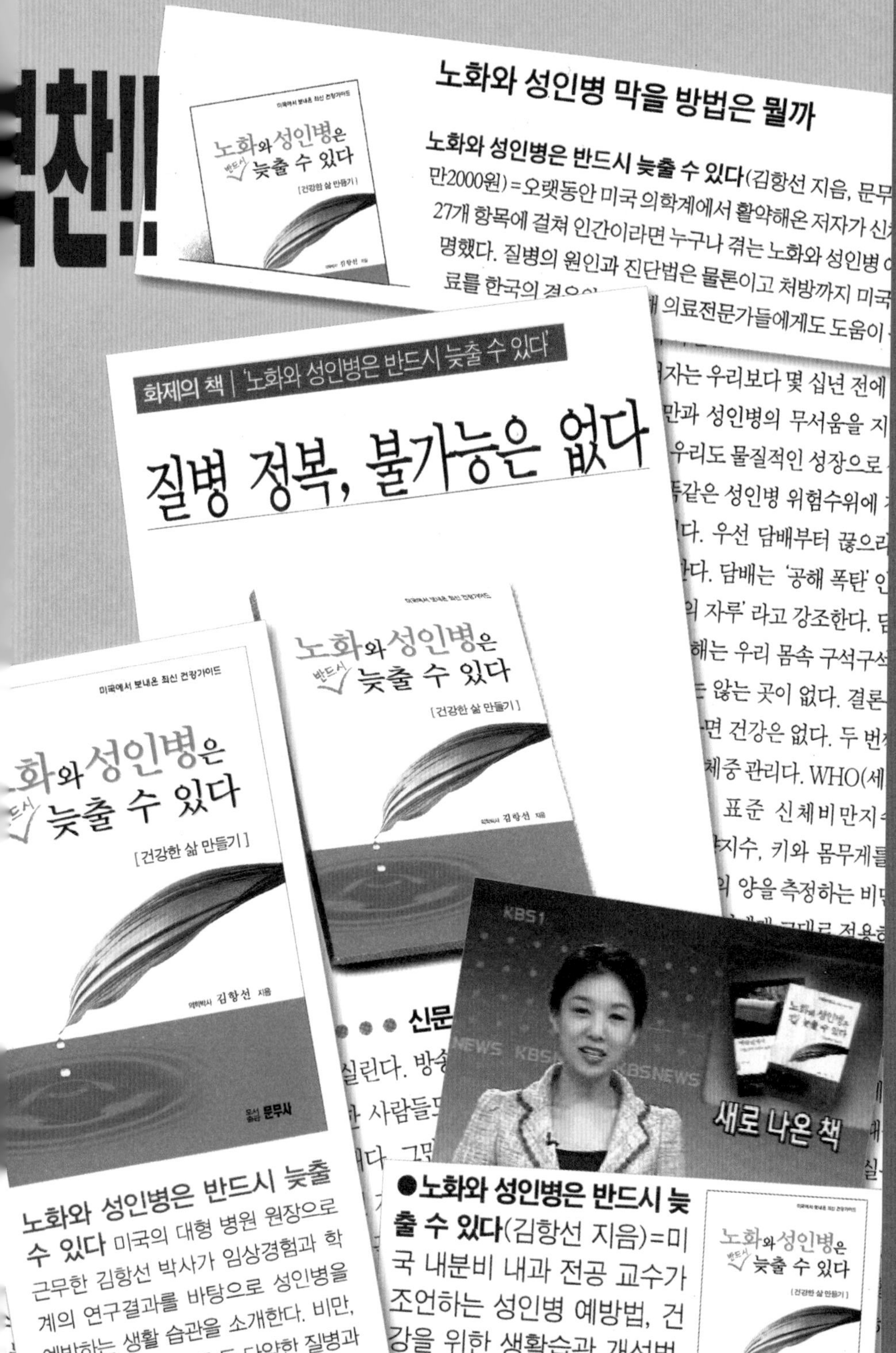

찬!!

노화와 성인병 막을 방법은 뭘까

미국에서 보내온 최신 건강가이드
노화와 성인병은 반드시 늦출 수 있다
[건강한 삶 만들기]
김항선 지음

노화와 성인병은 반드시 늦출 수 있다(김항선 지음, 문무
만2000원)=오랫동안 미국 의학계에서 활약해온 저자가 신
27개 항목에 걸쳐 인간이라면 누구나 겪는 노화와 성인병
명했다. 질병의 원인과 진단법은 물론이고 처방까지 미국
료를 한국의 경우와
의료전문가들에게도 도움이

화제의 책 | '노화와 성인병은 반드시 늦출 수 있다'

질병 정복, 불가능은 없다

자는 우리보다 몇 십년 전에
만과 성인병의 무서움을 지
우리도 물질적인 성장으로
똑같은 성인병 위험수위에
다. 우선 담배부터 끊으라
다. 담배는 '공해 폭탄' 인
의 자루' 라고 강조한다.
해는 우리 몸속 구석구석
않는 곳이 없다. 결론
면 건강은 없다. 두 번
체중 관리다. WHO(세
표준 신체비만지
지수, 키와 몸무게를
의 양을 측정하는 비

미국에서 보내온 최신 건강가이드
노화와 성인병은 반드시 늦출 수 있다
[건강한 삶 만들기]
의학박사 김항선 지음

미국에서 보내온 최신 건강가이드
노화와 성인병은 반드시 늦출 수 있다
[건강한 삶 만들기]
의학박사 김항선 지음
도서출판 문무사

●●● 신문
실린다. 방
한 사람들도

KBS1
NEWS KBS
KBSNEWS
새로 나온 책

노화와 성인병은 반드시 늦출 수 있다 미국의 대형 병원 원장으로 근무한 김항선 박사가 임상경험과 학계의 연구결과를 바탕으로 성인병을 예방하는 생활 습관을 소개한다. 비만, 혈압, 당뇨병, 뇌졸중 등 다양한 질병과 에 대해 일반인이 이해하기

●**노화와 성인병은 반드시 늦출 수 있다**(김항선 지음)=미국 내분비 내과 전공 교수가 조언하는 성인병 예방법, 건강을 위한 생활습관 개선법, 우리 식단 활용법. 문무사, 1만

미국에서 보내온 최신 건강가이드
노화와 성인병은 반드시 늦출 수 있다
[건강한 삶 만들기]
김항선 지음

"국민건강 수호하는 대한의사협회"
대 한 의 사 협 회

140-721 서울시 용산구 이촌1동 302-75 / 전화(02)795-4044 / 전송(02)792-5208
사무국장 정진택 / 팀장 : 이성미(E-mail : leesm@kma.org) / 담당 : 고소연(E-mail : kosy@kma.org)

문서번호 대종학 제 2005 - 90 호

시행일자 2005. 5. 27

수 신 문무사

참 조

제 목 「대한의사협회 추천 건강/의학도서 선정」 공지의 건

1. 귀 사의 무궁한 발전을 기원합니다.

2. 본회는 우리나라 의료의 지난 성과와 현재를 조명하고 미래의 청사진을 제시함으로써 국민건강 향상 및 의료계 단합을 위한 범 의료인의 의학제전인 종합학술대회를 매 3년마다 개최해오고 있으며, 2005년 5월 13~15일(3일간) 제31차 행사를 성공적으로 치렀습니다.

3. "국민과 의사가 함께 하는 참 건강"이라는 슬로건 하에 개최된 본 행사에서는 대국민사업의 일환으로 국민에게 올바른 건강지식을 전달하기 위한 「의협 추천 건강/의학도서 선정」 사업을 추진한 바, 국내 대표문고의 건강/의학도서 베스트셀러 200선을 본회 국민의학지식향상위원회 모니터링분과위원 40분이 심도있게 심사하여 별첨과 같이 10권을 선정하였습니다.

4. 이에, 동봉하여 드리는 본회 마크와 함께 「대한의사협회 추천 건강/의학도서」 임을 적극 홍보하여 주시기 바라며, 앞으로도 국민에게 올바른 건강지식을 전달하는 우수한 도서 출판에 힘써주시기 바랍니다.

5. 귀 사의 적극적인 협조와 관심을 부탁드립니다. 감사합니다.

대 한 의 사 협 회 장

"환자를 내몸같이 국민을 가족같이"

노화와 성인병은 반드시 늦출 수 있다

노화와 성인병은 반드시 늦출 수 있다

의학박사 김항선 지음

1판 1쇄 발행 2004년 11월 11일
1판 4쇄 발행 2010년 2월 28일

발행처 문무사
발행인 김범수

등록번호 제 201-00154호
등록일자 1978년 10월 23일

서울특별시 중구 을지로 3가 95-12호 천이빌딩 302호
전화 (02) 2272-6146 / 팩시밀리 (02) 2272-6145
E-male: munmu@hananet.net

* 문무사는 좋은 책만을 고집해서 만듭니다.

값 12,000원

ISBN 89-86009-17-X 03510

노화와 성인병은 반드시 늦출 수 있다

의학박사 김항선 지음

문무사

추천의 말씀

사람은 세월이 지나면 늙어 가면서 몸에 한두 군데씩 고장이 생기는 것이 자연의 이치다. 그러나 병이 생기는 원인, 과정 그리고 치료 방법이 많이 알려진 요즈음에는 웬만한 병은 일찍 발견하여 적절한 치료를 받으면 잘 낫게 되고 아무리 고약한 병이라도 진행을 최대한 늦출 수도 있다.

원래 병의 치료는 의사가 하는 것이 아니고 환자 스스로가 하는 것이라는 말에는 나름대로의 이유가 있다. 건강할 때 병이 생기지 않도록 생활습관을 잘 길들이는 노력, 정기적으로 건강검진을 받으려는 노력, 그리고 병이 생겨 치료를 받으면서도 내 병은 틀림없이 낫는다는 확고한 신념을 가지는 일 등은 환자가 반드시 지켜야 할 수칙이다. 이 모든 것은 환자가 마음먹기에 따라 실천할 수 있는 사항이며 그에 따라 결과가 크게 달라지기 때문이다. 지극히 평범한 일반적인 이야기 같지만 의사는 단지 환자를 도와줄 뿐이다. 진단과 치료 과정에서만 의사의 도움을 받기보다 환자가 되기 전에 미리 건강하게 사는 법에 대하여 도움을 받게 되면 나이를 먹어 인생의 황혼기에 접어들더라도 병 때문에 삶의 질이 엉망이 되는 지경에서는 벗어날 수 있다.

일생 동안 미국에서 그 분야에 종사해온 김항선 박사의 책, "노화와 성인병은 반드시 늦출 수 있다"의 내용은 자상한 내과의사의 간곡한 충고, 정성어린 설명, 희망을 가지게 하는 방향 제시를 하고 있어 읽는 사람에게 감동을 주기에 넉넉하다. 임상의사의 깊이 있는 전문 지식과 오래된 경륜, 내용마다 최신 학술 정보를 바탕에 두고서 써 내려간 27개 장의 흥미로운 질병과 건강 이야기는 자칫 어려워지기 쉬운 의학 이야기를 일반인이 알기 쉽게 설명하고 있어 이 책을 읽는 환자나 건강을 유지하려는 사람에게 건강의 길로 이끌어 주는 좋은 길잡이가 되어 줄 것이다.

백 상 호 박사

전 서울대학교 의과대학 교수
전 한국보건의료인국가시험원 원장
현 서울대학교 명예교수

책을 내면서

이 책을 쓰게 된 이유

의예과 2학년 때 저자가 고국을 떠났던 1954년에는 한국에 고혈압이나 당뇨병으로 시달리는 사람은 거의 없었다. 공부를 다 마치고 1966년에 감개무량한 첫 귀국을 했을 때 친구들은 자랑스럽다는 듯이 남대문로에 새로 지은 상업은행 건물을 나에게 구경 시켰다. 그때 친구들의 넘쳐흐르는 자신감은 퍽이나 인상적이었다. 사실 저자는 그 당시 우리나라 사람한테서 나라의 장래와 그들 자신에 대한 긍지와 의욕을 쉽게 느낄 수 있었다. 그리고 그때 우리국민은 상당히 건실한 생활을 하고 있었으며, 몸과 마음의 건강도 매우 좋아 보였다. 과체중과 비만은 극히 드문 예외였고 또 그때는 그런 것을 건강문제라고 생각하는 사람도 없었다. 살이 좀 찐 사람이 행세하고 있던 것이 사실이었고, 그래서 그런지 많은 사람들은 살이 좀 찌는 것이 소원이었던 것도 사실이었다. 그 후에 저자는 평균 2, 3년 만에 한번씩 한국에 들어가서 친지들을 만나곤 했다. 귀국할 때마다 나에게는 벌써 국민정신 전환점의 상징이 되어버린 그 은행 빌딩을 꼭 눈여겨보았다.

아무리 외국에서 오래 산다 해도 자기를 낳아준 고국을 잊을 수는 없는 법이다. 오랜 시간이 흐르면 흐를수록 고국이 더 그리워진다. 고국을 걱정하게 되고 또 고국에 무슨 좋은 일이 생기면 덩달아 기뻐서 어쩔 줄 모르게 된다. 그래서 그렇겠지만 저자는 귀국하면 우리나라가 어떻게 변하고 있는가에 유별나게 관심이 많다. 우리나라가 상당한 경제발전을 이룩한 1980년쯤부터 국민들의 체중이 늘기 시작한다는 인상을 받았다. 가끔 보는 아이들한테 무럭무럭 자라는 것이 더 뚜렷이 나타나듯 저자가 한국에 들어갈 때마다 사람들이 전체적으로 뚱뚱해지고 있는 것을 확실히 느낄 수 있었다. 아마 내가 내과의사가 아니었으면 참 좋은 현상이라고 기뻐했을지 모른다. 그러나 경제발전에서 기인하는 나쁜 생활습관에 물들고 또 그것 때문에 생기는 성인병 때문에 고생하는 미국환자를 돌보아주는 것이 직업인 나에게는 그렇게 기쁜 일로만 보이지 않았다. 경제발전을 이룩한 보수로 얻은 넉넉한 먹거리, 또 새로 누리게 된 그 풍요로움을 당연히 만끽하는 우리나라 국민, 다른 선진국 국민이 경제도약을 이룩했을 때 그랬었듯이 우리도 그들보다 몇 십 년 후에 똑같은 악순환의 궤도에 들어서고 있는 것이다. 이제는 운동을 피하는 것과 오염된 공기를 마시는 것 그리고 스트레스 때문에 몸과 마음이 상하는 것만 남았다고 저자는 걱정했다. 그렇게 되면 20 년 후에는 우리도 선진국과 마찬가지로 성인병을 앓는 사람이 그렇지 않은 사람보다 더 많아지리라는 것을 예측하기란 어렵지 않았다.

불행히도 우리사회는 지난 20년 동안에 사실 그렇게 되고 말았다. 좋아진 여러 가지 여건 때문에 수명은 길어졌다. 또 주머니 사정도 전에 비하면 훨씬 좋아졌다. 그러나 너무나 많은 사람이 어려운 성인병 때문에 그 귀한 황혼기를 제대로 즐길 수가 없게 되어버리는 것이다. 귀한 꿩을 어렵게 잡아놓고 알까지 먹는 것은 고사하고라도 꿩도 제대로 못 먹게 되어버리는 것 같은 안타까운 상황이다.

미국 등 선진국은 생활습관 때문에 얻게 되는 성인병의 예방과 관리에 대한 연구가 몇 십 년 전부터 활발히 진행되었다. 우리는 그들이 비싼 돈과 엄청난 노력을 퍼부어 거두어 놓은 값진 연구결과의 이득을 망설이지 말고 채어 가져야 한다. 그렇게만 한다면 우리는 두려운 성인병의 모진 피해를 피할 수 있다는 것이 저자의 확신이다.

저자는 고국이 어려울 때 유학하여 좋은 공부를 했다. 또 운이 좋아서 미국의 커다란 종합병원의 요직을 두루 거쳐 그 병원의 최고 의료책임자로서 9년 동안 무사히 봉사했다. 성인병의 예방과 관리에 대한 여러 차원에서의 경험도 손색이 없다고 자부한다. 늦은 감이 있지만 지금부터라도 고국사회에 조금이라도 보은하고 싶다는 것이 저자의 간절한 소망이다.

이 책은 오랫동안 성인병을 진료한 저자의 경험을 토대로 서구와 미국 등 의료연구에 앞장서고 있는 나라들의 중요 의료간행물을 철저히 참고하며 엮어졌기 때문에 병에 대한 정보는 매우 새롭고 정확하다. 그렇지만 이 책은 학술서적으로 쓴 것은 아니다. 일반 독자가 자기의 건강을 지키는 데, 또는 이미 찾아온 성인병을 극복하는 데, 그리고 가족의 건강관리를 위하여 노력하는 데 많은 도움이 될 것이라는 자신과 바람을 갖고 이 책을 쓰게 된 것이다. 독자가 병을 피하고 극복하여 길고도 건강한, 그야말로 금상첨화 격인 그러한 행복한 황혼기를 보내는 데 이 책이 크게 이바지하리라고 저자는 굳게 믿는다.

2004년 가을 미국서 저자

제1장

우리는 왜 늙나?

노화현상

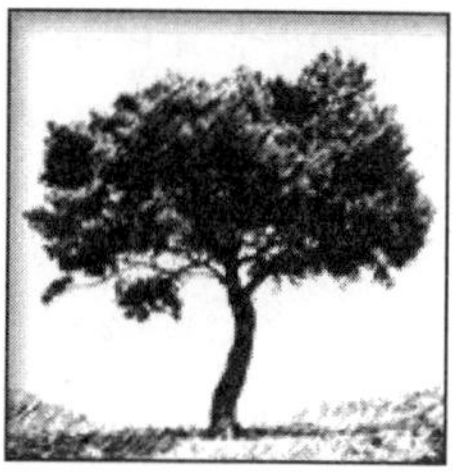

노화현상은 왜 일어나나?

우리는 늙어야만 하나?

퍽이나 철학적인 질문일 수도 있겠다.

우리는 꼭 늙어야만 되는 것인가 하는 질문이라면 더욱 그렇다. 인간의 지식으로 시원한 대답을 하기란 꽤나 힘든 질문임에 틀림없다. 상당히 높은 목적론(teleology) 차원에서 "새로운 생명이 활동할 수 있게 하기 위하여 헌 생명이 자리를 비워줘야 하기 때문에 그 과정에 노화란 꼭 필요한 자연적인 현상이다"라고 말한다면, 그렇지 않다고 우기기란 또한 쉽지 않을 것이다. 생명체란 시한부 존재라는 것을 부인하는 사람은 없을 것이다. 그 이유는 알 수 없다 하더라도 인간은 생명체로서 평균 칠팔십 년을 살기로 되어 있다. 물론 평균수명을 말하고 있다.

평균수명

평균수명이란 어느 특정사회에서 오늘 태어나는 아기가 얼마나 오래 살 것인가를 말해 주고 있는 통계적 숫자이다. 이 수치는 그 특정 사회의 모든 조건이 변하지 않는다는 가정 아래에서만 성립되는 것이다. 이것은 물론 사회에 따라 다르고 경제 발전으로 인하여 길어질 수도 있다.

한국을 보자. 6·25 동란 직후의 국민 평균수명과 경제가 상당히 발전된 오늘날의 평균수명은 비교가 안 된다. 우리나라는 아직도 완전한 경제개발을 이룩하지 못한 나라이기에 평균수명은 계속하여 더 늘어나리라는 것은 확실하다. 우리나라의 경제가 완전히 선진국 수준에 이르렀을 때, 우리나라의 평균수명도 지금의 선진국 사회와 같이 팔십을 넘으리라고 본다.

최고수명

평균수명 이외에 최고수명이라는 것이 있다. 사람이 가장 건강한 몸을 유지하여 이 병 저 병을 다 피할 수 있고, 또 앞에서 말한 목적론의 뜻을 최고로 거역할 수 있을 때 살 수 있는 잠재수명을 뜻한다. 국제 노인학(gerontology) 분야에서 정식으로 인정하는 인간의 최고 수명은 1997년에 122년하고도 약 5개월을 더 살고 타계한 프랑스의 끌라멍(Jeanne Clament) 할머니의 수명인 122년이다. 일본의 이주미씨의 수명보다 2년이 더 긴 것이다. 즉 인간의 몸은 유전자의 조작 없이도 자연스럽게 적어도 그만큼 살 수 있는 잠재력을 갖추고 있다.

노화현상은 도대체 무엇이 어떻게 되어 일어나는가?

여러 가지 이론이 있는데 과학적으로 상당히 증명된 다음 이론들이 복합적으로 작용하여 우리 몸이 노화된다고 생각하면 틀림없다. 여기서는 독자들이 이해하기 쉽게 중요한 개념만 간략히 이야기한다.

1. 유전자론 (Genetic Theory)

장수하는 집안

유전자와 생명의 길이와는 분명히 관계가 있다. "아무개네 집안은 장수하는 집안"이란 말을 자주 듣는다. 장수하는 집안이 있다는 것을 믿는 사람이면 누구나

다 유전자론을 수긍하고 있다는 말이 된다. 또한 모든 생물체 종(種 · species)의 최고 수명은 해당 종별로 정해져 있다. 거북이는 최고 150년을 살고, 개는 최고의 수명이 20여 년인데, 사람은 개보다 약 100년이 더 긴 120년이다. 이것은 생명의 길이에 유전자가 개입되어 있다는 것을 다시 한번 입증하고 있는 것이다.

최근 유전자공학적으로 유전자의 조작을 받은 과일파리(fruit fly)가 과학적으로 알려진 그들의 최고 수명을 무려 두 배나 더 살고 있는 것도 또 한번 유전자가 노화와 생명에 끼치는 막대한 영향력을 증명해주고 있는 것이다.

2. 계획된 노쇠론 (Programmed Senescence Theory)

우리 몸은 늙기로 되어있다는 이론

체내의 모든 세포가 미리 계획되어 있는 시간표에 맞추어 차차 노쇠하여 결국은 세포가 죽고 조직 · 기관, 그리고 몸이 그 뒤를 따라 사망하게 된다는 이론이다.

세포는 '한계' 에 도달하면 분열하는 능력을 잃는다. 더 이상 분열을 못하게 되면 세포는 죽게 되고, 그 세포의 모체인 조직과 기관도 죽게 되는 것이다. 또 그 죽은 조직이나 기관을 성한 것과 바꾸지 못하면(기관이식을 하지 못하면) 몸 자체가 사망하게 되는 것이다. 여기에서 이야기하는 '한계' 라는 것은 아직도 미지수로 남아 있다. 그러나 그 '한계' 라는 것은 유전자의 상당한 영향력 아래에서 결정된다는 데에는 의견의 차이가 많지 않다. 노쇠 자체가 그 계획 아래에서 이루어진다는 이 이론은 우리의 몸은 새 생명체를 위하여 자리를 비켜주어야 한다는 목적론 자체를 수긍하는 이론으로 보아야 할 것이다.

3. 내분비론 (Endocrine Theory)

젊음을 주었다 빼앗아 가는 호르몬

우리 몸의 성장과 노쇠는 모두 내분비기관이 생산하는 각종 호르몬의 자극을 받아 진행된다. 결국은 몸 안의 '생물학적 시계(biological clock)' 에 때를 맞추어 '쓸모가 없어진' 조직체와 기관은 호르몬의 혜택을 못 받고 차차 노쇠하여 사망하게 된다는 이론이다. 보통 사람들이 퍽 쉽게 이해할 수 있는 이론이라고 생각된다. 특히 갱년기를 경험한 사람이면 누구나 다 '생물학적 시계' 가 무엇인지 또 '쓸모가 없어진' 이란 말이 무엇을 뜻하는지 너무나도 잘 알 것이다.

생명체가 태아 시기부터 갓난아기, 어린이, 소년, 사춘기, 성년기 등을 지나 갱년기를 마칠 때까지 내분비의 영향 아래에서 변화하게 된다는 것은 잘 알려져 있다. 그러나 일반 독자들한테 잘 알려지지 않은 멜라토닌(melatonin)과 성장호르몬을 자극하는 성장요소(growth factors)라는 호르몬이 나이가 들면서 현저하게 감소되고, 이 모든 호르몬의 결핍이 세포의 노쇠에 크게 작용한다는 것은 잘 알려진 사실이 아니다. 여기서도 쟁점이 되는 것은 '누가 그 시계를 맞추어 놓았느냐?' 그리고 '쓸모가 없어진' 이란 것은 '누가 결정하는 것이냐?' 이다. 이것도 역시 목적론의 의지를 받아들이는 이론으로 간주할 수밖에 도리가 없다.

4. 소모 · 파쇄론 (Error Theories)

늙으면 모든 것이 결딴난다

어느 정도의 시간이 흐르면 세포와 조직의 주요 부품이 닳아서 못 쓰게 된다는 이론이다. 과학자들은 여러 가지 현상을 지적하며 이 이론을 주장하고 있다. 가장 주목을 끌고 있고, 또 우리가 질병을 관리하는 데 꼭 알아두어야 할 두 개의 현상을 살펴보자.

① **산화작용과 자유산소기**(Oxidation Reaction and Free Oxygen Radicals · **酸化作用과 自由酸素基 · 유리산소기라고도 함**) : 네브라스카 대학의 덴함 하맨 교수가 1989년에 발표한 현상이다. 우리 몸 안에서 진행되고 있는 신진대사와 그에 필요한 여러 화학 작용은 24시간 내내 쉬지 않고 일어난다. 그 과정에서 전자 하나를 빼앗겨 전자가 하나만 남은 분자를 생산하게 된다. 우리는 그런 분자를 자유산소기라고 부른다. 짝 없는 전자를 가진 분자는 몹시 불안정한 존재이다. 불안정한 존재는 안정을 위하여 갖은 수단을 도모하기 마련이다. 분자가 안정을 되찾기 위해서는 외톨이가 된 전자에 짝을 지어주는 것이다. 그러기 위해

자유산소기는 근처에 있는 멀쩡한 단백질이나 핵산(nucleic acids)에게서 전자를 마구 빼앗는다. 우리는 그런 반응을 산화작용이라고 부른다. 이 산화작용은 중요한 단백질과 핵산을 심하게 망가트린다. 또 이렇게 결딴이 난 화학분자는 옆에 있는 다른 분자를 건드려서 연쇄반응을 일으켜 더 많은 중요한 분자의 파괴를 초래하게 된다. 설상가상으로 결딴이 나버린 분자는 몸에 해로운 물질로 변하여 노화현상을 촉진하게 되는 것이다. 그리고 노화현상뿐만 아니라 암을 비롯한 많은 퇴행성 질환도 생기게 하는 것이다. 젊었을 때는 어느 정도 완벽한 방위 태세가 갖추어져 있어서 그런 나쁜 화학작용을 막아주지만 나이가 들면서 그 방위 메커니즘이 무너지게 되고 우리의 몸은 매일 이러한 시련을 겪게 되는 것이다. 젊었을 때 이런 현상을 방지해 주는 물질이 바로 우리에게 요즘 잘 알려진 비타민 C, 비타민 E, 베타카로틴 등 소위 항산화물질(antioxidant)이다. 이 중요한 약물에 대해서는 앞으로 제20장에서 더 자세히 설명된다.

② **교차결합(Crosslinking) 현상** : 또 하나의 중요한 현상은 포도당(glucose)이 단백질에 붙어 연쇄반응을 일으키는 새로운 화학 변화, 즉 단백질의 교차결합(Crosslinking)이다. 당이 이렇게 붙여 놓은 단백질은 몸에 매우 해로워 조직체를 경직되게 하여 성인병의 중요한 원인이 되고 있다. 많은 학자들은 이 현상도 중요한 세포의 손상과 노쇠의 원인이 된다고 믿고 있다. 이 교차결합의 현상은 나이가 들면서 차차, 그리고 현저히 늘어나서 여러 가지의 노화 증세를 일으키게 되는데 동맥경화증, 피부의 노화, 시력저하, 청각장애, 퇴행성관절염 등 우리에게 낯설지 않은 많은 질환과 증세가 바로 이 현상에서 비롯된다. 그런데 젊은 당뇨병 환자한테서도 이 현상이 제법 현저히 나타나고 있고, 당뇨병의 모든 중요한 합병증과 이 현상하고의 밀접한 관계도 증명된 상태이다. 따라서 노화현상 원인의 장본인 중 하나라고 믿어지는 이 현상이 바로 우리를 가장 흔히 괴롭히는 당뇨병의 합병증을 일으키는 중요한 원인이기도 한 것이다.

5. 열 쇼크 단백질론 (HSP-70론 · Heat Shock Proteins Theory)

피해복구에 차질이 생긴다

세포가 열을 받거나 독성 물질에 노출되거나 나아가서는 심리적 스트레스를 받았을 경우에는 소위 HSP-70, '열 쇼크 단백질(Heat Shock Proteins)'이 만들어져 피해를 본 세포의 복구 작업을 돕는다고 학자들은 믿고 있다. 아직 정확한 메커니즘은 가려내지 못했지만 나이가 많아짐에 따라 HSP-70의 양이 현저히 줄어든다는 사실은 확실하다. 다시 말해 나이가 많아지면서 열, 중금속, 농약과 흡연 등에서 오는 독성 화학물질, 또는 심리적인 스트레스 등 여러 가지 해로운 자극 때문에 피해를 보는 세포와 중요한 단백질을 보호하는 능력이 현저히 떨어진다는 이론이다. 이처럼 보호받지 못하는 상태의 세포가 오래도록 성할 수가 없고, 따라서 세포는 노쇠하기 마련이란 이론이다. 이 이론은 약 십년 전, 미국의 권위 있는 국립과학원(National Academy of Sciences)에서 처음 발표된 후 여러 학자들이 연구를 계속하고 있는 학설이며, 앞으로도 노화현상의 이해와 성인병 치료에 중요한 도움의 발판이 될 그러한 발견이라고 주목받고 있다.

6. 면역결핍론 (Immune Deficiency Theory)

면역력이 약해져서 생명을 잃는다.

일본의 이주미 씨와 프랑스의 끌라멍 할머니가 120년 이상을 살고 세상을 떠날 때 그랬었듯이, 많은 사람들이 비교적 오래 살다가 폐렴 같은 병으로 사망한다. 의사는 흔히 환자가 너무 고령이어서 면역력이 떨어져 항생제가 힘을 못 썼다고 설명한다. 이러한 의사의 말을 믿을 수 없다고 의아하게 여기는 보호자를 저자는 한 번도 만나 본 일이 없다. 많은 사람들이 벌써 이 면역력 결핍론을 믿고 있기 때문인 것보다는, 사람이 늙으면 모든 것이 약해지고 결핍해진다는 개념에서 의사들의 말을 받아들이는 것이라고 저자는 생각했다.

사람의 면역체계는 대단히 복잡하여 여러 세포, 물질, 기관이 동원된다. 골수, 편도선, 흉선, 비장, 림프선 등 많은 기관이 림프(백혈)구(lymphocytes), 항체, 인터루킨(interleukins)과 인터페론(interferon) 등의 면역 물질을 생산, 저장, 그리고 운반하는 작용을 하는 것이다. 이 모든 기관이 충분한 면역 물질을 생산하고 적시적소에 적당한 양을 민첩하게 이송하여 외부에서 침입한 독소나 균을 섬멸해 주어야 우리 몸이 피해와 손상을 피하게 된다. 또 그래야만 면역기능이 제몫을 했다고 말할 수 있는 것이다. 그 많은 면역물질 중에서 학자들의 시선을 가장 많이 끄는 것이 림프구의 한 종류인 T-세포(T-cells)다. 어렸을 적에 흉선(thymus)에서 생산되던 T-세포는 나이가 많아지면서 흉선 아닌 다른 곳에서 그 세포 기능을 이어받으므로 수가 감소되지는 않지만, 맡은 기능을 수행하는 데 차질이 생기게 된다. 그 이유는 T-세포가 생산하는 면역물질 중 인터루킨-6의 효율이 저하되었기 때문이라고 학자들은 믿고 있다. 너무 고령이기 때문에 면역력이 떨어졌다는 이유를 요즘 의사들은 잘 파악하고 있는 것이다.

지금까지 여섯 가지의 이론을 정리 해보았다. 앞에서도 이야기한 대로 그 중 어떤 하나만이 정답이 아닐 것이다. 많은 학자들은 이 모든 이론과 또 아직도 이해가 안 되고 있는 다른 현상이 복합적으로 작용하여 우리 몸의 노화를 서서히, 그러나 확연히 재촉하고 있는 것으로 믿고 있다.

노화와 성인병은 늦출 수 있다

제2장

성인병의 예방

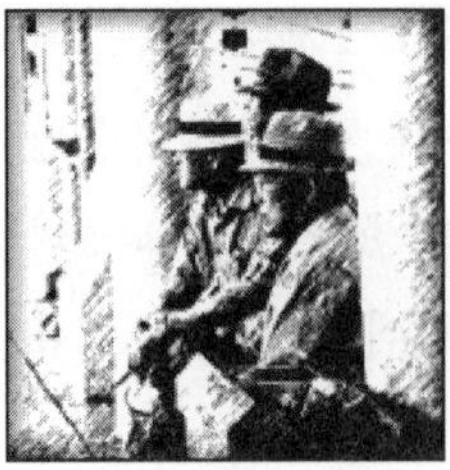

경제발전과 수명의 연장

우리가 더 오래 산다

한 국가의 경제발전은 여러 가지 여건을 좋게 만들어 줌으로써 그 나라 국민의 건강상태를 향상시키게 된다. 그리고 좋은 건강상태는 수명이 연장된다는 것을 뜻한다. 1900년 미국의 평균수명은 45세였다. 1990년에는 75세, 그리고 2000년에는 80세에 육박하는 77세가 되었다. 한국은 더 괄목할만하다. 1971년에 62세였던 평균수명이 2001년에는 미국과 비슷한 76.5세가 되었다.

노인이 많은 나라에서 노인한테 주로 생기는 성인병이 증가하게 되는 것은 수학적인 사실이다. 크게 대조가 되는 이야기지만 노인이 별로 많지 않을 정도로 수명이 짧은 사회에서는 성인병을 가진 사람을 찾아보기조차 힘들 수 있다. 40년 전만 해도 한국이 그 예외가 아니었다.

1966년으로 기억한다. 저자가 미국 유학 후 십 몇 년 만에 처음 감회 깊은 귀국을 했을 때였다. 집안의 아는 어느 아주머니 한 분이 건강이 좋지 않으셔서 좀 들러달라는 부탁이 있었다. 몸이 너무나 여위고 기운이 없고 어지러워 누가 권하는 좋은(비싼) 약을 구하여 복용했단다. 약이 너무 잘 들어서 살도 오르고 기운도 많이 좋아졌는데, 그 후 차차 몸이 무거워지고 좀 어지러워졌다는 이야기였다. 알고 보니 코르티손이란 약을 복용하여 체중이 인위적으로 늘고, 혈압이 위험할 정도로 올라갔던 것이다.

그 당시 우리 사회에서는 비만이 별 병이 아니었다. 약간 살이 쪄야 관록이 붙고 '귀티' 가 나고 또 있는 사람같이 보여 대접을 받았는지 모른다. 그리고 혈압이 높은 사람도 많지 않았다. 그 당시 고혈압 환자는 대부분 그 '귀티' 가 나는 사람들이었을 것 같다. 어찌되었건 그 아주머니는 성인병이 귀하던 그때에 비싼 돈을 주고 성인병을 샀던 격이 되었다. 그렇게 드물던 성인병이 경제가 좋아지고 나서는 큰 문제가 되어버린 것이다.

경제발전은 이롭지 못한 생활습관을 기른다

살은 찌고 운동은 안 하고

경제발전이 제공하는 경제적 여유는 넉넉한 물자를 우리 곁에 가져다주었고 국민의 영양을 급속도로 향상시켰다. 그러나 그 영양상태는 개선의 도를 훨씬 지나쳐 과체중과 비만이라고 하는 신판 영양실조로 탈바꿈을 한 것이다.

성인 과체중과 비만은 자주 당뇨병, 고혈압 또는 심장병으로 연결된다. 한편 경제가 발전한 사회의 사람들은 여러 가지 이유로 근육을 덜 움직이게 된다. 일상생활을 하는 데 모든 것이 편리해져서 사람의 육체적인 노동이 그만큼 덜 필요해진 것이 아마 제일 중요한 이유일 것이다. 가장 뚜렷한 예를 든다면 걷는 행동이다. 교통수단의 개선은 우리를 걷지 않아도 되는 사람으로 바꿔놓았다. 아파트 바로 앞에서 마을버스를 타고 지하철역에서 내려 전철 타고 20분 있다가 내리면 바로 200 미터 거리에 목적지가 있으니 말이다. 옛날 동대문 근처에서 서대문까지 매일아침 등교하느라 걸어야만 했던 시절에 비하면 세상은 너무도 편리해진 것이다. 그러나 편리한 것이 전부 좋은 결과만을 가져오는 것은 아니다. 많이 걷지 않아도 되는 우리는 자신도 모르는 사이에 필요한 운동을 못 하는 사람이 되어 버렸다. 건강으로 볼 때 과체중과 운동부족을 한꺼번에 갖추었다면, 마치 야구 경기에서 투 스트라이크를 받고 삼진 직전에 처해있는 것과 같은 긴박한 상황인 것이다. 스트라이크 하나만 더 당하면 심각한 성인병 하나를 얻게 될 가능성이 상당히 높은 그러한 상황에 도달해 있는 것이다.

경제가 발전된 사회는 탁한 사회다

탁한 공기 탁한 마음

산업화로 경제가 급속도로 발전한 사회는 환경의 공해란 어려움을 겪게 마련이다.

1950년 초반 미국의 동부에 있는 철강산업의 제1번지였던 피츠버그시의 다운타운에서 철강공장 굴뚝이 뿜어대는 검은 연기 때문에 대낮에 앞이 안보여 차에 라이트를 켜고 다녀야 하는 날이 번번이 있었고, 또 많은 시민은 오염된 공기를 피하려고 마치 몇 년 전 홍콩과 베이징에서 사스가 유행할 때에 그랬었듯이 마스크를 쓰고 다녔었다면, 아마 쉽게 믿지 못하는 독자도 있을 것이다. 또 그 공장에 석탄을 공급하던 근처의 많은 광산에서 일하던 광부의 대부분이 그로부터 2, 30년 후에 심한 호흡기 질환을 얻어서 평생 고생했다는 것도 남의 일만 같지 않다. 우리나라의 공기도 전에 비하면 많이 탁해졌다. 물론 상상하지 못할 정도로 늘어난 자동차도 공기를 오염시키는 데 한 몫을 했다.

경제가 발전한 사회는 바쁜 사회이고, 바쁜 사회는 고달픈 사회이다. 심신이 모두 고달플 때 마음은 탁해지고 스트레스가 생기기 쉽다. 사실상 바쁜 사회의 사람 중에는 스트레스가 없는 사람이 없을 정도로 보편화 되어있다. 요즘 미국에서는 의식이 있는 사람은 누구나 스트레스가 있다는 소리를 한다. 큰 사업체의 사장님에게 있는 스트레스의 대부분은 규모가 커다란 문제일 수도 있다. 그러나 그 사람의 스트레스가 그의 건강에 미치는 영향이, 2만원어치의 쉰 떡 때문에 생기는 떡장수가 해결해야할 스트레스보다 더 심각하다는 법은 없다. 다시 말해서 스트레스란 어떻게 무슨 일로 생겼느냐보다는, 그것을 장본인이 어떻게 해결하고 소화하느냐가 건강에는 더 중요하다. 스트레스가 성인병과 깊은 관계가 있다는 것은 이미 다른 선진사회의 연구에서 충분히 증명되었다.

이것을 통틀어서 비싼 경제발전의 대가라고 부른다면 우리는 지금 그 값을 성인병(생활습관병)이란 어려운 항목으로 톡톡히 지불하고 있는 것이다. 우리가 그 값진 경제발전의 대가로 얻은 우리의 생활습관 때문에 병을 얻게 되었다는 사실은 40년 전에 비싼 약을 사 먹고 성인병을 얻은 그 아주머니의 경우와 조금도 다를 것이 없다.

성인병을 늦추어 수명을 늘린다

선진국의 평균수명이 아직까지도 조금씩 늘고 있고, 또 앞으로도 계속 약간씩이나마 지속적으로 늘 것이라고 기대하고 있다. 그것은 적절한 예방을 통하여 성인병의 발생을 늦추고, 또 그 병의 합병증 발생률과 진행 속도를 늦추어 환자의 수명을 늘릴 수 있기 때문이다. 그리고 지금의 난치병을 더 효율적으로 치료하여 그 난치병에서 오는 사망률을 줄이는 것을 기대하기 때문이기도 하다. 우리나라에서도 분명히 그런 예방과 치료의 발전이 기대되고 있기 때문에 우리나라의 수명도 점점 더 길어질 것은 뻔한 사실이다.

요즘 평균수명을 76세로 잡고 최대수명이 120세라면 이론적으로는 우리나라의 평균수명은 44년이 더 늘어날 수 있다는 말이 된다. 그러나 물론 모든 사람이 최대수명까지 살 수 있는 것은 아니다. 현실적인 기대는 아마 10년 이내로 한국인의 평균수명이 80세를 초과할 것이고, 20년 이내로 85세를 넘을 수도 있을 것이다.

누가 오래 살 것인가?

누가 평균수명 이상을 사느냐를 결정할 요소 중 아마도 제일 중요한 것이 유전일 것이다. 건강과 수명을 논할 때에 아직도 가장 중요한 것이 유전이기 때문이다. 장수하는 집안의 피를 물려받은 사람의 장수할 확률은, 비슷한 정도로 건강관리를 한 사람 중에서 가장 높을 것이다. 그러나 유전 요소 다음으로는 건강관리를 가장 충실하게 과학적으로, 그리고 지속적으로 한 사람이 평균수명 이상으로 살 가능성이 그렇지 않은 사람보다 확실히 높을 것이다. 바꿔 말하자면 건강관리를 소홀히 한 사람이 평균수명 이하로 일생을 마칠 확률이 분명히 높다는 말이 된다.

왜 성인병은 늦추어야 되나?

성인병을 지연시켜야 하는 데는 수명을 늘린다는 목적 외에도 두 가지의 중요한 이유가 더 있다.

① 수명의 길이보다 더 중요한 것은 삶의 질

첫째는 환자 삶의 질 향상이다.

성인병의 발생을 늦춘다는 것은 그 병의 합병증을 예방 내지 지연시킨다는 것과 같은 뜻이다. 성인병 없이는 그 병의 합병증도 물론 있을 수 없기 때문이다. 성인병이 무서운 것은 병 자체보다도 그 병이 가져오는 합병증이라고 흔히 말한다. 그 합병증의 점차적이면서도 필연적이며 치명적인 마지막 과정 때문인 것이다.

고혈압을 예로 들어보자. 고혈압 자체는 별로 증세도 없고 문제도 없다. 실제로 환자의 불평 중 대부분은 혈압 약의 부작용과 관련이 있는 것이다. 조용히 있다가 환자를 몹시 괴롭히는 병이라고 하여 '무언의 살인자(silent killer)' 라는 악명까지 얻은 이 병은 감당하기 어려운 뇌졸중과 중풍이란 무서운 합병증을 초래하기 쉬운 성인병이기 때문이다. 집안에 그런 환자를 간병해야하는 사람은 그 합병증이 얼마나 환자의 삶의 질을 저하시키느냐는 것을 잘 안다. 기동력을 잃고 신체의 다른 중요한 기능을 상실한 환자의 삶의 질은 보통 때와는 비교도 안 되게 저하되고 마는 것이다. 만약 고혈압 체질인 환자가 건강관리를 잘 하여 고혈압이란 병의 시작을 지연 · 예방할 수 있었다고 가정하자. 그 환자의 수명이 분명히 길어질 것은 너무나 확실한 일이다. 그러나 그것보다도 더 귀중한 소득은 합병증이 뻔히 안겨줄 무서운 삶의 질적 저하를 피할 수 있다는 사실이다.

② 누이 좋고 매부 좋고

둘째는 조금 다른 차원에서의 소득이지만 사회 전체에 혜택을 주기 때문에 사회의 일원으로서 그 혜택을 결국 받게 되는 것이다. 성인병의 합병증을 줄임으로써 사회가 얻는 경제적인 이득을 말한다.

이 문제로 지금까지 몇 십 년 간 고심해온 미국의 경험을 뒤돌아보자. 미국에서 국민의 20%의 건강관리를 위하여 국가의 천문학적인 건강진료비(health care cost)의 80% 이상을 사용한다는 말을 종종 듣는다. 물론 이 중에는 생명종말기의 진료(the end of the life care)비와 어려운 신생아의 중환자실 비용(neonatal intensive care cost) 등이 포함되어 있지만, 그 예산의 많은 부분이 성인병 합병증 치료 때문에 쓰이고 있는 것이다. 만약 그 비용을 줄여서 절약한 돈을 다른 분야의 사회복지 향상을 위하여 쓸 수 있다면 국민 모두가 그 수혜자가 되는 것이다.

제3장

담배 피우면 건강은 없다

금연

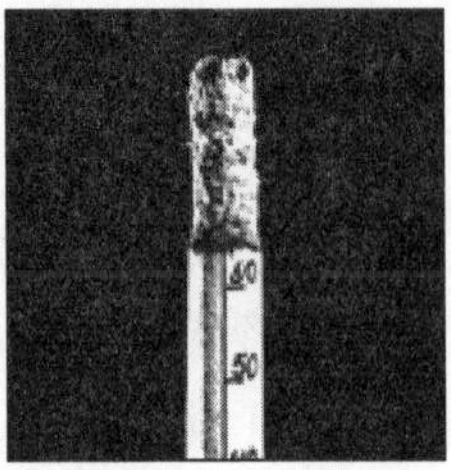

노화와 성인병의 예방책을 말하면서 담배 이야기를 서두로 시작하는 데에는 그만한 이유가 있다. 흡연을 계속하는 한 좋은 건강이 존재할 수 없다는 것은 의문의 여지가 없기 때문이다. 특정 인구의 흡연율과 여러 가지 질병의 발생율과의 관계는 선진국들의 오래된 연구결과가 쌓여있기 때문에 논쟁의 필요가 없다. 아직까지도 많은 사람들이 담배는 폐암을 일으킬 수 있다는 생각은 가지고 있지만, 다른 병도 일으킬 수 있다는 생각은 미처 못 하는 경향이 있다.

흡연은 건강을 어떻게 해치나?

지금까지 통계학적으로, 그리고 역학적(疫學 · epidemiology)으로 증명된 여러 가지 중요한 사실을 열거함으로써 건강에 많은 문제를 일으킬 수 있는 담배 이야기를 시작해 보기로 하자. 여기서 이야기하는 역학이란 질병의 원인, 분포, 변동 상태, 예방 등을 숫자와 통계학을 바탕으로 연구하는 학문 분야이다.

담배는 우리 몸 모든 부분에 손상을 입힌다.

- 흡연자의 만성호흡기질환의 발생률은 비흡연자의 약 10배 내지 15배
- 흡연자의 협심증 발생률은 비흡연자의 약 20배
- 흡연하는 성인남성의 사망 비율은 2.73 (비 흡연 성인 남성이 1.0일 때)
- 흡연하는 성인여성의 사망 비율은 2.46 (비 흡연 성인 여성이 1.0일 때)
- 흡연하는 성인남성의 폐암 발생률은 비 흡연자의 약 20배
- 흡연하는 성인여성의 폐암 발생률은 비 흡연자의 약 12배
- 흡연하는 성인의 뇌졸중 발생률은 비흡연자의 1.5배 내지 3.0배
- 흡연하는 성인의 동맥경화로 인한 심장질환 발생률은 비흡연자의 3배
- 흡연자의 심장 마비로 인한 사망률은 비흡연자의 2배(심장마비가 처음일 경우)
- 흡연자의 심장마비로 인한 사망률은 비흡연자에 비해 6배(심장마비가 처음이 아닐 경우)
- 흡연하는 성인남성의 식도암 발생률은 비흡연자의 7.6배
- 흡연하는 성인여성의 식도암 발생률은 비흡연자의 10.3배
- 흡연하는 성인의 위암 발생률은 비흡연자의 1.5배(남녀 같음)
- 흡연하는 성인의 백혈병 발생률은 비흡연자의 2.0배
- 흡연하는 성인남성의 후두암 발생률은 비흡연자의 약 10.5배
- 흡연하는 성인여성의 후두암 발생률은 비흡연자의 약 18배
- 흡연하는 성인남성의 구강암 발생률은 비흡연자의 약 27.5배
- 흡연하는 성인여성의 구강암 발생률은 비흡연자의 약 5.5배
- 흡연자의 췌장암, 신장암, 방광암, 자궁경부암 등의 발생률은 2.0 내지 3.0배

흡연이 폐에 좋지 않다는 정도로만 인식하고 있는 독자가 대부분일 줄 안다. 그러나 이 통계를 보고는 담배의 화를 피할 수 있는 부분은 우리 몸속에 하나도 없다는 것을 분명히 알게 되었으리라 믿는다.

담배는 왜 우리 건강에 그렇게 골고루 나쁜가?

공해의 폭탄 · 암의 자루

담배가 도대체 어떻게 이렇게도 많은 나쁜 병을 일으키게 하는지를 간단히 살펴보자.

- 담배 속에는 약 4,000가지의 화학 물질이 포함되어 있다.
- 그중 약 50가지는 발암성 물질이다.
- 그래서 어떤 학자는 담배를 매우 강도가 높은 공해의 폭탄, 혹은 암으로 이끌어가는 지팡이라고까지 부른다.
- 흡연은 여러 가지 방법으로 세포의 산화현상을 촉진한다.
- 흡연은 동맥의 내부 벽을 상하게 하여 혈관의 벽 내부의 죽상판 · 플라크(atheromatous plaque)(제18장 "LDL의 악행" 참조)의 형성을 촉진한다.
- 흡연은 혈소판의 수를 늘려 피의 응고를 재촉한다.
- 흡연은 나쁜 콜레스테롤을 올리고 좋은 콜레스테롤을 내림으로써 플라크의 형성을 촉진시킨다.
- 흡연은 동맥의 경련과 수축을 일으켜 혈압을 올리고 심장의 펌프 작용을 힘들게 한다.
- 흡연은 여성의 갱년기를 앞당긴다.
- 흡연은 골다공증을 악화시킨다.
- 흡연은 심장을 자극하는 호르몬의 생산을 촉진한다.
- 흡연자는 간접흡연을 통하여 주변에 있는 사람의 건강을 해친다.
- 흡연자의 수명은 다른 조건이 비슷한 비흡연자보다 남성은 평균 13.2년, 여성은 평균 14.5년이 짧다.

흡연에 대한 사회의 태도

흡연이 건강에 해롭다는 것을 흡연자에게 알리고 강조해야 된다는 것은 당연한 일이다. 흡연자, 특히 젊은층, 또는 미성년기에 있는 흡연자는 이 사실을 되도록 일찍 알아야 된다. 담배를 배우기 전에 알려주는 것이 가장 이상적이지만, 만약 그것이 이미 늦었으면 되도록 빠른 기회에 누군가가 책임을 지고 이 사실을 확실하게 설명해 주어야 한다.

흡연자가 금연을 결심하는 데 가장 중요한 영향을 주는 것은 바로 그 사회의 태도이다. 마지못해 담뱃갑에 '흡연은 건강에 해롭습니다' 라고 써넣고는 나는 모르는 일이라는 태도로 이 심각한 문제를 방치한다면, 그 사회는 시민을 보호하고 그들의 복지를 책임져야 될 의무를 저버리는 것이다. 특히 여러 가지 이유로 정부가 직접 담배를 제조하여 판매하고 있는 우리나라에서, 정부가 주도가 되어 국민의 금연운동을 밀고 나가야 한다는 엄연한 사실은 무척 복잡하고 어려울 것이다.

국민은 우리의 정부가 만들어 파는 담배를 흡연자가 왜 사서 피우면 안 된다고 생각하겠나? 또 어른이 아무 말 안 하고 피우는데 미성년자는 왜 자기들이 피우고 싶은 담배를 스스로 끊겠는가? 아직도 우리 사회에서는 담배를 피우는 것이 건강에는 좀 나쁠지는 몰라도 뭐 꼭 힘들여 말릴 필요는 없는 일이라는 인상을 받는다.

또 이 사실을 흡연자가 알고 있는 한 그들의 흡연은 계속될 것이다. 여기서 사회라고 하는 것은 정부만이 아니다. 사회를 대표하는 각계에서 존경받는 지도층 사람, 국민의료의 책임을 직접 맡고 있는 의사, 약사, 간호사, 사회의 양심을 곧잘 대표하는 학계와 종교단체, 소비자의 이권을 부르짖는 훌륭한 여러 단체, 교육자, 미디어와 출판업계의 책임자와 실무자, 그리고 모든 뜻있는 학부모와 어른들을 다 포함하는 것이다. 그렇게 온 사회가 똘똘 뭉쳐서 이 문제를 끊임없이 또 열심히 다룬다 해도 이것은 매우 어려운 문제이다. 그러나 미국의 경험이 이야기해 주듯이 범사회적인 진지한 노력이 지속될 때 비록 장시간이 걸리기는 하지만 괄목할 만한 결과를 기대할 수 있는 것이다.

미국 국민금연운동의 교훈

미국 국민의 연도별 흡연률 〈표 3-1〉

년도	성인인구	남성	여성
1965년	47.8%	56.3%	39.5%
1970년	41.5%	48.5%	35.8%
1974년	39.5%	44.3%	35.4%
1976년	39.6%	45.9%	34.2%
1977년	38.8%	40.4%	37.4%
1978년	35.4%	38.5%	32.5%
1979년	35.8%	37.7%	34.0%
1980년	36.1%	40.0%	32.5%
1981년	36.9%	36.9%	37.0%
1985년	31.8%	31.0%	32.5%
1987년	29.5%	31.1%	28.1%
1995년	24.9%	19.1%	29.7%
2000년	21.5%	13.1%	21.0%

표의 통계는 한 사회의 금연에 대한 굳은 신념과 결의가 범사회적인 노력과 행동하고 이어졌을 때 얻을 수 있는 현저한 결과를 확실하게 입증해 준다. 35년간의 꾸준한 노력이 흡연인구를 반 이하로 줄여 놓았다. 특히 남성의 경우는 더욱 인상적이다. 35년 사이에 흡연자는 75% 이상이 줄었다. 반면에 여성 흡연자한테서는 남성에 비해 훨씬 적은 47%의 감소율만을 얻어냈다. 이 실망스러운 결과가 가르쳐주는 또 하나의 교훈이 있다. 질환 발생률로 보아 여성 흡연자에게 퍼부은 사회의 노력은 남성에게 퍼부은 노력을 훨씬 밑돌았던 것이다. 다시 한 번 "결과는 노력에 정비례한다"는 것을 입증하고 있다.

최근 한국도 눈에 보일 정도의 발전이 있었다. 1990년대 말기에 40%를 초과했던 중년 성인의 흡연율은 2003년 30% 정도로 감소되었고, 전체 성인의 흡연율은 35.1%에서 29.2%로 줄어들었다. 그러나 이것은 미국에 비하여 아직도 30% 정도가 높은 수치이고, 미국의 17년 전 통계와 맞먹는 흡연율이기 때문에 한국사회가 안고 있는 금연의 과제는 만만치 않아 보인다.

금연에는 어떤 방법이 있나?

금연에 성공하기란 그렇게 쉬운 일은 아니다. 이 어려운 과제를 돕기 위해서는 선택이 가능한 여러 가지 금연 방법 중에서 흡연자의 사정을 감안하여 제일 적절한 수단을 선택해야 한다.

제일먼저 확인해야 되는 것은 흡연자가 금연하고 싶은 동기를 분명히 가지고 있나 하는 것이다. 분명한 동기가 마음속에 없는 한 금연의 노력은 헛수고로 그치게 되기 때문이다. 그 동기는 흡연자의 마음을 움직일 만한 교육에서만 오는 것이다. 이 교육이라는 것은 흡연이 건강에 어떻게, 그리고 얼마만큼 해로운가를 설명하는 정보를 흡연자한테 제공하는 것이다. 금연은 선택할 수 있는 여유를 지닌 문제가 아니라 꼭 끊지 않으면 안 되는 필수 과제라는 점을 믿게끔 하는 그러한 정보를 제공하는 것이다. 이것이야말로 금연에 성공하는 데 가장 중요한 첫걸음이다. 이것을 못하면 금연에 성공할 확률은 거의 영(zero)이기 때문이다.

둘째는 금연을 도와줄 수 있는 여러 가지 방법을 흡연자한테 알리는 것이다. 이것은 의료계에 종사하는 의사, 약사, 간호사나 보건교육 종사자(health educator)가 맡을 과제이다.

금연하는 방법

① 무조건 단숨에 끊는 법(Cold Turkey)

이것을 할 수 있는 사람은 정해져있다. 대개 결단성이 남달리 뛰어나고 인내심과 의지가 강해야 된다. 자신이 행동으로 옮길 날짜(D-day)를 잡는다. 그리고 집안 식구와 친구한테 그 날짜를 알려준다. 때가 오면 남은 담배를 다 쓰레기통에 버리고 단숨에 끊어 버리는 방법이다. 차가운 칠면조(cold turkey)라는 말은 마약 사용자들의 치료방법 중의 하나로, 그 환자가 갑자기 약을 끊고 몸이 허탈함과 싸울 때 냉동된 칠면조 피부같이 소름이 끼친다는 데에서 나온 이름이다. 물론 담배를 끊을 때에는 소름이 끼치는 일까지는 없지만 어느 정도의 허탈감은 느끼게 마편이다. 이렇게 해서 성공하는 사람은 많지 않은 편이지만 흡연자 자신이 그럴 자신이 있다고 생각할 때 누구든 한두 번은 시도해 볼 만한 방법이다. 저자는 이렇게 끊는 환자를 많이 보았고 한번 성공하면 재발률도 낮은 편이다. 그러나 전체의 성공률은 1/5을 밑돌 것이다.

② 니코틴이 아닌 다른 약물을 복용하며 끊는 법

의지가 좀 약한 편이거나 전에 금연에 여러 번 실패한 사람으로 약물 도움의 필요성을 느끼는 사람은 이 방법을 한 번 써 볼 만하다. 약물은 대개가 신경안정제나 항우울제가 주로 처방되지만 클로니딘(clonidine)이란 약도 자주 쓰인다. 이 약은 원래는 고혈압 약인데 자세한 이유는 잘 알려지지 않았지만 담배를 피우고 싶은 충동적 욕구를 달래주는 역할을 하는 약이다. 물론 이 약이 아무한테나 다 듣는 것은 아니다. 이 약은 알약과 피부에 붙이는 패치(patch) 두 종류가 있는데 패치는 한번 붙이면 7일 동안 유효하고 약의 혈중치의 기복이 적기 때문에 알약보다 더 많이 쓰인다.

③ 니코틴을 껌이나 패치를 통하여 섭취함으로써 니코틴에 대한 몸의 욕구를 부분적으로 충족시켜 몸이 과도기를 넘길 수 있게 돕는 방법

앞의 두(①, ②) 방법에 모두 실패한 사람이면 한 번 담당의사와 의논해 볼 만한 방법이다. 몸이 너무나도 니코틴에 인이 박혀 상당한 허탈감을 경험하는 사람한테 좋은 방법이라 하겠다. 물론 이 약을 복용하면서 전같이 흡연을 계속한다면 이중으로 니코틴을 섭취하게 되어 몸에 더 해롭다. 저자의 경험에 의하면 이 방법의 성공률은 전문가의 특별한 감독과 격려가 함께 따를 때 현저하게 높아진다. 이 점을 담당의사와 자세히 의논해 보는 것이 중요하겠다.

④ 최면술(hypnosis), 바이오피드백(biofeedback) 등 정신을 안정시키는 방법을 이용하는 경우도 있다.

앞의 세 방법이 모두 실패했을 때 한 번쯤 생각해 볼만한 방법이다.

⑤ 침을 맞는 방법도 대단히 인기가 있는 방법 중 하나이다.

귓불에 맞는 법과 코에다 맞는 법이 있는데 모양새 때문이겠지만 귓불을 더 많이 선호하는 것 같다. 필자의 생각으로는 미국에서도 인정받는 이 침술은 한국에서는 더욱 고려해 볼 만하다. 다음의 금연 성공률이 보여주듯 이 방법의 성공률은 다른 방법보다 뒤지지 않는다.

⑥ 2004년 가을에 미국의 나비(Nabi)제약회사가 시험 중에 있는 닉백스(NickVAX)라는 금연백신의 성공률이 33%라고 발표하여 많은 관심을 집중했다.

앞으로 식의약청의 판매인가가 나오기까지는 적어도 2, 3년은 더 걸릴 것으로 전망된다.

금연 성공률

한번 흡연자가 금연 프로그램을 결정하면 그 중 몇 퍼센트가 성공하여 1년 후까지도 담배를 끊은 상태를 유지할까? 다음은 미국의 경우를 분석한 것이다.

- 혼자 해 낸 사람 ··························· 18%
- 교육만 받고 혼자 한 사람··················· 25%
- 니코틴 아닌 약물 ························· 28%
- 니코틴 껌(감독 없이) ···················· 11%
- 니코틴 껌(감독 아래) ···················· 29%
- 최면술 ································· 19.5%
- 침술 ···································· 27%
- 의사의 개입 ···························· 22.5%
- 의사의 개입, 호흡기관 환자············· 31.5%
- 의사의 개입, 심장질환 환자················ 43%
- 여러 가지를 병합한 프로그램 ·············· 40%

여기서 금연 성공률의 평균을 내보면 26.8%가 된다. 그리고 좀 심각한 질병의 소지자를 빼고 계산을 다시 하면 24.4%가 된다. 약 25%가 담배를 끊는 데 성공한다는 이야기가 된다. 이러한 결과에서 얻는 교훈 몇 가지가 있다.

① 우선 흡연자가 금연의 필요성을 굳게 믿어야 한다. 혼자 해낸 사람이 니코틴 껌을 씹은 사람보다 더 많이 성공했고, 심각한 질환을 가진 사람의 성공도가 현저히 더 높다는 것도 같은 점을 강조하는 것이다.

② 교육이 역시 중요하다는 점을 보여 준다.

③ 의사의 개입이 중요하다는 것을 보여 준다.

④ 여러 가지의 방법을 복합하여 이용한 프로그램의 높은 성공률이 돋보이며 모방의 대상이 되어야 하겠다.

미국에서는 지금도 되도록이면 한 사람이라도 담배를 덜 시작하게 하고, 또 한 사람이라도 더 담배를 끊게 하기 위하여 많은 노력과 자원을 계속 동원하고 있다. 흡연하는 사람이 있는 한 건강한 사회가 있을 수 없고, 흡연을 하는 한 건강한 몸이 있을 수 없다는 것을 깨달았기 때문이다.

"아빠, 오늘은 화요일. 오늘도 담배를 피우지 마세요. 담배를 끊는다는 것이 어렵다는 것은 나도 알아요. 그러나 나는 아빠를 사랑하거든요."

출근하는 아빠를 뒤쫓아 뛰어나온 꼬마 아이가 차창을 통해 아빠한테 건네준 테이프에서 나오는 말소리다. 캘리포니아 주 보건당국이 펼치고 있는 TV 금연 캠페인의 한 장면이다.

제4장

우리는 영양과잉에 시달리고 있다

과체중과 비만

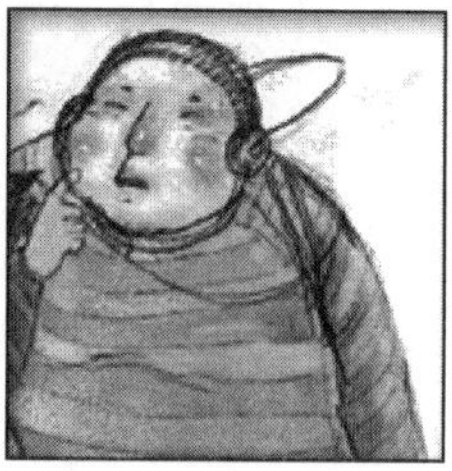

좋은 건강을 유지하는 데 두 번째로 중요한 것이 담배 다음으로 체중관리이다.

경제가 좋아진 다른 나라와 발을 맞추기나 하듯이 한국도 요즘에는 체중이 필요 이상으로 높은 사람이 상당한 숫자에 이르렀다. 저자같이 1년이나 2년 만에 한국에 들어가는 사람한테는 한국인의 체중 증가가 매번 방문할 때마다 확실하게 눈에 보인다. 물론 같은 사람이 매번 볼 때마다 점점 뚱뚱해진다는 말은 아니다. 전체적으로 보아 사람의 몸이 점점 무거워지고 있다는 것이 눈에 띈다는 소리다. 우리나라에 먹을 것이 풍부해졌고 일반시민의 주머니 사정이 전에 비해 넉넉해져서 영양 섭취에 지장이 없어졌다는 말일 것이다. 앞에서 이미 말했지만 영양 섭취의 개선은 4, 50년 전에 비하여 우리나라 사람의 건강상태를 훨씬 향상시켰다.

문제는 영양상태가 너무 좋아져서 필요 이상의 체중을 갖게 된 사람이 많아졌다는 것이다. 우리 국민의 체중 문제도 이제는 국제수준에 도달하고도 남는다. 미국에서는 현재 국민의 반 이상이 뚱뚱하다는 통계 때문에 보건당국자들이 많은 걱정을 하고 있다. 미국정부와 의료계가 몇 년 전부터 전국에 펼치고 있는 국민 체중 빼기 운동은 아직까지는 이렇다할 효과를 거두지 못하고 있는 형편이다. 금연운동과 비교하면 매우 실망스런 결과라 할 수 있겠다. 그래도 미국의 의료보건 지도층은 낙심하지 않고, 에너지를 재충전해가며 전보다 더욱 노력할 것을 다짐하고 있다. 이 확고부동한 그들의 신념은 과체중 · 비만과 질병과의 관계를 분명하게 보여준 근래 얻어낸 많은 과학적인 증거에 그 바탕을 두고 있는 것이다.

누가 뚱뚱한 사람인가?

과체중과 비만을 여러 방법으로 정의하고 있어서 학계, 의료계, 보건당국, 그리고 환자 모두가 혼동하고 있었던 것이 사실이다. 그러다 1997년에 세계보건기구(WHO)가 지금 사용하고 있는 표준 신체비만지수인 비엠아이(BMI: Body Mass Index)의 인정을 결정했다. 그 후 곧 미 연방정부 산하 국립보건원이 그 표준을 받아들이면서 오랜 동안 혼동상태이던 비만의 정의는 간편하게 통일이 된 셈이다.

BMI는 체중(킬로)나누기 키(미터)의 제곱이다.

예를 들면, 체중이 70킬로, 신장이 1미터 75센티면 그 사람의 BMI는 70 나누기 3.0625, 따라서 22.90이다. 여기서 3.0625는 1.75 곱하기 1.75에서 나왔다.

WHO 정의는 성별, 인종, 뼈대의 크기 등을 고려하지 않고 단순히:

- 25 이하는 정상,
- 25부터 30 이하는 과체중,
- 30 이상은 비만으로 정의하고 있다.

동양 사람은 약간 다르다

동양인은 자기의 계산한 숫자에 2를 더한다.

혼동할 우려가 있지만 이 WHO의 기준인 BMI를 한국인을 포함한 동양인에게 적용시키는 데는 문제가 있다는 것을 학계에서 인식한 것이다. 그것은 동양인이 타민족에 비하여 뼈대가 작은 것이 가장 중요한 이유라 하겠다. 또 동양인이 선천적으로 몸속에 숨은 체지방(body fat)이 타민족보다 비교적 많다는 사실도 학자들이 주장한 이유 중 하나다. 그렇기 때문에 동양인은 BMI를 계산하여 거기다 2를 보태야 WHO의 BMI 기준과 비교가 된다. 물론 2를 보태지 않고 국제기준치에서 2를 제하더라도 마찬가지다. 혼동을 피하기 위하여 국제기준치나 연구보고서 등의 자료에서 2를 제하는 것을 저자는 선호한다.

독자는 지금 당장 계산기를 두드려서 자기 자신의 BMI를 계산해 보길 바란다. 한 가지 주의할 것은 신장을 정확하게 기입하는 것이다. 거의 모든 사람이 자기의 신장을 사사오입하며 조금씩 올리는 경향이 있다. 중요한 것은 나이가 들면서 신장은 조금씩 줄어들기 때문에 옛날의 신장을 조금 과장해 놓으면 실제와 많이 달라질 수 있다. 물론 이 계산을 정확하게 해야만 우리의 건강관리를 도울 수 있는 것이다.

한국인의 BMI의 표준을 정리해보자:

- BMI 23 이하가 정상,
- 23부터 28이 과체중,
- 28 이상은 비만이다.

우리의 BMI는 우리에게 무엇을 말해주고 있나?

첫째, BMI가 21 이하이면 BMI가 정상보다 둘이 낮은 여유 있는 정상이므로, 우선 체중에 대해서는 안심할 수 있겠다. 앞으로도 그 수치를 유지할 수 있도록 노력해야 된다. 늘 정상의 한계 수치(23)보다 둘쯤의 여유를 유지한다는 마음가짐이 바람직하다.

둘째, BMI가 21부터 23이면 안전을 위하여 BMI가 21 이하로 내려가도록 노력해야겠다. 특히 연령이 50 미만이라면 더 그렇다. 50 되기 전에 BMI를 21 이하로 떨어뜨린다는 목적을 세우고 추진해 나가면 그만큼 건강의 여유를 얻을 수 있어서, 50대를 편안한 마음으로 맞이할 수 있을 것이다. BMI는 한도 내에서 낮으면 낮을수록 건강에 좋다는 것이 입증되었다는 것을 염두에 둔다.

셋째, BMI가 23 이상에서 28 이하라면 연령과 관계없이 부지런히 체중을 줄여야겠다. 과체중급의 BMI도 질환과 밀접한 관계가 있다는 것이 입증되었기 때문이다.

넷째, 만약 BMI가 28 이상이면 모든 노력을 다하여 우선 28 이하로 내려가도록 해야 된다. 28 이상의 BMI는 당뇨와 고혈압과 깊은 연관이 있기 때문에 체중관리가 급선무다.

과체중 · 비만과 성별 · 연령과의 관계

미국의 예를 든다면 남자의 BMI가 높을 가능성이 여성보다 높다. 그러나 더 많은 여성이 비만층에 속한다. 다시 말해서 더 많은 남성이 과체중에 속하고 더 많은 여성이 비만에 속한다.

〈표4-1〉 과체중과 비만의 성별 분포(%)

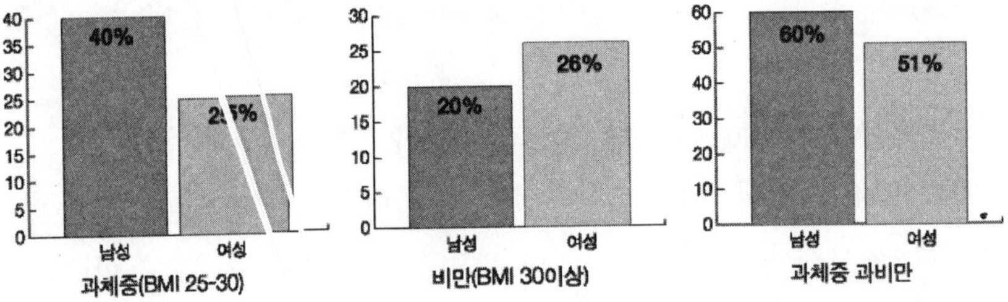

연령으로 보아서 50대와 60대의 BMI가 가장 높다는 점도 미리 알아두어야 할 중요한 사실이다.

앞에서 "나이가 50이 되기 전에 BMI를 되도록 낮추는 것이 후년을 위하여 바람직하다"는 말도 이 사실을 염두에 두고 한 것이다. 이 표를 들여다보면서 저자는 잠시 제1장에서 거론되었던 "'계획된 노쇠론'이 우리의 체중도 조종하는 것은 아니겠지?" 하고 의사로서 하면 안 될 생각을 잠간 해본다.

〈표4-2〉 BMI가 25 이상인 연령별 인구 분포(%)

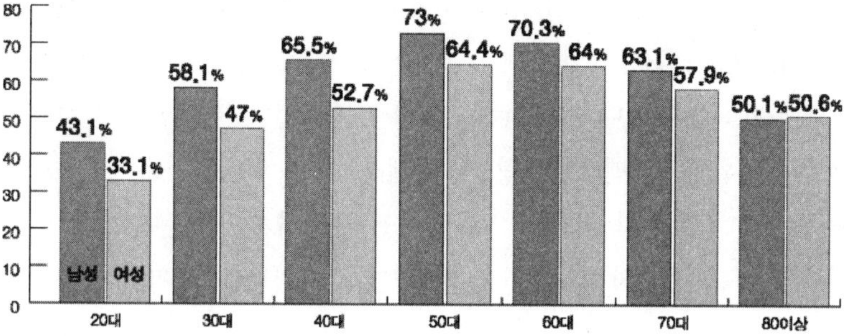

과체중이 건강에 미치는 여덟 가지 악영향

도대체 과체중과 비만은 중요 질환과 어떠한 관계를 가졌을까?

① 전체 콜레스테롤을 올린다.

② 나쁜 콜레스테롤을 올린다. BMI가 10이 늘 때마다 나쁜 콜레스테롤이 10mg이 올라가고, 또 그럴 때마다 10년 동안에 10%의 동맥경화성 심장 질환의 발생률이 올라간다. 비만과 과체중이 심장 질환과 정비례적인 관계가 있음을 아주 명백하게 보여주는 통계이다.

〈표 4-3〉 콜레스테롤이 240mg 이상 인구(%)

BMI	남자	여자
25 이하	14	16
25~26	17	28
27~29	20	29
30이상	20	24

③ 좋은 콜레스테롤을 내린다. BMI의 수치가 올라감에 따라 좋은 콜레스테롤(제 18장 참조)이 비정상적으로 낮아질 가능성이 정비례로 올라간다. 사실상 BMI가 1 단위 상승할 때마다 좋은 콜레스테롤이 1.1mg 내려간다. 예를 들어

BMI가 20에서 30으로 변하면 좋은 콜레스테롤이 11mg이나 내려간다. 35mg 이하가 위험수준이니, 만약 BMI가 20이고 좋은 콜레스테롤이 비교적 안전한 40mg이었다면, BMI가 30이 되었을 때 그 콜레스테롤이 29mg이란 아주 위험한 수치에 도달하게 되는 것이다. 제18장에서 다시 자세히 설명하겠지만 좋은 콜레스테롤은 심장 질환에서 동맥경화의 형성을 방해하는 좋은 역할을 하는 콜레스테롤이기 때문에 다다익선이다. 반대로 그 수치가 35mg 이하가 되면 동맥경화의 형성을 저지하는 능력이 현저히 저하되어 심장질환의 발생 가능성이 뚜렷하게 증가되는 것이다.

④ **당뇨병의 발생을 촉진한다.** 과체중과 비만이 당뇨병과 밀접한 관계를 가지고 있다는 것은 오랜 동안 학자들의 연구대상이었다. 아직도 자세한 과학적인 이유는 밝혀지지 않았지만, 당뇨병과 비만과의 얽힌 관계가 차츰 자세하게 드러나기 시작하였다. 우선 당뇨병(성인형) 환자의 90%가 과체중 · 비만층에 속한다. 〈표 4-4〉가 그 둘의 밀접한 관계를 보여준다.

〈표4-4〉 BMI와 당뇨병 발생률(%)

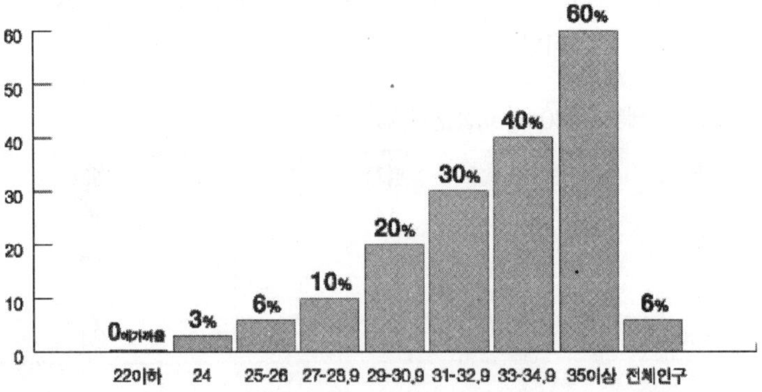

물론 비만증 하나만으로 당뇨병이 발생하는 것은 아니다. 〈표 4-4〉가 보여주듯이 40%의 비만 인구(BMI 30 이상)가 당뇨병을 가지지 않았다. 그 사람들은 유전적으로 당뇨병 체질을 가지지 않고 태어났기 때문에 아무리 살이 쪄도 당뇨병은 발생하지 않을 것이다. 그리고 비만이 아닌 사람도 3~4%는 당뇨병에 걸리는 것을 보더라도 과체중과 비만이 당뇨병의 필수 조건도 아니다. 그러나 당뇨병의 유전자를 가지고 태어난 사람이라도 과체중이 안 되고 또 비만해지지만 않으면 당뇨병의 발생을 상당한 기간동안 늦출 수 있다고 많은 당뇨병 전문의들은 믿고 있다.

⑤ **고혈압을 발생시키거나 악화시킨다.** 고혈압과 과체중은 깊은 관계가 있다. 고혈압 환자가 체중을 정상화시키면 약을 복용 안 해도 혈압이 정상이 되는 것도 확실히 입증되었다. 혈압 역시 유전자를 통하여 얻어지는 질환이어서 체중을 줄여서 없어진 고혈압은 "때가 되면" 정상 체중을 유지하더라도 다시 돌아오는 경우가 많다는 것이 1999년 스웨덴 학계에서 발표되었다. 고혈압을 다룬 제5장에서 더 자세히 설명된다.

〈표4-5〉 고혈압 발생률과 체중과의 관계(%)

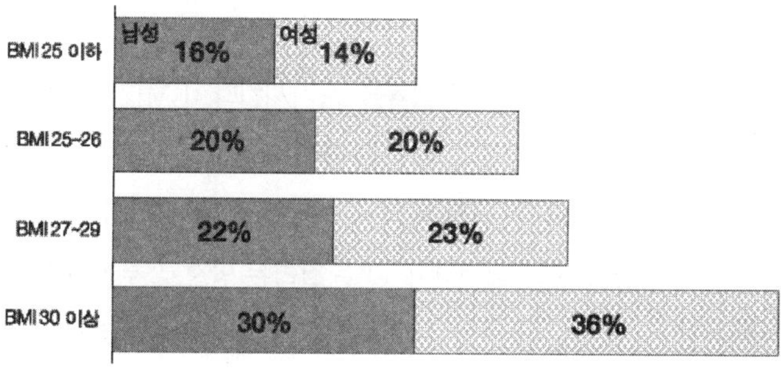

⑥ **동맥경화성 심장질환 발생을 증가시킨다.** 〈표 4-5〉에서 볼 수 있듯이 동맥경화성 심장질환 발생의 여러 중요 위험인자(risk factor)가 과체중과 밀접한 관계가 있다. 따라서 심장질환 역시 과체중과 관계가 있음을 우리는 확신할 수가 있다. 그러나 과체중은 잘 알려진 위험인자가 없는 상태에서도 심장질환 발생과 사망에 한

몫 한다는 연구발표를 많은 의사들은 신빙성 있는 사실로 받아들이고 있다. 다시 말해서 높은 (나쁜)콜레스테롤, 고혈압, 고혈당, 고인슐린 등 잘 알려진 심장질환의 위험인자를 다 정상화시키더라도 과체중의 상태가 존재하는 한 심장질환이 발생할 가능성이 보통 사람보다 높고, 또 이로 인하여 사망할 가능성도 보통 체중을 가진 환자보다 높다.

⑦ **퇴행성관절염의 발생률을 높인다.** 퇴행성관절염이란 원래가 몸무게의 부담을 가장 많이 감당해야 되는 무릎과 엉덩이뼈의 관절이 중년 이상의 나이가 되어서 나타나는 현상이다(제14장 참조). 관절 속에서 뼈와 뼈 사이의 마찰을 완충시키는 연골이 닳아서 망가지고, 또 윤활액을 생산하는 활액막(synovial membrane)의 조직체에 염증이 생겨서 붓고 아파지는 것이다. 무거운 사과상자를 늘 나르는 승용차의 타이어가 더 빨리 닳듯이 관절 속의 조직체도 마찬가지다. BMI가 23 이상인 사람의 퇴행성관절염 발생률은 정상적인 BMI를 가진 사람보다 훨씬 높다. 비만인 여성이 BMI 수치 둘(2)을 줄였을 때 통증을 동반하는 무릎의 관절염 발생률이 반으로 줄었다는 보고도 이 사실을 분명히 입증해 준다.

⑧ **유방암, 자궁암, 그리고 대장암의 발생률을 증가시킨다.** BMI가 30 이상인 갱년기의 여성의 유방암 발생률은 정상의 체중을 가진 사람보다 1.5배가 높으며, 자궁암은 3배가 높다. 대장암의 경우 남성은 약 두 배, 여성은 1.5배의 발생률 증가를 보여준다. 근래 유방암이 한국 여성에게 자주 걸리는 암으로 부상했다는 사실은 절대로 우연한 일이 아니다. 이 변화는 분명히 여성의 몸무게가 점점 증가하고 있다는 사실과 확실히 연결되어 있기 때문이다.

이상 여덟 가지가 과체중과 비만이 우리 건강에 미치는 악영향이다. 노화를 늦추고 성인병의 발생을 지연시키려면 체중관리, 즉 정상적인 BMI의 유지는 꼭 해야 할 우리의 기본적인 과제이다.

과체중은 어떻게 생기나?

■ 극단적으로 과체중 · 비만의 경향이 있는 사람과 또 그 경향이 아주 적은 사람이 있다. 우리 주변에 보면 다른 사람의 두 배 정도를 먹어도 살이 안 찌는 사람이 한 두 사람씩 있게 마련이다. 그런 사람은 몸속의 열량 · 에너지를 유전적인 이유 때문에 매우 과대소모하는 것이다. 다시 말해서 그런 사람의 에너지는 매우 비효율적으로 소모되고 있다. 휘발유의 소모율이 비효율적이고 비경제적인 차가 100킬로를 가는 데 보통 차의 두 배의 휘발유를 소모한다면 고장난 차라고 엔진을 점검할 것이다.

그러나 만약 남보다 두 배를 먹어도 살이 안 찌는 사람이 있으면 '뱃속에 거지가 들어앉아 있는 사람' 이란 정도의 우스갯소리로 이야기는 끝날 것이다. 아마 그런 사람을 심심치 않게 접하기 때문일 것이다. 그와 정 반대인 사람도 있다. 옛날부터 많은 연구의 대상이 되었던 이 사람은 보통 사람의 반만 먹어도 살이 찌기 시작한다. 답답한 일이다. 불행히도 그런 환자가 많이 먹으면서 그것을 감춘다고 생각하는 의사도 많다. 그런 환자는 흔히 '음식을 쳐다만 보아도 살이 찐다' 고 넋두리를 하지만 그것을 믿는 사람은 없다. 특히 젊은 전문의들은 더욱 그런 말에 귀를 안 기울인다. 그러나 많이 먹고 살이 안 찌는 사람이 있는 것과 같이, 별로 많이 안 먹어도 체중이 느는 환자가 사실상 존재한다는 것은 여러 연구에서 입증되었다. 아마도 에너지를 너무나도 효율적으로 이용하는 능력을 몸속의 세포가 유전적으로 지니고 있다고 생각해야 할 것이다.

■ 앞의 두 극단적인 경우를 뺀다면 대부분의 사람이 먹은 만큼 열량 · 에너지를 섭취하고, 행동하는 만큼 열량 · 에너지를 소모한다. 따라서 많이 먹고 적게 일하면 과잉지방이 생기고, 적당히 먹고 적당히 일을 하면 에너지의 균형을 이루어 일정한 몸무게를 유지한다. 반면에 먹지 못하고 일만 한다면 몸무게가 줄어서 쇠약해지는 것이다.

우리 몸은 어디에 에너지를 소모하나?

우리 몸은 세 가지 일을 하는 데 열량을 소모한다.

내무반

첫째는 "내무반"의 일이다. 몸이 생명체를 유지하기 위한 몸 내부의 여러 가지 자율적인 기능을 해내는 일이다. 간 속에서 일어나는 여러 가지 화학작용, 소화 기관의 섭취작용과 배설작용, 신장과 심장의 기능을 완수하는 일, 호흡하는 일 등등이 여기 속한다. 그리고 물론 몸 전체의 세포 속에서 항상 일어나고 있는 신진대사도 에너지 없이는 할 수 없는 일이다. 이 모든 내부의 일을 하는 데 평균 몸무게 1킬로 당 하루에 20k칼로리를 필요로 한다. 예를 들어 체중이 70킬로면 하루에 몸 내부의 일을 하는 데 소모되는 에너지가 1,400k칼로리란 말이다.

접수반

둘째는 "접수반"의 일이다. 식사를 한 후에 그것을 소화하고 섭취하는 일을 말한다. 이 일은 식사의 양과 종류에 따라서 다르다. 물론 양이 많으면 그 일도 많아지고 필요한 열량도 는다. 예를 들어 지방질을 소화하려면 일이 더 많아진다. 일단 식사가 끝나고 그 일은 네다섯 시간 계속되는데 그 과정에서 실제로 몸속에서 열이 발생되기도 한다. 추울 때 식사를 하고 나면 몸이 훈훈해지는 것을 느끼는 것이 바로 그 까닭이다. 이 일을 하는 데는 먹은 음식에 포함된 열량의 약 10%가 소모된다고 보면 된다. 일을 맡아서 해 준 위장이 일 한 만큼의 수수료를 떼는 격이다. 우리가 800k칼로리가 되는 저녁을 먹었으면 그 식사를 소화하고 섭취하는 데 약 80k칼로리가 소모되는 것이다.

행동대

셋째는 "행동대"의 일이다. 우리가 매일 하는 일, 즉 몸을 움직여 행동으로 나타내는 일이다. 그 일의 대부분은 우리의 근육이 골격을 움직이는 데 필요한 일이다. 걷고, 뛰고, 무엇인가를 이곳에서 저곳으로 나르고, 집 청소를 하고, 부엌일 등 모든 일이 이런 일에 포함된다. 보통 이상으로 두뇌를 많이 쓴다면 그것 역시 이 일에 속할 것이지만, 평상시의 보통 두뇌 작용은 첫 번째의 "내무반" 일에 포함되어 있다. 건강관리를 위한 운동은 물론 이 세 번째 일에 속한다.

예를 들어 체중 70킬로의 K씨의 경우를 살펴보자. 그가 하루에 2,600k칼로리의 에너지(음식)를 섭취한다고 가정하면 그는,

- 몸 내부의 작용을 위하여 1,400k칼로리를 소모하고,
- 소화하는 데 260k칼로리를 소모한다.
- 섭취한 에너지에서 1,660k칼로리를 빼면 940k칼로리가 남는다.
- K씨의 매일 하는 행동이 940k칼로리의 에너지를 소모한다면 그의 체중은 70킬로를 유지할 것이고,
- 940k칼로리 이상을 소모한다면 체중이 조금씩 줄 것이고,
- 940k칼로리 이하를 소모한다면 몸무게는 차차 늘어날 것이다.

우리 몸이 필요로 하는 열량은 얼마인가?

우리는 하루에 평균 2,000k칼로리에서 3,500k칼로리를 섭취한다. 이것은 몸의 크기와 활동하는 양에 따라 크게 다를 수 있다. 예를 들어서 160센티의 키에 운동이나 신체의 활동이 없는 편인 중년 가정주부의 경우 하루에 2,000k칼로리면 충분할 것이다. 한편 180센티의 신장에 몸을 많이 움직이는 직업을 가진 사람은 적어도 3,500k칼로리를 섭취하여야만 아마도 몸무게가 줄지 않을 것이다.

체중은 어떻게 관리하나?

우선 몸무게를 현상유지하느냐, 그렇잖으면 줄여야 하느냐를 결정한다.

먼저 BMI를 계산하여 동양인의 경우,

① 21 이하면 현상유지,

② 21부터 28이면 BMI가 21 이하가 될 때까지 몸무게를 줄여야 한다.

③ 28 이상이면 우선 28 이하가 되게 하고 그 다음에 ②를 실천한다.

몸무게를 현상유지하는 요령

간단히 말해 지금까지 먹고 있는 대로 계속하여 먹으면 몸에 다른 변화가 생기기 전에는 체중이 현상유지를 할 것이다. 그러나 몇 가지 중요한 점이 있다.

- 지방질을 너무 많이 섭취하면 몸무게가 정상이라도 나쁜 콜레스테롤이 올라갈 가능성이 있기 때문에 주의해야 한다(제18장 참조).
- 섬유질과 녹색채소를 충분히 섭취하고 있는지를 확인해야 한다(제27 장 참조).
- 당분이 높은 과자나 음료수는 적당히 섭취해야 한다(제19장 참조).
- 나이가 들면서 중요한 비타민을 충분히 섭취 못 하는 경우가 많으니 주의해야 한다(제 20장 참조).
- 아무리 몸무게가 정상이라도 일정한 운동은 건강관리에 꼭 필요하다. (제24장 참조)
- 몸무게가 정상이라도 복부비만(제4장 참조)이 있으면 운동과 절식으로 그 비만을 제거해야 된다.

몸무게를 줄이는 열여덟 가지 요령

먹는 칼로리를 일일이 따진다는 것은 그리 쉬운 일이 아니기 때문에 칼로리 숫자대로 식사를 하기란 보통사람에게는 매우 힘든 일이 아닐 수 없다. 저자는 다음과 같은 방법으로 환자를 도와 왔다. 약 30년 동안 사용하여 좋은 결과를 많이 얻었기에 어느 정도 임상적으로 입증된 방법이기도 하다.

① 우선 줄여야 할 몸무게 킬로그램 수를 계산한다. 역시 BMI에 의존하여 다음 방정식을 사용하여 계산한다.

X=21× 키의 제곱

여기서 X는 목표 체중, 21은 목표 BMI 수치이다.

예를 들어 계산해보자.

현재의 몸무게가 80킬로, 신장은 175센티, BMI는 26.1, 목표 몸무게는 X,

따라서 21=X÷3.0625,

X=21x3.0625,

X=64.3,

그러므로 BMI를 21로 줄이려면 목표 몸무게는 64.3킬로가 되어야 한다.

3.0625는 키 1.75×1.75에서 나온 수치임.

몸무게가 약 15킬로가 빠져야 한다는 말이다.

② 매일 줄여야할 열량을 결정한다. 줄여야하는 체중이 줄이기 전의 체중의 몇 %인가를 계산한다. 그 수치를 사사오입한다. 지금까지 섭취하고 있던 열량에서 그 %의 열량을 제해야 된다. 예를 들어 80킬로인 사람이 15킬로를 빼야 된다면 그것은 거의 18%의 현 체중을 빼는 것이다. 그러므로 그 사람은 매일 에너지(음식물) 섭취를 적어도 18%를 줄여야 한다.

③ 체중은 천천히 뺀다. 10킬로 이상이 목표면 적어도 여섯 달을 잡고, 그 이하면 3개월을 잡는다. 그것보다 빨리 빼면 몸에 무리가 올 수가 있다. 몸무게를 얼마나 빨리 빼느냐 하는 것은 별로 중요한 일이 아니다. 중요한 것은 몸무게를 빼는데 그 방법이 오랫동안 건강을 해치지 않고 지속될 수 있는 방법이냐가 더 중요한 것이다. 왜냐하면 몸무게만을 빼는 것은 사실 어려운 일이 아니다. 예를 들어 단식

을 하여 5~10 킬로를 비교적 단시일에 빼는 것은 어렵지 않지만, 그렇게 해서 줄어든 몸무게를 오랫동안 유지할 수 있느냐가 더 문제인 것이다. 단식이라고 하는 부자연스런 방법을 몇 번이고 반복해야 한다면 과연 우리의 건강은 얼마만큼의 피해를 받게 되느냐를 걱정 안 할 수 없는 것이다.

④ 다이어트의 메뉴는 열량이 세끼 골고루 분배되고 영양의 균형이 잡혀야 한다.(49쪽의 아침식사의 중요성 참조)

⑤ 지금까지 몸무게를 늘게 한 혐의자를 가려내서 우선적으로 새 식단에서 축출한다. 대부분의 사람들은 자기가 무엇을 너무 많이 먹어서 살이 쪘는지 알고 있다. "나의 문제는 감자와 기름진 고기입니다" "나는 쿠키와 빵입니다" "나는 국수에 약합니다" "밥입니다" 이렇게 주저하지 않고 대뜸 삼가해야 될 항목을 쉽게 이야기하지 못하는 사람은 별로 없을 것이다.

⑥ 스낵의 목록을 만든다. 과일을 제외하고 평상시 하루에 먹는 모든 스낵과 음료수를 하나도 빼지 않고 열거하여 목록을 작성한다. 그 중에서 설탕이 들어있는 모든 음료수와 스낵을 제거한다. 음료수나 스낵 정도는 언뜻 생각하면 대수롭지 않은 것 같지만 다음 스낵 항목(48쪽)의 설명을 읽으면 생각이 달라질 것이다.

⑦ 식탁에 오른 음식을 눈대중으로 목표의 백분율(%)로 줄이되 대부분을 지방과 탄수화물(밥, 국수, 감자, 떡, 단 음료수, 사탕, 빵, 과자, 동물성 지방질 종류 등등)에서 줄인다.

⑧ 채소는 오히려 약 20%를 늘려준다. 특히 녹색 채소(시금치, 깻잎, 쑥갓, 냉이, 달래, 대파, 두릅, 상추 등)는 많을수록 좋다. 이들은 칼로리가 없다시피 하여 얼마든지 먹어도 에너지 섭취 면에서 부담이 없다. 줄거리가 많아 섬유질이 풍부하여 건강에 좋고, 포만감을 주기 때문에 배고픈 감각을 훨씬 달래 준다. 아마도 가장 중요한 혜택은 이 야채가 제공하는 비타민과 항산화제의 작용(제20장과 27장 참조) 일 것이다.

⑨ 단백질은 계속 전과 같은 양을 섭취하되, 생선, 두부, 닭고기 등을 늘리고 쇠고기를 줄인다. 특히 기름기 있는 붉은 고기는 피해야 한다.

⑩ 식사 때 국을 좀 더 먹으면 식사량이 빨리 채워진다는 연구결과가 최근 많은 전문가의 눈길을 끌고 있다. 다만 야채국이라야 좋고, 식사에 앞서 국을 먼저 먹는 것이 효과가 더 있다. 물론 한국 식탁에서 밥 먹기 전에 국만 먼저 먹는다는 것은 쉽지 않다. 그러나 밥과 국을 동시에 먹는다는 것은 어렵지 않다.

⑪ 설탕이 들어간 단 과자나 음료수는 되도록 피한다. 다른 탄수화물도 되도록 혈당지수가 높은 음식은 피한다(제19장 참조).

⑫ **취침시간 2시간 전부터는 단식한다.** 저자가 가장 중요하다고 생각하는 것이기도 하다. 저녁식사는 취침시간보다 적어도 세 시간 전에 끝내야 한다.

⑬ 후식은 과일로 한다. 과일 중에서도 사과, 살구, 포도, 배, 감, 복숭아 등이 좋다. 이것도 저녁 식사 후인 경우 취침 두 시간 반 전에는 끝내야 한다.

⑭ 항상 아침식사를 넉넉히 먹는다.

⑮ 매월 체중감소 경과를 정확하게 체크한다. 만일 경과가 계획하고 있는 목표를 향해서 무난히 진행되고 있으면 아무것도 바꿀 필요가 없다. 예를 들어 6개월에 10킬로를 줄이려는 것이 목표인데 3개월에 5킬로쯤 감소했으면 다이어트를 변경할 필요가 없겠다. 그러나 진척이 기대했던 것보다 훨씬 적다면 전략을 바꿔야 한다. 분명히 줄인 열량이 줄였다고 생각하는 열량(음식의 양)보다 적을 가능성이 많기 때문에 열량을 추가로 더 줄여야 한다. 예를 들어 3개월에 목표 감소량의 반에 훨씬 미달했다면 음식을 5% 더 줄인다.

⑯ 일단 목표로 정했던 체중을 이룩한 후에는 그 무게를 영구히 유지하여야만 애써서 몸무게를 뺀 보람이 있는 것이다. 일단 목표를 달성했으니 이젠 예전으로 돌아가서 전에 먹던 모든 것을 다시 똑같이 먹어도 된다고 생각하면, 마치 실에 매달려 오르락내리락하는 요요(yoyo)장난감같이 체중은 계속해서 올랐다 내렸다하게 될 것이다. 이런 결과를 가져오는 다이어트를 "요요 다이어트"라고 하는데 과격하고 짧은 시간 동안의 결과에만 치중하는 유행성 다이어트가 전부 여기 속한다고 생각하면 된다. 이렇게 체중을 자주 줄였다 늘렸다 하는 것은 오히려 여러 모로 우리 몸에 해로운 일이라는 것을 우리는 알아야 한다. 이런 변덕스런 변화 때문에

간을 포함한 우리 몸의 여러 중요 기관은 혹독한 과로를 면하지 못한다. 저장되었던 지방을 풀어서 지방산으로 바꾸어 몸이 쓸 수 있는 에너지인 당분으로 변화시켜야 하기 때문이다. 그리고 또 하나 걱정되는 것은 그 많은 양의 지방산이 그 과정에서 혈관을 점점 메우게 된다는 사실이다. 따라서 급하게 많은 몸무게를 여러 번씩 뺀다는 것은 피해야 된다. 그렇기 때문에 몸무게는 천천히 자연스럽게 빼서 그런 상태를 지속시켜야만 노력의 혜택을 오랫동안 누릴 수 있는 것이다. 또 10킬로가 과잉 체중이니 10킬로만 열심히 빼고 나면 그 다음에는 전과 비슷하게 먹어도 괜찮다고 이야기하는 것을 자주 듣는데 그것은 심각한 모순이다. 마치 심한 카드 빚에 시달리고 있는 사람을 비상조치를 취하여 도와 준 다음에 빚을 다 갚았으니 이제는 전과 같이 계속 돈을 쓰고 다니라고 말하는 것과 조금도 다르지 않은 무책임한 이야기이다.

⑰ 지속적인 운동은 성공적인 체중감소를 가능하게 하고, 반대로 지속적인 운동이 안 따르는 다이어트는 그 성공도가 높지 않다.

⑱ 체중을 줄이고 있는 한 비타민과 미네랄을 함께 넣어서 만든 종합비타민을 하루에 한정씩 복용한다.

스낵을 열량 계산하는 데 무시 못 하는 이유

습관적으로 콜라나 환타 같은 음료수를 하루에 한 깡통씩 마셨다고 하자. 그것을 끊음으로써 약 150k칼로리를 줄이게 되는 것이다. 보통 사람이 하루에 2,500~3,000k칼로리를 섭취하니까 콜라 한 깡통을 안 마심으로써 약 5%의 칼로리를 줄이게 되는 것이다. 따라서 간식과 음료수를 한 번씩 생략한다는 것만으로도 목표량인 375k칼로리(3,000k칼로리의 12%)를 거의 줄였다는 말이 된다. 우유를 평소 하루에 한 컵씩 마셨던 독자는 그것도 끊어 볼 만하다. 안 마실 수 있다면 이것 역시 약 120k칼로리를 절약하게 된다. 만약 칼슘을 섭취하려고 우유를 마셨다면 적어도 저지방우유를 마시면 몇 십k칼로리를 줄이게 되는 동시에, 컵 당 칼슘의 함유량은 오히려 높아지는 것이다. 저녁 때 맥주를 두어 깡통 마셨던 독자는 한 깡통만 줄임으로 해서 역시 200여k칼로리를 추가 줄이게 되는 것이다. 이런 목록을 만들어 본다면 칼로리를 줄인다는 것이 꼭 배고프게 살아야 한다는 말이 아니라는 것을 인식하게 되어 실천 가능성에 자신을 더 갖게 될 것이다.

아침 식사의 중요성

아침 식사를 제대로 시간적 여유를 가지고 잘 먹어야 된다. 많은 사람이 칼로리를 줄여야 한다면 식욕도 적고 시간도 부족한 아침식사를 생략하는 것이 가장 수월하고 실제적인데, 왜 하필이면 아침을 그렇게 꼭 챙겨 먹으라고 하느냐고 질문을 한다. 그것은 식사를 한 뒤에 금방 쓸 수 있는 에너지가 우리 혈중에서 대기하는 것은 불과 몇 시간을 넘지 못하기 때문이다. 따라서 아침 식사량이 부족하면 계속 근육과 간 속에 있는 비상 당원에서 에너지를 꾸어다 쓴다. 그러다가 오후가 되면 허기가 져 저녁식사를 많이 하게 되고 하루에 섭취하는 칼로리의 반 내지 3/4을 저녁에 섭취하는 것은 보통이다. 저녁의 과식이 과체중과 비만을 낳는 첫째 범인이라는 사실은 의심할 여지가 없다.

아침도 한식이건 양식이건 상관없지만 다른 식사와 마찬가지로 적어도 기본적인 영양소를 균형 맞추어 먹어야 한다. 한식으로 한다면 국과 밥, 각종 나물, 생선이나 닭고기, 달걀, 두부 등으로 탄수화물, 단백질, 그리고 지방질을 골고루 섭취하는 것이 매우 중요하다.

칼로리 숫자를 따진다면 하루의 총 칼로리 중 적어도 1/3은 아침에 섭취해야 한다. 2,500k칼로리를 하루에 취한다면 아침에 적어도 800여k칼로리를 섭취해야 한다. 차리고 먹을 시간마저도 빡빡한데 그것을 어떻게 따지느냐고 물을 수도 있다. 물론 못한다. 어느 정도의 양을 이야기하느냐는 기준을 세우기 위하여 따져보자.

우선 이상적인 분포는 지방 25%, 탄수화물 50%, 그리고 단백질이 25%이다.

참고로 미국 보건 당국으로부터 위촉받은 미국과 캐나다의 학자들이 2002년에 발표한 바에 의하면 매일 섭취하는 에너지(칼로리)는 45~65%를 탄수화물에서, 20~35%를 지방질에서, 그리고 10~35%를 단백질에서 취해야 한다고 추천하고 있다. 그러므로 아침식사에서 약 800k칼로리를 섭취하려면 지방에서 취하는 칼로리(에너지)가 208.5, 탄수화물에서 취하는 칼로리가 417칼로리, 그리고 단백질에서 취하는 칼로리가 208.5, 그래서 합계가 834k칼로리다.

탄수화물과 단백질이 1 그램에 4k칼로리, 지방이 9k칼로리라고 하면 앞의 식사는 탄수화물이 104그램, 지방이 23그램, 단백질이 52그램이란 말이다. 식사(밥)를 많이 먹는 사람이면 약 100그램, 소식이면 50그램, 보통이 약 75 그램이다. 국은 야채국이면 칼로리에 별 부담이 없다. 달걀 하나면 지방이 4.5그램에, 단백질이 6그램, 생선 한 토막에 단백질이 약 25 내지 30그램, 두부 몇 조각이면 10그램인데 밥, 국 등에서 나오는 단백질을 합치면 50여 그램, 지방은 생선, 달걀, 국, 밥 등에서 23그램이 넉넉히 나온다. 다시 정리하면 밥, 보통 밥그릇 하나, 달걀 부친 것 하나, 생선 1/3마리, 두부 부친 것 네 조각, 배춧국 한 그릇, 김치, 깍두기 하면 800여k칼로리를 섭취하게 되어 이상적인 영양소의 근원에 의한 분포 조건도 대체로 만족시킨다.

우리는 자라면서 아침식사가 하루 식사 중 가장 중요한 식사라는 말을 어머니와 할머니에게서 많이 들었다. 미국의 어머니와 할머니들도 똑같은 말을 몇 대를 통해 자손들한테 일러주고 있다. 태평양 양 편의 그 많은 어머니와 할머니들이 식사와 에너지에 관하여 무언가를 정확히 터득하고 있었던 것이 분명한 것 같다.

밤의 단식

후식이 끝나고 잠자리에 들 때까지는 무슨 일이 있더라도 음식을 먹으면 안 된다. 적어도 두 시간 동안은 더욱 그렇다. 저자 경험에 의하면 다른 것은 다 이행하면서도 이것을 실천 못하면 체중을 줄이는 데 성공하지 못한 경우가 많다. 반면에 다른 것은 철저하게 지키지 못하지만 취침시간 이전의 단식을 철저히 잘 이행하는 사람이 몸무게를 줄이지 못하는 사람은 별로 없었다. 처음에는 배가 고파오고 허탈감까지 느낄 수 있다. 특히 늦은 저녁에 군것질을 습관적으로 하던 사람은 더 그렇다.

이 시간에 먹는 음식은 전부 지방으로 변하여 여러 모로 건강을 해치는 일을 한다.

운동의 중요성

절식만큼이나 중요한 것이 있다면 그것은 적당한 운동을 거의 매일 충분히 해야 한다는 것이다. 연령에 따라 운동의 종류가 조금씩 다르겠지만 대체로 무슨 굉장한 운동보다는 일반적으로 몸을 움직일 때 사용하는 모든 근육을 수축시키고 이완시켜 긴장을 푸는 그런 운동을 말한다. 제24장에서 좀 더 자세한 설명이 나오지만, 체중을 줄이고 또 이상적인 몸무게를 유지하는 데 운동이 필요한 두 가지 이유가 있다.

첫째는 에너지를 소모하여 몸속에 과잉 에너지가 지방의 형태로 남지 않도록 하기 위한 것이고,

둘째로는 첫째보다도 훨씬 더 중요한 이유로, 근육을 운동시켜 몸의 컨디션을 개선하기 위해서다. 근육운동은 나쁜 콜레스테롤을 내려주고, 반면 좋은 콜레스테롤을 올려주어 심장질환의 발생률을 내려준다. 그리고 세포에서의 인슐린의 저항성을 낮추어 주어 당뇨병 발생을 지연시키며, 이미 당뇨를 앓는 환자의 혈당 조절을 돕는다. 따라서 지속적인 근육운동은 우리가 체중을 조절하여 건강을 개선하는 데 헤아릴 수도 없을 만큼 중요한 화학적, 그리고 생리적 공헌을 하는 것이다(293쪽 〈그림 24-A〉 참조).

무슨 운동을 어떻게 하나?

가장 수월하고 아무나 할 수 있는 근육 운동은 걷는 것이다. 속도는 차츰 올리는 것이 안전하다. 걷는 운동에 대한 자세한 설명은 제24장에 나온다. 여기서 꼭 말해두고 싶은 것은 이런 운동은 적어도 하루에 20분씩 두 번, 그리고 한 주일에 네 번을 지속적으로 한다면 운동의 혜택을 톡톡히 누릴 수 있다는 것이다.

약물을 복용하여 더 쉽게 체중을 뺄 수는 없나?

너무나 자주 듣는 질문이다. 주사를 맞고 식욕을 감퇴시키는 약을 복용하고 굶

다시피 하여 무리하게 뺀 몸무게는, 주사를 안 맞고 약을 끊으면 몇 달 이내에 거의 되돌아가기 마련이다. 그렇기 때문에 누군가가 새로운 다이어트를 권하면 그것을 받아들이기 전에 '과연 이 다이어트 방법을 내가 일생 동안 계속하여 실행할 수 있을까? 하고 냉철히 생각해 볼 필요가 있다. 아주 특수한 경우에 처방되는 약으로는 다음과 같은 것이 있다.

• 시뷰트라민(sibutramine)이란 약은 복잡한 뇌신경 연접과정에 생기는 화학물질(serotonin 과 noradrenalin)을 증가시킴으로써 위의 포만감을 자아내는 약이다. BMI가 30 이상인 환자가 집중적인 다이어트를 못 해내어 체중이 건강에 미치는 영향이 위험하다고 생각될 때 의사가 처방할 수 있는 약이다. 약의 효과는 괜찮은 편이어서 1년에 평균 13 킬로의 체중감소를 보여준 연구결과가 있다. 부작용으로는 혈압이 오르는 것이 가장 심각한 문제로 나타났다.

• 올리스태트(orlistat)란 약은 먹은 지방질의 분해에 필요한 지방분해효소(lipase)의 작용을 저지하는 약으로 지방질의 섭취를 막음으로써 체중을 내리는 특수약품이다. 이 약도 역시 심한 비만으로 건강이 악화되어 생명이 위험하다고 느낄 때 의사가 처방할 수 있는 약이다. 부작용은 주로 흡수되지 않은 지방이 결장과 직장으로 내려가서 일으키는 직장과 배변에 관련된 여러 가지의 어려운 증세이다.

복부비만증이란 무엇인가?

아무리 BMI가 정상이라 해도 배의 중심부에 과다한 지방질이 축척되어 배가 튀어나왔으면 건강에 좋지 않다.

복부비만증은 뱃속 내장 사이에 많은 양의 지방질이 축척되어 있다는 증거이다. 이것은 과잉의 지방산(free fatty acid)이 간 근처에 존재함을 뜻하며, 이 지방산은 인슐린의 역할을 방해하여 여러 가지 악순환을 일으킨다. 이 악순환은 결국 당뇨를 촉진시키고, 동맥경화로 인한 관상동맥 질환을 유발하여 소위 엑스(X), 또는 대사증후군(Metabolic Syndrome, Syndrome X)을 일으키게 될 수 가 있다. 그렇기 때문에 BMI가 아무리 낮더라도 복부의 지방은 꼭 없애야 한다.

복부비만증은 허리(배) 둘레로 결정을 하는데 한국인의 경우 남자는 허리(배) 둘레가 35인치(90cm) 이상, 여자는 31인치(80cm) 이상이면 복부비만증으로 정해진 상태이다. 복부비만증이라 하여 그것을 빼기 위해 배를 중점적으로 운동해야 된다고 생각하는 것은 착각이다. 배 부분을 중심으로 운동을 하면 복부 근육을 운동하게 되어 그 근육이 튼튼해지니까 물론 몸에는 좋으나 복부 지방이 빠지는 것은 아니다. 다른 모든 과잉 지방처럼 열량(칼로리)의 섭취를 줄이고, 동시에 전신 운동을 지속적으로 해 주어야만 복부 지방도 차츰 빠지는 것이다(91쪽 〈그림 6-B〉 참조).

참고로 미국에서 가장 오래 사용되고 있는 애트킨스 다이어트, 그리고 요즘 미국에서 한참 유행하는 사우스 비치 다이어트를 알아보자.

애트킨스 다이어트의 허와 실

이 다이어트는 1970년 초반 애트킨스(Atkins)라는 의사에 의하여 보편화된 다이어트로서 다음과 같은 특징이 있다.

❶ 탄수화물을 하루에 20그램 이하로 제한하고 있다. 이 분량은 보통 하루에 섭취하는 탄수화물 음식 양의 약 1/10에 해당하고, 라면 한 봉지에 들어있는 탄수화물의 1/4밖에 안 되는 아주 적은 양이다. 대부분의 과잉 열량이 탄수화물에 의하여 섭취된다는 신념에 그 이론적 바탕을 둔 다이어트이다.

❷ 이 다이어트는 무한정의 고기와 지방질의 섭취를 허용한다. 포화지방질도 문제시하지 않는다. 몸에 과잉 탄수화물이 존재하지 않는 한 과잉체중은 안 생기고 과잉체중이 없는 한 지방질이 축척되지 않는다는 것이 그의 주장이다.

❸ 탄수화물을 극도로 제한하기 때문에 대부분의 사람이 상당량의 체중을 잃는 것은 사실이다. 그러나 지방질과 고기류를 무제한 허용하는 데는 많은 학자들과 심장내과 전문의들의 신랄한 질책을 피하지 못하고 있다. 그러나 이 다이어트가 30년 이상이나 많은 추종자들을 계속하여 거느리고 있고, 또 이 다이어트를 힐난하는 심장학계에서는 이렇다 할 결정적인 반박 연구결과를 내놓지 못하고 있는 것

이 실정이다. 몇 년 전 심장병으로 급사한 애트킨스 박사는 일생동안 자신의 비만 상태를 벗어나지 못 했었다는 점도 상당한 아이러니라고 할 수 있다.

사우스 비치 다이어트

마이애미의 유명한 사우스 비치에서 심장내과 전문의로 종사하는 아가츠톤(Agatston) 박사가 발표하여 2004년에 베스트셀러가 된 이 다이어트의 특징은 다음과 같다.

❶ 탄수화물만이 몸에 나쁜 것이 아니고, 또 지방질이 다 나쁜 것이 아니라는 점을 강조한다.

❷ 음식 때문에 몸에서 일어나는 나쁜 결과는 대부분 나쁜 탄수화물과 나쁜 지방질 때문에 생긴다는 점에 이 다이어트 이론의 바탕을 두었다. 그 중에서도 나쁜 탄수화물이 주범이라고 낙인을 찍는다.

❸ 나쁜 탄수화물은 혈당지수(제19장 참조)가 높은 모든 음식이다. 따라서 그런 음식은 절대로 먹으면 안 된다. 나쁜 지방은 동물에서 오는 모든 포화된 지방질이다. 따라서 그런 지방질은 대부분 우리 식탁에서 제거되어야 한다.

❹ 첫 두 주 간을 제1단계(phase)라고 부르고, 그 단계 동안에는 모든 탄수화물을 포함한 음식물을 식사에서 일체 제거한다. "몸의 나쁜 버릇"을 고쳐놓는다는 것이 그 이유이다. 그 동안에는 밥도 국수도 빵도 과일도 콩도 아무것도 탄수화물이 들어있으면 먹지 못한다. 심하게 고약한 죄수 대접을 받는 격이다.

❺ 제2단계는 셋째 주일부터 체중이 목표까지 도달할 때까지 계속되며 그 동안에는 여러 가지 단백질과 불포화상태의 지방질 음식, 그리고 혈당지수가 낮은 탄수화물이 허가된다. 품행이 좋아져서 일반죄수 취급으로 대우가 좋아진 격이다.

❻ 제3단계는 체중이 목표에 도달한 후에 시작되며, 그 후부터는 음식물의 별 특별한 제한이 없는 것이 특징이다. 일단 버릇을 잡은 몸은 다시 나쁜 버릇으로 돌아가지 않는다는 것이 그의 이론이다. 그러나 몸무게가 다시 올라가면 제2단계로 돌아가야 하는 것이 조건이기 때문에 이 단계는 보석이나 가석방으로 풀려나온 신

분과 흡사하다고 보면 되겠다.

7 요즘 미국에서(한국도 마찬가지지만) 한참 유행하는 혈당지수와 궁합이 맞아떨어지는 다이어트가 돼서 그런지 이 다이어트의 인기는 굉장하다. 그러나 비교적 새로 나온 다이어트 방법이기 때문에 아직은 왈가왈부하는 권위자들이 그렇게 많지 않은 편이다. 이 다이어트가 혈당지수라는 신발견에 너무 많이 치중하고 있다는 점은 좀 석연치 않으나, 소비자(환자)가 일생 동안 변치 않고 실천할 수 있는 다이어트만이 소비자의 건강을 지켜줄 수 있다는 점을 강조하는 것은, 유행성 다이어트치고는 매우 신선한 점이기에 맘에 든다. 소위 대사증후군(제6장 참조)을 예방하여 당뇨, 고지혈, 그리고 심장질환을 극복해보려는 취지는 상당히 높게 평가하고 싶다.

과체중과 비만을 피하고 정상의 체중을 유지한다는 것이야말로 중년의 건강을 지키고 무서운 성인병을 피하거나 지연시키는 가장 확실하고 바람직한 길이라는 것을 다시 한번 강조하고 싶다.

제5장

무슨 수를 쓰더라도 내려야하는 고혈압

혈압 이야기

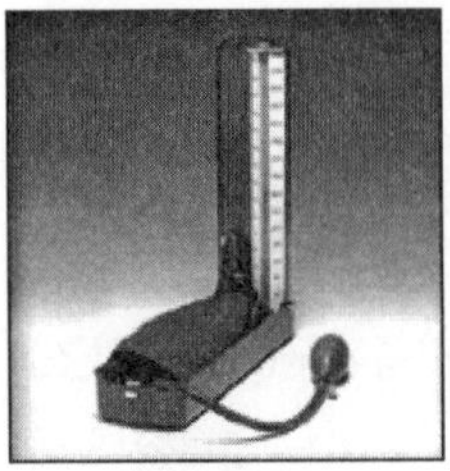

T씨는 나이가 61세의 남성. 혈압이 높다는 것은 나이 53세 때 아내의 성화로 종합검진을 받았을 때 처음 알았다.

의사의 말도 심하지 않으니 약만 복용하면 문제가 없으리라고 했다. 약은 처방대로 그래도 충실하게 먹은 편이었으나 아무 불편한 증세가 없어서 깜빡 잊어버리는 수는 간혹 있었다. 그러나 병원에 갈 때마다 의사와 간호사는 혈압이 거의 정상이라며 좋아했다. 갑작스럽게 두 주간 여행을 하게 되었는데 그만 약병을 짐에 넣지 않았다. 아무런 증세도 없고 또 멀리서 의사한테 연락하는 번거로움도 만만치 않아 약은 집에 돌아갈 때까지 잠시 미루기로 했다. 집에 돌아오니 멀리서 친한 친구가 온다는 전갈이 기다렸고, 그 다음날에는 그 친구와 골프를 치러 나가야 했다. 골프 치는 날은 무척 더운 날이었다. T씨는 간신히 라운딩을 마친 후 좀 어지러운 증세를 느꼈고 얼마 안 있다가 의식을 잃었다. T씨는 그런 지 사흘 후 50대 초반의 부인과 대학을 졸업하게 된 아들을 남기고 저세상 사람이 되고 말았다.

S씨는 69세의 남성, 대학 교수로 25년 간 일한 사회의 엘리트로 비만증을 40대의 중반, 고혈압을 40대 말경, 그리고 당뇨를 50대 초반에 얻었다. 약은 충실히 복용했고 체중도 많이 좋아졌다. 60대 중반부터 몇 차례씩 약간의 수족의 마비가 왔다가는 거의 완

전한 회복을 되찾곤 했다. 그러나 그의 정신상태는 차차 흐려져서 마지막 5, 6년 동안은 집안 식구도 간신히 알아보고 말은 전혀 하지 못하는 답답한 처지에 놓이게 되었다. 드디어는 심장 기능마저 떨어지다가 갑자기 세상을 떠났다.

W씨는 67세의 여성, 명문대학의 인문학부를 졸업하고 줄곧 그 계통에서 인정받으며 종사했다. 고혈압을 얻은 것이 50대 초반 그리고 얼마 있다가 당뇨까지 가지게 되었다. 5년 전에 신장의 기능을 상실했고 아직까지 신장이식의 기회를 기다리며 주 3회씩 투석(dialysis)으로 연명하고 있다.

앞의 예는 고혈압이란 병이 어떠한 결과를 초래할 수 있는지를 보여주기 위하여 저자가 치료했던 많은 환자의 실제 케이스를 대표적으로 구성해본 것이다.

■ **T씨**의 경우는 혈압이 조절되었다가 갑자기 악화되면서 뇌 속에서 출혈을 한 것이다. 아마도 이런 케이스 때문에 고혈압은 '무언의 살인자' 라는 악명을 얻었을 것이다.

■ **S씨**의 경우는 오랜 고혈압과 당뇨가 혈관 내부를 거칠고 경직하게 하여 지방질과 칼슘이 범벅이 되어 붙어 있다가 자그마한 부스러기가 분리되어 뇌로 올라가 뇌 속의 아주 작은 동맥을 틀어막으며 그 근처 뇌의 조직체를 사망하게 했다. 따라서 그 부분이 맡아 하던 뇌의 기능을 상실하게 되어 동맥경화성 치매를 얻은 것이다. 환자의 뇌기능을 야금야금 앗아가서 몇 년 사이에 멀쩡하던 사람을 폐인으로 만드는 아주 잔인하고 안타까운 과정이다. 또한 고혈압은 그의 심장의 좌심실을 과로시켜 늘어나게 하고 펌프로서의 효율을 떨어트려 결과적으로는 심장의 기능마저 앗아가 버린 것이다.

■ **W씨**의 경우는 오랜 고혈압이 신장의 동맥을 경직되게 하여 차차 신장의 작용을 저하시켜서 생명을 빼앗아 가는 신부전이라는 무서운 합병증을 묘사하고 있는 것이다.

고혈압은 왜 생기나?

내분비기관에서 생기는 종양 혹은 신장 내의 혈관의 병으로 고혈압이 생기는 극소수의 환자를 제외하면 고혈압은 선천적인 체질을 가진 사람한테 생기는 병이다. 그러니까 고혈압 환자 중 95% 이상이 유전자에 의하여 이 병을 가지게 되는 것이라고 말할 수 있다. 여러 학자가 몇 십 년 동안 연구를 거듭하고 있으나 그 유전자가 완전히 파악되어 있지는 않다. 몇 가지의 유전자가 여러 가지 다른 상황의 영향으로 병을 발생시키는 것이라고 요즘 학자는 믿고 있다.

혈압이란 무엇인가?

혈압이란 혈관 속에 있는 압력을 말한다. 요즘에는 일반인에게도 잘 알려져 있지만 혈압에는 두 개의 수치가 있다. 위에 적는 수치가 소위 위 혈압이고 최고혈압이라고도 불린다. 의료인은 그 혈압을 수축기 혈압 또는 수축기압이라고 하는데 그것은 심장이 수축을 했을 때 생기는 압력이란 뜻이다. 아래 적힌 혈압은 아래 혈압, 최저혈압이라고 불리고 의료 전문 명칭은 팽창기압 또는 팽창기 혈압이다. 심장이 수축을 준비하기 위하여 팽창했을 때의 압력이란 말이다.

위 혈압=최고혈압=수축기압=수축기 혈압=systolic pressure: 【예】 **120**/80
아래 혈압=최저혈압=팽창기압=팽창기 혈압=diastolic pressure: 【예】 120/**80**

혈압을 더 자세히 설명하기 전에 우리 몸속에서 일어나고 있는 혈액순환에 대하여 잠깐 생각해 볼 필요가 있다. 우리의 심장은 몸이 살아있는 한 평균 1분에 약 70번 내지 80번씩 좌심실을 수축하여 혈액을 온몸에 내보내고 있다. 신선한 피가 모든 기관까지 동맥을 통하여 배달이 되고 있는 것이다. 핏속의 산소가 다 소모된 묵은 피는 정맥을 타고 심장의 우심방으로 돌아온다. 그 피는 우심실이 폐로 보내어 산소를 다시 공급받게 한다. 산소를 공급받은 신선한 피는 좌심방을 통하여 좌심실로 돌아온다. 그리하여 신선한 피는 또 다시 각 기관으로 보내지는 것이다. 피가 몸 안을 빙빙 돈다고 하여 순환이라고 하는 것이다(128쪽 〈그림 8-A〉 참조).

혈압과 심장과의 관계를 이해하는 데 도움이 되게 하기 위하여 잠시 우리의 심장이 수동식 펌프이고 우리의 동맥이 그 펌프와 연결된 파이프라고 가상해 보자(〈그림 5-A〉).

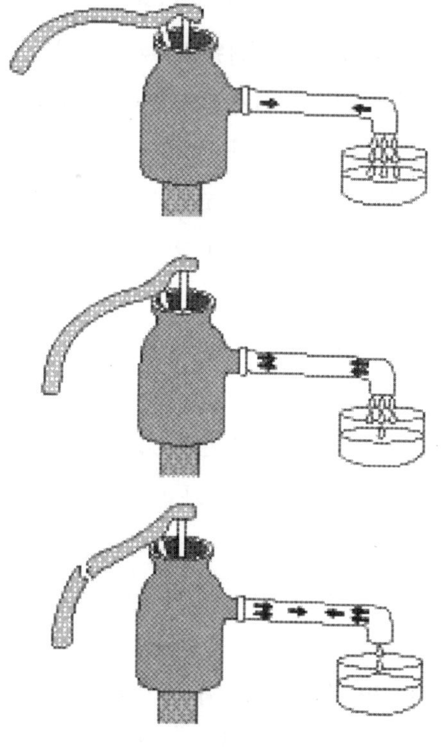

〈그림 5-A〉 혈압과 심장의 관계

위(최고) 혈압은 〈그림 5-A〉에서 오른쪽으로 향한 화살표로 묘사되었다. 아래 혈압 즉 최저혈압은 펌프가 작동 안 할 때 파이프 속에 존재하고 있는 압력이며 이 압력은 그림에서 왼쪽으로 향한 화살표로 묘사되어 있다. 액체가 파이프를 통하여 목적지까지 가려면 펌프의 압력(최고압력)이 파이프 속의 압력(최저압력)보다 강하여야 한다. 단지 목적지까지만 가는 것이 아니고 목적지에 가서도 충분한 압력을 가지고 조직 안으로 혈액을 밀어 넣어 주려면 파이프 속을 통과하는 압력(최고 혈압)이 파이프 내부의 기존압력(최저 압력)을 여유 있게 능가해야만 한다. 우리 몸에서 그 여유란 약 40mmHg 정도의 압력이다. 그렇기 때문에 정상 혈압을 보면 두 압력의 차이가 대개 40 정도인 것이다.

예를 들어 120/80, 110/70, 116/72 등. 두 혈압의 최고와 최저 혈압의 차이 (120-80=40) (110-72=38) (116-72=42)가 40 정도인 이유가 바로 거기에 있는 것이다. 이 압력은 유리 대롱(column)을 통해 수은을 수직으로 40mm 올려 보낼 수 있는 압력을 말한다.

만약 파이프 속의 압력이 높아진다고 가상하자(〈그림 5-A〉의 중간). 그 높아진 압력을 능가하여 액체를 수송하려면 펌프가 적어도 파이프 속에서 늘어난 압력만큼은 더 강하게 작동을 해야 한다. 그렇지 않으면 펌프가 파이프 속의 압력을 이겨내지 못할 것이고 따라서 액체 수송의 목적을 이루지 못하게 된다. 다시 말하면 파이프 속의 압력(혈압)이 올라가면 펌프(심장)의 일은 더 어려워지고 따라서 펌프는 과로를 하게 되는 것이다. 만일 파이프 속의 압력(혈압)이 장시간 동안 심하게 올라가 있으면(〈그림 5-A〉의 아래), 펌프(심장)의 능력은 한도에 도달하고 마는 것이다. 과로를 이겨내지 못하고 펌프(심장)는 결딴이 나 버리고 만다. 우리는 그런 상황을 심부전이라고 부른다. 앞의 케이스 중 S씨가 겪었던 심장의 합병증이 바로 그 질환이었다.

고혈압이 시작될 때는 우선 동맥(파이프) 내부의 압력이, 그러니까 최저혈압이 먼저 올라가고 그 올라간 압력을 능가하려고 최고혈압(펌프의 압력)이 따라 올라가게 된다.예를 들어 T씨의 경우를 다시 한번 돌이켜보자. 그의 정상 혈압이 120/80이었다고 가정하자. 유전자 탓으로 그리고 체중이 올라가고 일을 하면서 스트레스를 받아 아래(최저)혈압이 100이 되었다. 120의 펌프 압력(최고혈압)을 가지고는 도저히 충분한 양의 혈액을 모든 기관까지 나를 수가 없다. 따라서 심장이 더 강력하게(150mmHg의 압력으로) 수축을 함으로써 동맥 속의 높아진 압력을 능가하고 액체 배달의 임무를 수행하게 되어 혈압이 150/100이 되어 버렸다. 그가 약을 먹고 아래 혈압이 정상이 된다. 곧 이어 심장도 힘을 뺄 수 있게 되어서 위(최고) 혈압이 다시 120mmHg로 내려갔었던 것이다. 그러나 2주일 동안 약을 안 먹어 혈압은 다시 150/100 이상이 되었을 것이다. 여행하느라, 더운데 운동하랴, 신경 쓰랴, 혈압이 갑자기 170/110 이상이 되었을 것이고 결국은 불행하게도 상당량의 뇌출혈의 결과로 진행되고 말았다.

얼마나 많은 사람이 고혈압을 앓고 있나?

미국의 통계를 참고한다면 40대 남성 인구의 약 25%, 여성 인구의 10%, 50대 남성의 40%, 여성의 30%, 60대, 70대 남녀는 다 같이 약 50%의 고혈압환자 인구를 가진 것으로 나타나 있다. 여기서 고혈압 발생률이 타 인종보다 훨씬 높은 흑인 인구는 통계에서 제외되었다.

한국의 권위 있는 전문가의 말에 의하면 한국인 여성 성인의 1/4과 남성 성인의 1/3이 고혈압환자라니 한국 사정도 미국과 별로 다를 게 없는 심각한 선에 도달해 있다고 보아야 한다. 미국이나 한국이나 이런 통계보다 훨씬 더 걱정스러운 일은 고혈압환자들의 고작 1/5 정도만이 의사의 치료를 적절하게 받고 있다는 사실이다.

혈압의 분류

혈압이 얼마나 높은가에 따라서 여러 가지 방법으로 혈압을 분류하고 있지만 그 분류 방법은 별로 중요하다고 생각하지 않는다. 단지 문헌을 접했을 때 또는 혈압의 문제를 토론할 때 상대방의 주장이나 발표를 올바로 이해하기 위하여 모두가 통일된 분류법을 사용한다는 것은 필수적이다. 저자가 오랜 시일동안 사용해 왔고, 아직도 현재 미국의 학계에서 널리 쓰이고 있는 혈압의 임상적 분류법 〈표 5-1〉을 참고하기 바란다.

〈표 5-1〉 혈압의 임상적 분류법

상태	최고(수축기)혈압	최저(이완기)혈압
이상적	120 이하	80 이하
정상	120 ~ 129 •	80 ~ 84
높은 정상	130 ~ 139 •	85 ~ 89
고혈압		
제 1기	140 ~ 159	90 ~ 99
제 2기	160 ~ 179	100 ~ 109
제 3기	180 ~ 209	110 ~ 119
제 4기	210 이상	120 이상

요즘 학계에서는 표의 '이상적' 혈압이 사실상 정상 혈압이고 표의 '정상'과 '높은 정상'으로 분류된 혈압에는 전고혈압(前高血壓 · prehypertension: 고혈압 전 단계)이라는 라벨을 붙이는 추세이다. 주의를 안 하면 고혈압환자가 될 사람들이 너무 방심하는 것을 걱정하여 내려진 결정임에 틀림없다.

고혈압과 합병증

고혈압의 예방법과 관리법을 이야기하기 전에 고혈압이 잘 조절되지 않았을 경우 생길 수 있는 합병증을 먼저 알아보기로 하자.

고혈압과 심장병의 관계

펌프를 망치는 압력

■ **심근경색** (심장근육의 혈관이 틀어막힘을 뜻함): 혈압과 심근경색과는 밀접한 관계가 있다는 것이 명백히 입증된 상태이다. 혈압이 높으면 높을수록 심근경색의 발병률은 〈표 5-2〉가 보여주듯이 정비례로 올라가는 것이다. 거기에는 두 가지 이유가 있다. 〈그림 5-A〉가 보여주듯이 고혈압환자의 심장 노동량은 혈압 높이에 정비례하기 때문에 혈압이 오랫동안 높았던 환자의 심장은 오랫동안 곤혹스럽게 과로를 하고 있다. 그렇기 때문에 그 심장의 근육은 보통 이상의 산소와 다른

영양소를 필요로 하고 있는 것이다. 오랜 고혈압은 흔히 동맥경화를 일으키므로 심장근육에 영양을 공급하는 관상동맥(심장근육에 영양을 공급하는 혈관)을 흔히 막히게 한다. 과로하는 심장의 근육이 필요한 영양소를 공급받지 못할 때 협심증과 심근경색이 유발되는 것은 드문 일이 아닌 것이다.

■ **심부전:** 〈그림 5-A〉의 아래 그림이 보여주듯 오랫동안 과로한 심장은 흔히 펌프로서의 기능을 계속 적절히 수행해 내지를 못할 경우가 많다. 심장의 펌프 기능이 원활하지 못 할 경우 혈액순환이 순조롭지 못하게 되고 온몸은 차츰 심한 순환체증 때문에 붓고 숨이 가빠지게 된다. 이런 상태를 의사는 심부전이라 부르며, 조속한 치료를 못 받으면 생명이 위협을 받게 된다.

〈표 5-2〉 혈압과 심근경색 · 뇌졸중 발병률(배)

혈압	심근경색 발병률	뇌졸중 발병률
이상적	1	1
정상	1.3	1.5
높은 정상	1.6	2
고혈압 제1기	2.3	3.5
고혈압 제2기	3.2	6.5
고혈압 제3기	4.6	9.5
고혈압 제4기	6.7	19

고혈압과 뇌졸중의 관계

뇌세포를 못살게 구는 고혈압

고혈압환자의 뇌졸중 발병률은 더 심각하다. 〈표 5-2〉가 보여주듯이 비교적 가벼운 고혈압, 즉 제1기만 되어도 이상적인 혈압을 가진 사람에 비해 뇌졸중을 일으킬 가능성이 3.5배나 높아진다. 고혈압이 제4기가 되면 그 가능성은 무서울 정도로 올라가서 근 20배가 되어 버리고 마는 것이다. 설상가상으로 고혈압 환자의 거의 반쯤이 자기가 고혈압을 가지고 있다는 것 자체를 모르고 있다는 사실이다. 또 고혈압 진단을 받아 알고 있는 사람의 상당수가 여러 가지 이유로 치료를 받고 있지 않은 상황이어서 사태는 매우 위험하다. 자신도 모르게 언제 터질 줄 모르는 시한폭탄을 몸에 지니고 돌아다니다가 갑자기 쓰러져 버리는 것이다(〈그림 5-B〉). 가장 안타까운 점은 그들 대부분이 비교적 수월한 치료로 사고를 예방하고 충분히 건강하게 살아남을 수 있는 사람이었다는 사실이다.

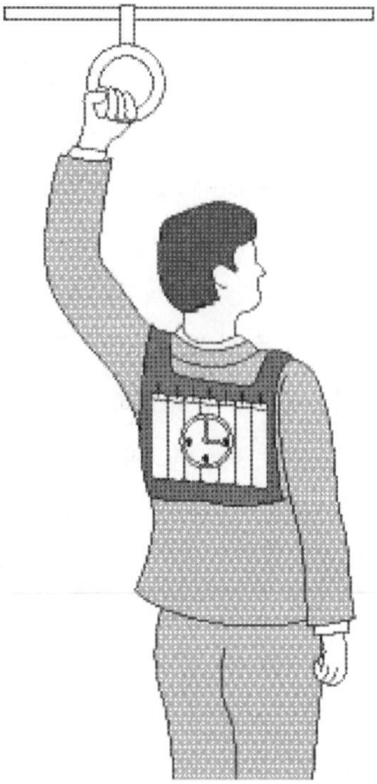

〈그림 5-B〉
시한폭탄을 메고 다니는 사람

고혈압과 신부전

신장에 혹독한 고혈압

고혈압의 상태가 적절한 치료 없이 오래 지속되면 앞에서 이야기한 것과 같이 온몸에 동맥경화증을 불러일으킨다. 그 변화가 신장의 동맥에 일어나면 신장의 기능에 장애가 올 수 있고, 앞의 케이스에 나온 W씨처럼 그 장애가 심해지면 몸의 불순물질과 해로운 화학물질을 걸러내는 신장이 맡은 중요한 기능을 수행하지 못하게 된다. 의사는 이런 상태를 신부전이라고 부른다. 일단 이런 상황이 벌어지면 신장을 이식 받아야 되며, 그런 치료를 받을 수 있을 때까지는 투석에 의존해야 되는 어려운 상태에 처하게 된다.

고혈압과 당뇨병의 관계

서로 방조하는 공범

당뇨병은 고혈압의 합병증은 아니지만 두 병의 관계는 매우 가깝다고 할 수 있다. 두 병은 서로 결탁하여 무슨 몹쓸 일을 저지르는 공범자의 관계를 가지고 있다. 당뇨를 일으키는 유전자 자체가 고혈압도 일으킬 것이라는 이론은 아직 증명되지 않은 상태이지만 학자들은 당뇨병의 여러 가지 변화가 자아내는 화학적인 현상이 혈관 내벽의 세포로 하여금 고혈압을 촉진시킨다고 믿고 있다. 여하튼 당뇨환자가 고혈압이 생길 확률은 그렇지 않은 사람에 비하여 훨씬 높다. 40대 중반에 벌써 40%의 당뇨환자가 고혈압을 가지게 되고 70대가 되면 그 숫자가 60%로 올라가게 된다. 독자가 쉽게 상상할 수 있듯이 앞에서 이야기한 합병증이 이 두 병을 다 가진 환자에게 일어날 확률은 훨씬 더 높아지는 것이다.

고혈압을 예방할 수 있는가?

학자들은 유전자로 고혈압의 체질이 정해진다고 확신하고 있다. 부모를 통하여 전달 받는 그 유전자를 예방하기란 현재의 지식으로는 불가능하다. 그러나 그 유전자로 인하여 고혈압이란 병이 몸에 생길 때까지는 몸속에서 여러 가지 요인의 부추김이 필요하다. 잘 알려진 그 인자를 우리가 의식적으로 예방 또는 제거함으로써 이 병 자체를 예방 또는 장시간 지연시킬 수 있다. 또한 유전자가 고혈압을 유발하는 것을 지연시키는 요인도 몇 가지가 발견되었다. 우리는 될 수 있는 한 이러한 요인을 찾아내어 이 병의 유발을 예방해야 된다.

고혈압을 촉진시키는 위험인자

① 과체중과 비만

제3장에서도 지적했듯이 과체중과 비만은 고혈압을 일으키는 데에 매우 중요한 요인이다.

다시 앞의 S씨의 경우를 생각해 보자. 만약 그가 40대에 과체중을 적절히 관리하여 신체비만지수(BMI)를 21 이하로 유지했었다면 그의 고혈압 발생은 상당기간 지연되었을 것이고, 그는 지금까지 건강하게 살아 있을 가능성이 매우 높았을 것이다.

몸무게와 고혈압의 관계는 학계에서 일찌감치 그 중요성을 인정받았다. 그러기에 많은 연구의 대상이 되어 왔고, 또 그만큼 많은 정보가 잘 알려져 있다. 그 중에서 가장 중요한 것은 과체중과 비만은 분명히 고혈압을 촉진한다는 사실이다. 나아가서 과체중이나 비만을 가진 환자가 몸무게를 줄이면 약물을 복용 안 하고도 줄인 체중에 비례하여 혈압이 어느 정도 내려간다는 사실도 확실히 증명되었다.

'높은 정상'의 혈압을 가진 환자가 평균 3.9킬로의 몸무게를 줄이니까 최고 혈압이 평균 2.9, 그리고 최저 혈압이 평균 2.3 씩 각각 내려간 것을 보여준 하나의 대규모 임상연구는 학자들과 의사들한테 잘 알려져 있다. 언뜻 보기에는 대수롭지 않은 결과 같지만 그만큼의 혈압이 내리면서 그 대부분이 약도 안 먹고 정상의 혈압을 되찾았다는 사실은 의사를 감동시키기에 충분했다. 적절한 체중관리는 고혈압의 발병률을 34%나 감소시켰다는 연구결과 역시 체중이 고혈압과 얼마나 깊은 관계를 가지고 있는지를 잘 보여준다.

② 염분 섭취

다음으로 중요한 요인이 염분 섭취의 양이다.

이것 역시 많은 연구의 대상이다. 염분 섭취를 줄이면 혈압이 내려간다는 것도 의심의 여지가 없이 증명되었다. 체중관리와 틀린 점이 있다면 고혈압환자 중에는 염분 섭취에 매우 예민한 사람과 그렇지 않은 사람이 있다는 사실이다. 그러나 예민한 사람이 조금이나마 더 많고 그 둘을 미리 구별하기가 용이하지 않으며, 또 적은 양의 염분 섭취는 중년기 이후의 심장 건강관리에도 도움이 되기 때문에 염분 섭취를 우선 줄이는 것을 학자들은 권하고 있다.

적어도 반으로 줄여야 하는 염분

월급만큼이나 소중한 소금

소금은 산소와 물 다음쯤으로 우리 생명에 중요한 물질이다. 요즘은 퍽이나 쉽게, 그리고 어디서나 소금을 구할 수 있기 때문에 소금이 없어서 생명을 유지하지 못하는 경우는 없다. 그러나 옛날에는 소금이 귀하여 한 가족이 필요로 하는 양의 소금을 구하는 것이 먹을 것을 구하는 것만큼이나 어려울 때가 있었다. 잘 알려진 이야기지만 로마의 병정들이 급료 대신 소금을 한 덩어리씩 받았던 때도 있었고, 바로 그것이 요즘 우리가 자주 쓰는 월급이란 뜻인 샐러리(salary)의 어원이다. 라틴어로 소금은 'sal', 스페인어로도 쌀(sal), 영어로는 약간 변하여 쏠트(salt)라고 부른다. 그러니까 요즘 우리가 돈으로 월급은 받지만 말로 따져보면 아직도 소금을 급료로 받고 있는 셈이다.

<u>소금은 왜 우리 몸에 필요한가?</u>

소금의 제일 중요한 역할은 우리 몸속의 혈청(핏속에서 혈액세포를 나르는 액체)을 형성하는 일이다. 혈청이 없이는 혈액이 없고, 혈액이 없으면 혈압이 없고, 혈압이 없으면 생명을 유지하지 못한다. 따라서 충분한 양의 소금이 우리 몸속에 없으면 우리의 생명은 없어진다. 그 밖에도 소금은 근육과 신경세포의 정상적인 기능에 필수적인 물질이다. 우리가 소금, 소금 하지만 사실은 소금 중의 한 성분인 나트륨을 이야기하고 있고, 아마도 우리 몸이 꼭 필요로 하는 나트륨을 자동적으로 챙기게 하기 위해서 짠맛을 요구하게끔 디자인이 되었다고 보아야 할 것이다. 소금의 또 하나의 성분은 염소라는 원소인데 그것도 나름대로 매우 중요한 역할을 하는 화학물질이다.

<u>왜 우리는 소금을 덜 섭취해야 되나?</u>

왜 우리는 짠 사람이 되어버렸나? 문제는 소금을 구하는 데 어려움이 없어지자 우리 인간이 차차 소금을 필요 이상으로 섭취하기 시작해서, 요즘은 우리가 필요로 하는 양의 2, 3배 이상을 섭취하고 있기 때문이다. 사실은 앞에서 이야기했듯이 소금 자체가 해로운 것이 아니라 소금의 한 성분인 나트륨이란 원소가 너무 많이 섭취되었을 때 해로운 것이다. 그것은 과잉나트륨이 있는 곳에 물이 따르고 물이 많으면 심장과 혈압에 부담이 되기 때문이다.

과잉나트륨 상태를 부추기는 세 가지의 요인이 있다.

첫째, 우리 혀에 있는 짠맛을 감지하는 맛 봉오리는 짠 것을 더 먹으면 먹을수록 짠맛에 둔해진다.

둘째, 나트륨(소금)을 듬뿍 넣고 미리 조리하여 만든 각종 음식물을 먹는 것이 우리 사회에 널리 보편화 되었다.

셋째는 앞으로 한국에서 더 큰 문제가 될 소위 패스트푸드 연쇄점(주로 미국에서 시작된 햄버거 식당 등)에서 파는 음식에는 필요 이상의 염분이 들어가 있다.

아무리 몸에 좋은 것이라도 너무 많이 먹으면 탈이 나는 법이다. 결국은 그 많은 소금을 섭취한 우리는 고혈압과 심장병이라는 끔찍한 대가를 치르게 된 것이다. 나트륨이 부족하면 정상적인 혈압을 지탱 못하는 것과는 반대로, 너무 많은 나트륨을 장기간 동안 섭취하면 혈액의 양이 늘어서 염분에 예민한 사람의 혈압을 오르게 하고 또 그 증가한 양을 처리해야 되는 심장은 무리한 노동을 계속하다가 병이 들게 되는 것이다(제8장 참조).

<u>우리는 얼마나 소금을 줄여야하나?</u>

보건 전문인들의 의견에 의하면 요즘 보통사람들이 하루에 섭취하는 나트륨의 양은 평균 4,000mg(소금 10그램)부터 5,000mg(소금 12.7그램)으로 보고 있다. 그런데 우리가 하루에 필요로 하는 양은 직업, 운동량, 거주지의 기온과 일기 등에 따라 다르지만 하루에 고작 1,100mg부터 3,300mg으로 잡고 있다. 이것은 2.8 내지 8.4그램의 염분(소금)에 해당한다. 보건 전문인들이 추천하는 하루 나트륨의 섭취량은 2,400mg(소금 6그램) 이하이다. 고혈압 환자나 심장질환 환자들에게는 1,340mg(소금 3.4그램) 이하의 섭취를 추천하고 있다. 참고로 찻숟가락에 소금을 하나 가득 담으면 그 속에 약 2,360mg의 나트륨(소금 6그램)이 들어있다.

소금과 나트륨의 숫자적 관계

소금의 39.3%가 나트륨이다. 따라서 소금의 무게는 해당 나트륨 무게의 2.54배이다.

예를 들어보자.

2,400mg의 나트륨은 6,096mg의 소금 속에 들어 있다.

2,400×2.54=6,096

한편 10그램(10,000mg)의 소금 속에는 3,930mg의 나트륨이 들어있다.

10,000×39.3%=3,930

이 수치들을 다시 한번 정리 해 본다면:

• 보통사람들은 하루에 소금을 필요한 양의 약 두 배 정도를 섭취하고 있고,

• 따라서 우리들은 지금 섭취하고 있는 소금의 절반 정도를 줄여야 된다는 말이 된다.

갑자기 소금을 반으로 줄이면 음식이 무척 싱거울 것은 뻔한 일이다.

소금을 줄여서 우리는 무슨 혜택을 기대할 수 있나?

혈압이 높은 사람들은 소금의 섭취만을 줄임으로써 혈압이 정상이 되거나 약을 현저하게 줄일 수가 있다. 대단한 혜택이 아닐 수 없다. 혈압이 정상인 사람들은 소금을 줄임으로써 고혈압 자체를 피할 수 있고, 혈압뿐만 아니라 심장의 일을 덜어줘 건강한 심장을 더 오래 유지할 수 있다는 엄청난 이익을 보게 된다.

소금을 줄이는 지름길이 있나?

• 미리 가공해서 통이나 봉지에 포장하여 시판하는 음식물들의 사용을 되도록 줄인다. 일반적으로 이런 음식물엔 소금도 많이 들어있지만, 나트륨을 함유한 조미료와 방부제 등 여러 가지 식품첨가물들이 들어있다는 점을 기억해야 한다. 통조림통에 들은 생선, 수프, 고기, 과일, 병이나 통에 넣은 각종 음료수, 포장된 안주, 라면 등 너무나 많은 상품들이 이 그룹에 속한다. 물론 그것들을 전부 외면할 수는 없겠지만, 가능한 한 그런 음식과 음료수들을 피해야 된다. 독자들은 우리가 즐겨 먹는 라면 한 봉지 속에 나트륨이 얼마나 들어있다고 생각하는가? 약 2,300mg이다. 보건당국이 추천하는 일반인의 하루 나트륨 최고 섭취량인 2,400mg의 거의 100%에 가깝다면 놀랄 것이다. 다시 말하여 고혈압 환자나 심장건강을 걱정해야하는 사람은 라면 반 그릇만 먹어도 그날은 짠 것을 더 이상 먹으면 안 된다는 말이다. 가공식품이 얼마나 해롭다는 것을 인식했으리라 믿는다.

• 패스트푸드를 취급하는 식당들을 되도록 피해야 한다. 일반적으로 그런 식당에서 구할 수 있는 음식물들에는 필요 이상의 나트륨을 함유하고 있지 않은 음식물은 별로 없다고 보면 된다.

• 식탁에서 소금 통을 제거한다. 눈에 보이면 음식에 넣고 싶은 생각이 나기 때

문이다.

• 대용소금을 고려해 본다. 요즘에는 여러 가지 대용소금들이 시판되고 있다. 그 중에는 나트륨의 양을 줄인 저염도 소금이 있는가 하면 아예 나트륨을 제거해 버린 무염도 소금도 있다. 이들 중에는 칼륨 등 다른 미네랄을 함유한 제품들도 많다. 칼륨이나 마그네슘은 대체로 우리 몸에 유용한 미네랄인 것은 틀림없는 사실이지만 신부전을 가진 사람들이나 특수한 이뇨제를 복용하는 사람들에게는 부담이 될 수도 있기 때문에 담당의사와 의논해야 한다.

• 물론 주방에서 음식을 준비하는 사람의 이해와 협조 없이는 소금을 충분히 줄일 수가 없다는 것을 기억해야 된다.

그렇게 싱겁게 음식을 먹으면 무슨 맛으로 식사를 하느냐고 하는 불평을 많이 듣는다. 당연한 푸념이다. 그러나 짠맛은 짜게 먹으면 먹을수록 점점 몸이 익숙해진다. 짠맛을 전문적으로 취급하는 혀의 미각 기관인 맛 봉오리(taste bud)는 음식을 짜게 먹을수록 짠맛에 둔해져 웬만큼 짜지 않으면 싱겁다고 판단을 한다. 그러나 다행히 어느 정도 기간 동안 짠 것을 삼가면 다시 예민해져서 약간의 짠맛도 다시 감지하는 능력을 되찾는다. 그 기간은 사람에 따라 다르고 점차 일어나는 회복현상이지만 대개가 6주 이내에 완료된다.

③ 음주와 흡연

세 번째가 술을 많이 마시는 것이다.

여러 연구의 결과를 보면 음주는 분명히 고혈압을 악화시킨다. 하루에 석 잔까지는 별 차이를 보이지 않다가 석잔 이상 마시면 혈압이 평균 2mmHg~3mmHg 오르고, 다섯 잔 이상을 마시면 평균 3mmHg~4.6mmHg씩 올라간다. 반대로 술을 마시던 사람이 술을 끊으면 거의 비슷한 정도로 혈압이 떨어지는 것이 관찰되었다. 이 수치는 양적으로는 미미한 것임에는 틀림없다. 그러나 티끌 모아 태산이라고 여기서 몇 mmHg, 저기서 몇 mmHg씩 약을 안 먹고도 혈압을 내리게 한다면 그것도 절대로 무시할 수 없을 정도의 차이가 난다는 점이다.

예를 들어 약간의 몸무게를 줄이고 정규적으로 운동을 하며 음주량을 줄인다면 14mmHg의 혈압이 내려갈 수 있다는 계산이 나온다. 그만한 차이는 150/100이란 제2기에 육박하던 고혈압을 약도 안 먹고 '높은 정상' 으로 내려놓을 수 있다는 이야기가 된다.

반면에 무슨 요인에 의하여서라도 혈압이 오르는 것을 방치만 한다면 그 틈에 고혈압의 유전자가 일을 저질러 버릴 가능성이 있다는 것이다. 한번 그렇게 자리잡고 들어앉은 고혈압은 모든 요인을 제거한 후에도 자리를 떠나려하지 않는 케이스가 많기 때문이다.

그리고 담배는 어떤 영향을 미칠까? 고혈압을 이미 가지고 있는 사람에게는 금연이 더더욱 중요하고 꼭 해야 될 일이다. 담배 한 대 태울 때마다 혈압이 올라가기 때문이다. 그러나 고혈압이 없는 사람이 흡연을 한다고 고혈압이 생긴다는 증거는 아직 없다. 제3장에서 강조했듯이 금연 없이는 건강이 있을 수가 없기 때문에 혈압과의 관계가 어떻든 금연의 필요성은 더 말할 나위가 없겠다.

고혈압 예방을 돕는 인자

① 적절한 운동

제일 중요한 것이 적절한 운동을 지속적으로 하는 것이다.

운동이 물론 체중관리에 대단히 중요한 역할을 하는 것은 사실이다. 그러나 체중과는 관계없이 혈압이 올라가는 것을 예방하고 올라가 있는 혈압을 내려주는 데 큰 도움이 된다는 것은 이미 증명된 사실이다. 놀랍게도 적절하고 지속적인 몸의 운동은 평균 7mmHg의 최고 혈압과 최저 혈압을 거의 어김없이 떨어뜨린다는 것이다. 더욱 놀랄 일은 어떤 경우에는 몸무게가 하나도 변하지 않거나 오히려 약간 늘은 상황에서도 혈압이 떨어졌다는 사실이다.

제4장에서 말했고, 제24장에도 나오지만 걷는 운동이 가장 적절하다. 팔과 다리를 활기차게 움직이며 20분씩 하루에 두 번 이상 걷는다. 팔다리만 움직일 것이

아니라 어깨, 배, 가슴 등도 움직여준다. 각자가 모든 창의력을 마음껏 발휘하여 되도록 몸의 많은 근육을 번갈아 가며 골고루 움직여야 한다. 적절한 운동이란 운동을 마친 후에 기분이 좋을 정도의 나른한 감을 가져다 줄 정도면 된다. 호흡은 부담없을 정도로 가쁘고 심장은 느낄 수 있을 정도로 뛰되 불편한 감각은 없어야 한다.

② 칼륨 (potassium) **섭취**

두 번째가 칼륨을 보충하는 것이다.

여러 해 전부터 학자들은 칼륨, 칼슘, 그리고 마그네슘이 부족하면 혈압이 오른다는 사실을 파악하고 있었다. 오랜 동안의 끈질긴 연구가 칼슘과 마그네슘의 역할은 확실하게 캐어내지 못하였지만, 칼륨과 혈압과의 관계는 분명하게 규명이 되었다. 칼륨을 보충해 주면 혈압이 확연히 떨어진다는 사실이 증명된 것이다.

칼륨은 금속의 원소로 우리 몸에서 여러 가지 중요한 역할을 한다. 근육이 적절하고 유용하게 수축을 하려면 적당한 양의 칼륨이 필수조건이다. 칼륨이 심하게 모자라면 심장근육의 규칙적인 수축이 중단되어 심장마비를 초래할 수가 있다. 세포 속에서 이루어지는 모든 대사 과정이 제대로 이루어지려면 역시 적당한 양의 칼륨이 세포 속에 있어야 한다. 칼륨이 어떻게 하여 혈압을 내리게 하는지, 또 칼륨이 넉넉하지 못하면 왜 혈압이 오르는지는 아직 분명히 알려져 있지 않다. 단지 넉넉한 칼륨의 섭취는 고혈압 예방의 중요한 한 방법이라는 것을 모든 전문가가 인정하고 있다.

칼륨 보충에는 여러 가지 방법이 있다.

우선 제조된 칼륨을 의사의 처방에 따라 섭취하는 법이다. 그러나 고혈압 예방을 위하여 칼륨을 약물로 처방하는 것은 의사가 아직은 삼가고 있는 편이다. 우리가 평소 먹는 과일과 채소에서 얼마든지 칼륨을 섭취할 수 있기 때문이다. 보건당국이 추천하고 있는 하루 섭취량은 2,000mg(2 그램)이다. 균형 잡힌 식사를 하루 세끼 먹는 사람은 대부분이 칼륨을 2그램 이상 섭취한다고 보면 된다. 혈압의 건강을 위해서는 필요량의 한 배 반 내지 두 배를 먹는 것이 바람직하다. 그렇기 때문에 식사를 준비할 때 그리고 간식을 할 때 칼륨이 풍부하게 들어있는 식품을 각별히 유의해서 챙겨먹는 것이 좋다. 칼륨이 풍부한 음식은 다음과 같은 것이다.

- 과일 – 살구, 바나나, 자몽, 복숭아, 오렌지, 석류, 말린 자두 한 개나, 토마토 주스(3/4컵) 에 350~499mg의 칼륨이 포함되어 있다. 그 밖에 승도복숭아, 참외 한 개나 수박(1과 3/4컵), 건포도(1/4컵), 배, 멜론(1/2 컵) 등이 약 300mg을 공급해 준다.
- 채소 – 버섯, 깍지 콩(1/2 컵)은 200~349mg
  시금치, 고구마, 단호박(1/2 컵)은 350~499mg
  리마 콩, 감자(껍질째), 호박 등은 (1/2 컵) 500mg 이상을 공급한다.
- 생선 – 잉어, 메기, 넙치, 숭어, 대구, 송어, 90그램에 350~499mg
  다른 생선은 대부분 90그램에 200~349mg
- 고기 – 쇠고기, 돼지고기, 닭고기는 대체로 90그램에 200~349mg
- 기타 – 콩과 팥 1/2 컵에 350~499mg
  씨리얼, 밀기울(bran) 1 컵에 500mg 이상,
  오트 플레이크(oat flake) 1 컵에 300mg
  우유는 1 컵에 350~499mg의 칼륨을 포함하고 있다.

칼륨이 풍부하게 들어있는 먹을거리는 다양하고 누구나 쉽게 구할 수 있다. 독자가 밀리그램을 일일이 따져서 섭취하기를 기대하는 것은 절대로 아니다. 단지 어떤 음식에 칼륨이 많은가를 알아두면 그런 음식이나 과일을 기회 있을 때마다 집중적으로 섭취하면 칼륨 보강에 큰 도움이 될 것이다.

③ 정서적인 생활

마지막으로 스트레스를 되도록 피하고 취미생활을 즐기는 것이다. 애완견이 있는 사람이 다른 사람에 비해 혈압이 낮다는 연구 발표가 말해 주듯이 정서적인 마음가짐과 여유가 있는 생활이 고혈압을 포함한 모든 성인병 예방에 큰 도움이 된다.

고혈압의 치료

고혈압의 치료는 결국 약물에 의존하게 된다. 물론 '높은 정상'이나 '고혈압 1기'의 환자는 의사의 감독하에 적절한 운동을 규칙적으로 하고, 체중과 염분 섭취를 줄이고 칼륨 섭취를 올려 보는 비약물치료의 과정을 시도해 보는 것이 바람직하다. 저자의 경험에 의하면 그런 환자 중 약물치료를 늦출 수 있는 환자가 거의 50%가 되기 때문이다. 약을 먹기 시작하더라도 앞에서 이야기한 예방조치는 꼭 시행되어야 한다. 특히 체중과 염분은 치료와 밀접한 관계가 있기 때문이다. "나는 열심히 운동을 하여 몸무게를 빼고, 염분 섭취를 줄이면 약을 안 먹어도 될 것이다"라는 인센티브(incentive)를 때때로 생각해볼 만하다.

고혈압 치료에 쓰이는 약

약은 헤아릴 수 없을 정도로 여러 가지가 있으나 그 전부가 여섯 종류에 속한다.

① 이뇨제

가장 오래되고 그 가치가 증명된 약이다. 부작용이 가장 적은 편이다. 대개 혈압이 매우 높지 않을 때 고려되는 약이다. 다른 혈압약과도 함께 자주 처방되기도 한다. 그러나 두 가지의 부작용을 기억해야 된다. 당뇨를 가진 환자의 혈당이 약간 올라갈 수 있어서 전에는 당뇨 환자에게 이 약을 처방하는 것을 꺼리기도 했었다. 그러나 이에 대한 요즘의 연구결과는 매우 낙관적이어서 이 약을 당뇨환자가 쓰면 안 된다고 생각하는 전문의는 이젠 거의 없다. 또 하나는 칼륨의 결핍이 생길 수 있다는 것이다. 앞에서도 이야기했듯이 칼륨의 결핍은 고혈압을 악화시킬 뿐만 아니라 심할 때에는 심장 박동에도 나쁠 수 있기 때문에 가끔 의사의 지시에 따라 칼륨의 혈중치 검사를 받는 것이 바람직하다. 요즘 미국의 경향은 작은 양의 이뇨제를 복용할 때는 채소와 과일 등 음식에서 칼륨을 보충하게 한다. 많은 양의 이뇨제를 복용할 때는 칼륨도 함께 처방되거나, 칼륨을 신장에서 재흡수하여 보존하게 하는 특수 이뇨제(알닥타자이드, 트리암테렌)를 겸용한다. 수많은 이뇨제의 처방 건수에 비하면 칼륨 결핍을 포함한 부작용의 빈도는 매우 낮은 편이어서 이 약은 지금까지 반세기 동안 믿을 수 있고 안전한 혈압 약의 기본으로 쓰이고 있다. 하이드로다유릴, 라식스, 다이크로짓, 알닥타자이드, 트리암테렌, 등이 자주 쓰이는 이뇨제이다.

② 베타 차단제 (Beta Blockers)

약 20년 전부터 써왔던 이 약은 자율신경을 통하여 심장과 혈관으로 내려가는 아드레날린성 자극을 차단해 주는 약이다. 아드레날린성 자극이란 중추신경에서 심장과 동맥으로 내려오는 흥분성 자극을 뜻하며, 이 자극은 심장 수축의 강도와 빈도를 증가시키며 최고(수축기) 혈압을 올리게 한다. 이 약은 그 자극적 신호를 막아서 심장 신축의 강도를 줄이고 또한 동맥의 벽으로 연결되는 자극적 메시지를 부분적으로 차단하여 동맥의 경련을 줄여 최고 혈압과 최저 혈압을 각각 내려 준다. 매우 잘 듣는 약으로 특히 자율신경이 예민해 툭하면 가슴이 뛰고 피부가 따스해지는, 또 얼굴이 화끈거리는 체질을 가진 사람한테 잘 듣는다. 양이 많거나 이 약에 예민한 사람은 기운이 빠지는 것 같은 느낌, 수면 문제, 우울증, 성적발기 문제 등의 부작용을 경험할 수 있다.

베타 차단제 중에서도 신경을 덜 건드리는 소위 베타 1 차단제를 쓰면 부작용이 훨씬 적어진다. 베타 차단제도 이론상으로는 좌심실 약화, 중성 지방질(triglyceride)의 상승, 좋은 콜레스테롤 수치의 강하 등 탐탁지 않은 부작용을 일으킬 수 있으나 사실상 그런 것은 별 문제가 안 되며, 특히 베타 1 차단제를 쓰면 거의 문제가 안 된다. 하나 알아 둘 것은 우리가 뛰든지 과로를 하면 늘어나는 몸의 산소 수요를 충당하기 위해 심장이 빨라지게 되는데 베타 차단제가 그런 반응을 명령하는 메시지를 차단하므로 심장이 제대로 반응을 못하여 호흡이 가빠질 수가 있다.

당뇨환자에게서 저혈당이 올 때도 자율신경을 통하여 몸이 응급 반응을 함으로써 아드레날린(adrenalin)이란 호르몬이 분비되어 당분을 급하게 보충하는데 그

반응 역시 둔화되어 당분이 충분히 올라가지 않을 수가 있다. 또 가슴이 두근거리고 식은땀이 나는 저혈당의 자각 증세마저 약해지기 때문에 저혈당이 생긴 것 자체를 모를 수가 있어 주의를 요한다. 이 약과 이뇨제를 반반씩 먹어서 좋은 효과를 보는 환자도 많다. 둘 다 비교적 작은 양을 복용하므로 부작용을 피할 수 있어서 좋다. 특히 노년층 환자한테 많이 쓰이는 처방이기도 하다.

테놀민, 인데랄 등이 이 그룹에 속한다.

③ 알파 차단제 (Alpha Blockers)

베타 차단제와 같이 주로 자율신경의 자극을 차단하여 약화시키는 이 약은 주로 작은 동맥의 벽을 팽창시켜 동맥 속의 압력을 내려주므로 최저혈압을 내리게 하여 혈압을 내린다. 부작용으로는 반사적으로 심장이 빨라질 수 있어서 문제가 되기도 하나 요즘 많이 쓰는 알파 차단제는 그 부작용이 훨씬 드물다. 주의해야 할 것은 처음 이 약을 복용할 때 앉았다 일어나거나 누웠다 일어날 때 흔히 혈압이 뚝 떨어져 어지럽거나 졸도할 수도 있다는 점이다. 처방할 때 처음 몇 번은 작은 양을 복용하게 하기 때문에 그런 부작용은 훨씬 줄었다. 그러나 아직도 처음 복용할 때 적어도 사흘 동안은 벌떡 일어나지 않도록 각별히 주의해야 된다.

코가 막히는 부작용도 있을 수 있지만 대개 약을 끊어야 할 만큼 심하지 않다. 남성은 사정과 소변이 좀 자유롭지 않을 수가 있다. 반면 이 약을 전립선이 부어(전립선비대증) 소변을 자주 보는 환자가 복용하면 그 증세가 많이 나아지기도 한다. 이 약은 자주 베타 차단제나 이뇨제하고 병행하여 처방된다. 미니프레스, 하이트린, 카두라 등이 이 그룹에 속한다.

④ 에이스 억제제 (ACE Inhibitors)

이야기가 좀 복잡해질 가능성이 있어 되도록 간단히 설명하겠다. 우리 신장 속에서는 정상혈압을 유지하기 위한 중요한 화학변화가 늘 일어나고 있다. 그 정상혈압은 이미 앞에서 설명했듯이 몸의 각 기관에 필요한 산소와 영양소를 피에 실어서 배달하는 데에 꼭 필요한 것이다. 에이스(Angiotensin Converting

Enzyme) 억제제는 그 화학변화의 과정을 막는 것이다. 그 과정이란 앤지오텐신 I 이란 화학 물질을 앤지오텐신 II로 바꾸는 것이다. 그리고 이 약은 바로 그 과정에 필요한 효소의 작용을 억제한다. 앤지오텐신 II야말로 레닌(renin)이란 호르몬을 통해 적당량의 염분을 몸에 보존케 하고 또 작은 동맥을 죄어서 (constrict) 혈압을 오르게 하여 정상혈압을 유지하게 하는 장본인이다. 이 약은 비교적 새로운 약이어서 먼저 설명한 약보다 임상 경험은 아직 훨씬 부족한 상태이다.

그러나 이 약에 적절한 환자한테는 매우 유용한 약임에는 틀림없다. 심장의 수축 기능이 시원치 않은 환자와 당뇨병으로 인하여 신장에서 단백질이 새기 시작한 환자는 특히 이 약으로 일석이조의 덕을 볼 수 있다. 부작용으로는 헛기침을 하는 환자가 10% 이상이나 되어 문제가 되고 있다. 물론 약을 바꾸면 기침도 곧 없어진다. 카프릴, 에나프린, 제스트릴 등이 있다.

⑤ A II 길항제 (A II Antagonist)

이 그룹의 약은 사용되기 시작한 지가 불과 6, 7년 밖에 안 된 새 약이다. 에이스 억제제에서 설명한 앤지오텐신 II의 활동을 막는 약이다. 따라서 적절한 환자 선정, 혈압 약으로서의 효율 등은 에이스 억제제와 같다. 중요한 차이점이 있다면 기침하는 부작용이 없다는 것이다. 따라서 꼭 그 약을 써야 할 환자가 기침 때문에 그 약을 복용 못 한다면 A II 길항제로 바꿀 수 있는 것이다. 약이란 적어도 20년쯤은 써 보아야 그 약의 장기 사용의 문제점이 오랜 경험과 연구를 통하여 알려지기 때문에 새 약은 그런 불안감을 주게 마련이다. A II 길항제도 여기에서 예외는 아니다. 코자(Cozar)란 약이 대표적이다.

⑥ 칼슘 길항제 (Calcium Antagonist)

동맥이 수축을 하려면 세포 속에 칼슘이 공급되어야 한다. 칼슘이 혈관의 세포 속으로 들어가지 못하게 되면 동맥의 수축이 약해지고 따라서 혈관내의 압력, 즉 최저 혈압이 내려가게 된다. 이 그룹의 약이 바로 이렇게 칼슘이 세포 속으로 들어가는 것을 막아 혈압을 내린다. 이 약은 적어도 20년 전부터 쓰여 왔다. 아직도 이 종류의 약으로 새 약이 개발되는데 그 이유는 다른 그룹의 약과 다르게 이 그룹의 약은 같은 그룹에 속해 있으면서도 제법 서로가 다른 개성을 가지고 있는 약이 많기 때문이다. 부작용도 조금씩 다르지만 심장에 미치는 영향이 각각 다르다는 점이 더 중요하다. 초창기에 나온 약은 심장의 수축도 약하게 하기 때문에 심장의 기능이 활발하지 못한 환자에게는 이 약의 처방이 불가능했었다. 그러나 새로 나온 약은 그런 걱정을 안 해도 되기 때문에 더 널리 사용되고 있는 것이다. 일반적으로 어지럽거나 가슴이 두근거리고 변비, 속 쓰림 등 소화기 부작용이 있을 수 있다. 초창기에 나온 약은 심장의 기능과 협심증을 악화시킬 수가 있으나 새로 나온 약은 심장기능을 해치지 않는다. 또 나온 지 오래된 약 중에도 천천히 흡수되게 하여 10여 시간 동안 효력이 있게 제조된 약도 심장기능을 약화시키지 않는다. 아다라트, 노바스크 등이 대표적이다.

혈압약 이야기를 끝내기 전에 꼭 강조할 것이 있다.

- 약은 꼭 의사의 지시 아래 시작하고 바꿔야 한다.
- 의사가 지시하지 않는 한 환자 임의로 약을 끊거나 걸러 복용하면 안 된다.
- 한두 번 걸렀다고 해서 생각 난 후 몰아서 먹는 것은 금물이다.
- 새 약이라고 꼭 더 좋은 것이 아니고 특히 비싸다고 더 잘 듣는 것은 더욱 아니다.
- 어떤 경우에는 나온 지 오래 된 약이 더 신빙성이 높고 장단점이 다 잘 알려졌기 때문에 더 안전하다.
- 약을 먹고 있다고 체중관리, 염분감소, 칼륨 섭취, 금연, 적절한 운동 등을 소홀히 해서는 안 된다.

고혈압은 예고 없이 끔찍한 일을 저지르는 무서운 병임에 틀림없다. 그러나 우리는 좋은 약의 혜택을 받을 수 있고 충분한 지식을 기반으로 진료를 해 주는 훌륭한 의료인의 도움을 받을 수 있는 그러한 사회에 살고 있다. 따라서 우리만 "잘 한다면" 뇌졸중, 신장장애, 관상동맥 질환 등 나쁜 결과를 충분히 피할 수 있다는 자신을 가지고 살아야 한다.

고혈당은 빙산의 일각이다

제6장

당뇨병 이야기

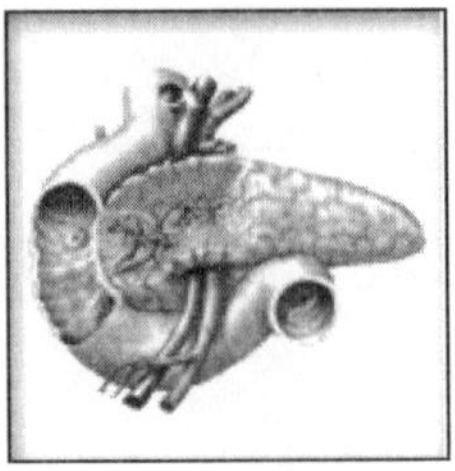

당뇨병이란 무엇인가?

성인병 중에 아마 당뇨병만큼 환자의 황혼기를 힘들게 하는 병도 없을 것이다.

당뇨병이란 몸속의 당분이 지나치게 높아져서 당이 소변으로 넘쳐흘러 소변이 달콤해진다는 데에서 생긴 병명이다. 그러나 많은 사람은 당뇨병을 줄여 당뇨라고 부르기도 한다. 그러나 엄밀히 따져 당뇨는 당이 섞인 오줌을 말한다.

당뇨병이 처음 발견되었던 19세기 후반이나 20세기 초반에는 이 병을 확실히 진단하기 위해서 의사가 환자의 소변을 직접 자기 코로 맡아보고 달콤한 냄새를 확인했다고 한다. 냄새가 확실치 않은데도 당뇨병을 의심했으면 의사가 손가락에 소변을 묻혀서 직접 혀로 맛을 보았다니 그 시절의 의사는 정말 사명감에 넘쳐 있었던 것이 분명하다. 저자가 의대에 다닐 때만 해도 연로하신 유럽 출신의 한 교수님이 당뇨병 환자의 소변을 강의실로 가지고 와서 직접 찍어 맛을 보며 옛날 의사가 하던 방법을 시범으로 보여 주었다. 한 번 해 볼 학생이 있으면 앞으로 나오라고 했을 때 백여 명 중 F군 단 한 명만이 용감하게 앞으로 나갔을 때 맘이 조마조마했던 기억이 아직도 생생하다.

왜 당분이 소변으로 넘쳐흐르나?

위장을 통해 섭취된 음식물은 우리 몸이 연료로 쓸 수 있게끔 종류에 따라서 여러 가지의 화학물질로 변하게 된다. 그때 탄수화물은 일단 당분(포도당)이 되어 혈관으로 들어간다. 당분은 우리 몸이 금방 쓸 수 있는 매우 유용하고 필요한 연료이기 때문에 피 속에 어느 정도는 항상 남아 있어야 한다. 그러나 그 나머지는 인슐린에 의하여 몸 각처의 기관과 근육 내의 세포 속으로 인도된다. 그곳에서 대사에 필요한 연료 역할을 하든지 그렇지 않으면 글리코겐이란 형태로 저장이 된다. 그래서 피 속의 당분은 식전에는 120mg 이하, 식후 한 시간 이후에는 140mg 정도까지 그리고 식후 두 시간 경에는 다시 120mg 이하로 유지되는 것이다.

그러나 당뇨병 환자의 경우 세포 속의 인슐린저항성 때문에 인슐린의 효력은 매우 둔화되어 있다. 따라서 세포 속으로 당분이 빨리 들어가지를 못한다. 그렇기 때문에 식후의 혈당이 140mg 보다 훨씬 높은 수치가 된다. 그뿐만 아니라 식전의 혈당치도 120mg을 훨씬 넘는 수치가 되어 버린다. 당뇨가 점점 심해지면서 인슐린의 효력은 점점 둔화되고 마침내 혈당이 180mg을 초과하게 되면 신장(콩팥)이 당을 피 밖으로 걸러서 소변으로 내보내게 된다. 아마도 혈당을 내리게 하는 데 조금이라도 도움이 되게 하기 위하여 우리 몸이 그렇게 만들어져 있을 것이라고 학자는 믿고 있다. 그러나 사실상 그 배려는 당뇨병 환자의 혈당을 내리는 데는 너무나 역부족이어서 혈당이 상당히 높을 때는 별로 도움이 되지 못한다. 따라서 치료를 받지 않고 있는 초기의 당뇨병 환자의 혈당은 대개 식전에 130mg 이상이고 식후에는 180mg을 훨씬 웃돌고 있다. 그렇기 때문에 당뇨병환자의 소변에는 그 달콤한 당분이 넘쳐 나오는 것이다.

당뇨병의 자각증세는?

당뇨병 환자는 많이 먹는 데도 체중을 잃는 것이 특징이라고 흔히 말하지만 저자는 그런 성인 환자를 그렇게 많이 보지 못했다. 오히려 그 반대의 경우를 더 많이 보았다.

① 허기가 저서 급하게 식사를 하는 사람을 많이 본다. 뒤늦게 도착한 무능한 소

방대가 불에 다 타버린 건물에 쓸데없이 물을 퍼부어 홍수가 났다고 상상을 해 보자. 당이 한꺼번에 들이닥치자 무능한 췌장이 전전긍긍하다가 뒤늦게 과잉반응을 하여 당을 뚝 떨어트린 것이다. 그래서 초기 당뇨병 환자는 자주 식 후 서너 시간 후에 저혈당이 되는 수가 많고 그것은 갑자기 들이닥치는 허기를 자아내는 것이다.

② 별로 먹지 않는데도 체중이 는다. 뒤에서 더 자세히 설명하겠지만 당뇨병 환자는 대체로 너무 많은 양의 인슐린을 혈중에 보유하고 있다. 그렇기 때문에 체중을 줄인다는 것이 아주 어려운 일이 되어버린다.

③ 소변을 자주 본다. 앞에서 설명했듯이 혈당이 올라가면서 소변의 당이 높아지고 그 걸쭉해진 소변은 물을 더 끌어들이게 되어 방광은 자주 꽉 차게 되는 것이다.

④ 갈증을 느낀다. 몸에서 물이 많이 빠져나가면 탈수가 되고 갈증을 느끼게 된다.

⑤ 기운이 없다. 병이 좀 더 진행되어 모든 영양분의 대사가 시원치 않으니 기운이 있을 리가 없다. 체중을 잃는 사람이 생기는 것도 대개 당뇨병이 웬만큼 이행된 이후의 일이다.

⑥ 세균감염에 약해진다. 당이 넘쳐흐르는 몸의 면역력은 여러 가지 이유로 감소된다. 감염도 잘 되고 일단 감염이 되면 회복이 늦다.

⑦ 질이나 항문에 대단한 가려움이 생긴다. 곰팡이 균이 번식한 것이다. 질 속의 가려움은 흔히 "표현하기 어려울 정도"의 가려움이라고 묘사가 되는 심한 증세일 수가 있다.

⑧ 상처가 잘 아물지 않는다. 91쪽 P씨의 케이스가 설명하듯이 매우 어려운 상태로 악화될 수도 있다.

당뇨병의 진단기준은?

요즘 ADA(미국당뇨병협회)와 WHO(세계보건기구)에서 함께 받아들인 당뇨병의 진단기준은 퍽 간단해졌다. 공복 혈당이 126mg 이상이면 당뇨가 존재한다고 진단하게 되어 있다. 전에 비하여 그 기준이 퍽 수월해진 것이다. 20년 전까지만 해도 식전의 혈당이 적어도 140mg 이상 그리고 식후(75그램의 시험용 설탕물 복용 후)에 200mg 이상이어야 당뇨란 진단을 내렸었다. 이 기준의 변화는 과거 20년 동안에 학자들과 전문의들의 당뇨병에 대한 인식이 많이 달라졌다는 것을 이야기해 주는 것이다. 그 동안의 많은 연구를 통해 당뇨병은 소홀히 치료하면 무서운 합병증을 불러일으킨다는 사실과, 반면 일찌감치 손을 보면 당뇨병의 발전을 지연시킬 수 있을 뿐만 아니라 이미 발생해 버린 당뇨병도 다시 없어지게 할 수도 있다는 사실을 터득하게 되었던 것이다. 그리하여 환자한테 당뇨병이란 낙인을 되도록이면 늦게 찍어 주려 했던 2, 30년 전 의사의 배려(?)가 요즘에 와서는 되도록이면 빨리 환자가 그 병을 가졌다는 것을 인식하게 하여 지체없이 치료를 시작하도록 바뀐 것이라고 말할 수 있다.

당뇨병 환자의 혈당은 왜 올라가나?

여기서 당뇨병이 어떻게 하여 혈당을 올라가게 하나를 알아 보기로 하자. 당뇨병 환자의 혈당이 높아지는 데는 세 가지 이유가 있다.

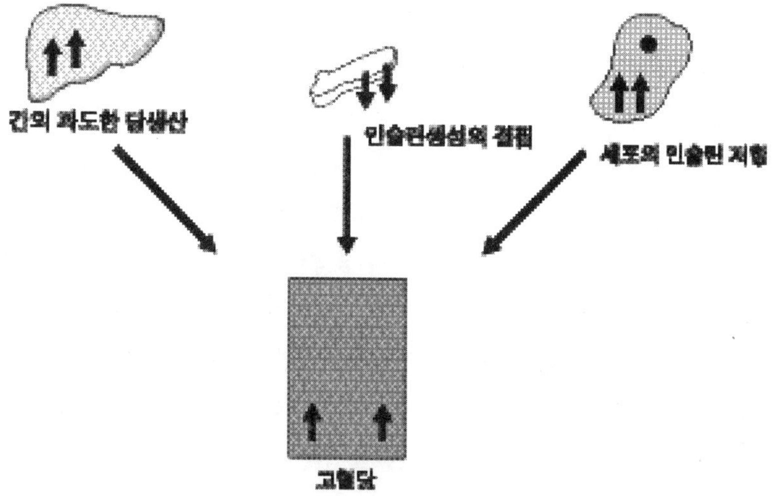

〈그림 6-A〉 혈당이 높아지는 이유

① 인슐린의 작용에 저항력이 생긴다

인슐린은 음식물을 섭취한 후 당분을 세포 속으로 집어넣는 작용을 하는데, 그러기 위해서는 우선 인슐린이 세포에 있는 수용체(receptor)에 달라붙어야 한다. 당뇨병의 경우에는 바로 그 과정을 세포의 인슐린 저항성을 통해 방해하는 것이다. 아파트 열쇠구멍에 열쇠가 안 들어가는 격이다. 이 과정에 차질이 생기면 인슐린의 기능이 저하되어 세포 속으로 당이 만족스럽게 들어가지를 못하고, 따라서 필요 이상의 당분이 피 속에 남아서 방황하게 되는 것이다. 만약 모든 아파트의 문이 안 열려 집에 못 들어간다면 퇴근한 수백 명의 주민이 아파트 근처를 방황할 수밖에 없는 것과 마찬가지다.

② 인슐린의 생산에 차질이 생긴다

앞에서 이야기한 저항성 때문에 생기는 인슐린의 기능 저하는 췌장의 베타 세포로 하여금 더 많은 인슐린을 생산하도록 종용한다고 학자들은 믿고 있다. 다섯 명의 일꾼이 할 수 있는 일을 일꾼의 효율 부족으로 못해낼 때 우선 급한 대로 몇 명의 일꾼을 더 보내야 하듯이, 혈당이 내려가지 못하고 점점 더 올라가면 더 많은 인슐린을 생산해서 내 보내야 하기 때문에 췌장은 덩달아 더 바빠지기 마련이다. 그런 과로가 계속되면 언젠가는 기관 자체가 결딴이 나기 마련이다.

인슐린은 형편에 따라 예민하고 민첩하게 적절한 양이 생산되어 정확한 시기에 또 적절한 시간 동안 분비가 돼 주어야 한다. 그래야만 어떤 음식을 아무리 먹더라도 혈당이 높지도 낮지도 않게 정상 수준으로 항상 유지가 되는 것이다. 당뇨병 환자 췌장의 베타세포 기능의 결함은 바로 이 섬세한 작용을 해내는 부분에 차질을 가져오게 하는 것이다. 이 결함의 어느 정도가 베타세포의 과로 자체에서 오고 또 어느 만큼이 당뇨병 자체를 가져오는 유전자나 체질에서 오느냐 하는 것은 아직 확실히 알려지고 있지는 않다. 다만 확실한 것은 이 현상은 좀 늦게 관찰되는 경우도 있지만 모든 당뇨병 환자가 분명히 가지고 있는 중요한 결함이란 점이다.

③ 간의 과도한 당 생산

마치 불 난 집에 와서 부채질하듯이 당뇨병 환자의 간은 많은 당분을 생산하여 방출한다. 간과 근육은 일정량의 글리코겐이란 당원을 보유하고 있다. 정부가 사들인 쌀을 창고 속에 보관해 두었다가 사정이 나빠져 시중에 쌀이 모자라지거나 또는 갑작스런 재난을 당했을 때 풀어서 그 급한 사정에 대응하듯이, 간과 근육도 끼니를 건너서 에너지가 부족할 때 그 당원에서 당을 풀어서 생명과 몸의 기능을 유지하게 하는 것이다. 또 그것이 바로 당원을 보유하는 유일한 이유인 것이다. 그런데 당뇨병의 경우 이 '정부미'를 아무 이유 없이 수시로 방출하는 것이다. 만일 정부가 그런다면 단시일 내에 쌀과 다른 곡물의 유통질서를 문란하게 할 것이 뻔하다. 우리 몸도 마찬가지로 그러한 일이 계속 됨으로 말미암아 에너지 유통의 경제 질서가 무너진다. 그것은 곧장 높은 혈당 특히 식전의 고혈당으로 연결된다.

당뇨병에는 무슨 종류가 있나?

당뇨병에는 제1형(Type 1)과 제2형(Type 2)이 있다.

■ 제1형은 미성년자에게 생기는 당뇨병이다.

자가면역병(Autoimmune Disease)이 원인이라고 학자들은 믿고 있다. 이것은 유전자에 의해서 주어지는 체질에 기인하는 현상으로, 자신의 몸 어떤 기관이나 그의 일부의 세포를 '침략자'로 잘못 알고 자신의 면역체로 하여금 그 세포를 소탕하게 하여서 생기는 병을 말한다. 연락착오로 말미암아 아군에 의해서 당하는 피해라고 생각하면 틀림없다. 제1형 당뇨병에서 파손되는 부분이 바로 인슐린을 제조하는 췌장 속의 베타세포이어서 일단 이 병이 생기면 이 환자는 평생 인슐린에 의존해야 한다.

이 책이 성인병을 다루는 책인 만큼 제1형 당뇨병 이야기는 여기서 한 마디만 더 하고 접어 두겠다. 약 십 년 전부터 이 환자는 아주 철저하면서도 융통성이 있는 치료를 받고 있는데 많은 전문의들은 환자 자신으로 하여금 인슐린의 분량, 주사 맞는 시간, 음식량, 운동량 등을 결정하게 한다. 또 자신의 혈당 검사를 철저히 하여서 혈당이 자나 깨나 되도록 정상에 가깝게 유지하게 한다. 다시 말해 혈당만 거의 항상 정상이면 다른 것은 그렇게 문제시 안 한다는 것이 요즘 그들을 치료하는 철학이고 지침인 것이다. 이것은 전에 비하여 혁명적인 변화이다. 이와 똑같은 변화가 성인형 당뇨병의 치료에도 일어나고 있기 때문에 이 이야기를 해 두는 것이다. 그렇게 된 이유는 제2형 치료의 지침을 이야기할 때 다시 지적하기로 한다.

■ 제2형은 성인에게 생기는 소위 성인형 당뇨병이다.

이 병도 고혈압과 같이 병을 가지는 체질은 유전에 의하여 정해지고 실제 병의 유발은 유전과 여러 가지 요인의 장단이 맞아떨어질 때 일어나는 것이라고 학자들은 믿고 있다. 서구 지역의 연구에 의하면 평균 발병의 나이는 51세로 나타나 있다.

당뇨병은 얼마나 많이 발생하나?

인종에 따라서 발병률이 조금씩 다르기는 하지만 대체로 보아 전 인구의 약 7%부터 10%가 제2형 당뇨병(이하 당뇨병)을 가지고 있다. 65세 이상의 인구만 따진다면 20% 이상이 이 병을 가지게 된다. 여기서 놀랄 일은 어느 연령층이든 진단이 내려진 당뇨병 환자하고 맞먹는 수의 인구가 아직 진단이 내려지지 않은 당뇨병 환자란 것이다. 다시 말하여 지금 한국의 성인 인구의 5%가 당뇨병의 진단이 내려진 상황이라면 한국에 사실상 당뇨병 보유자는 그의 두 배인 성인 인구의 10%라는 말이다. 더욱 놀랄 것은 각 연령층에서 추산되고 있는 당뇨병 환자 수의 약 1.5배는 당뇨병에 가까운 상태라는 것이 여러 연구결과로 알려졌다는 사실이다. 65세 이상의 당뇨병 환자를 22%로 추정한다면 그 연령층의 33%가 몸에 들어온 당을 취급하는(견뎌내는) 능력이 시원치 않은(내당능력장애 · Impaired Glucose Tolerance) 사람이란 말이다.

이것을 정리해 보면 65세 이상의 인구 중에:

- 11%는 당뇨병 진단이 내려진 당뇨병 환자.
- 11%는 당뇨병을 가지고 있다는 것을 모르는 당뇨병 환자.
- 33%는 당뇨병은 아직 가지지 않았지만 당을 취급하는 능력이 매우 미흡한 사람, 따라서 조심하지 않으면 쉽게 당뇨병을 얻을 가능성이 매우 높은 사람이다.
- 모두 합하면 65세 이상의 인구 중 무려 55%가 당을 취급하는 데 문제가 있는 사람이란 말이 된다.
- 결국 그 인구 중 고작 45%만이 당에 아무 문제가 없는 사람이란 결론이 나온다.

당뇨병의 위험인자

누구한테 생기나?

성인형 당뇨병은 다음 아홉 가지 요인 중 첫째 요인인 유전과 또 다른 하나의 요인을 지닌 사람에게 찾아올 가능성이 매우 높다고 증명되었다. 물론 그 이상의 요인을 갖추었으면 당뇨병이 시작될 가능성은 그만큼 더 높아지는 것이다.

① 선천적으로 당뇨병 유전자를 가지고 태어난 사람.

아직은 그런 유전자를 시험하여 알 수 있는 단계는 아니다. 가족 중에 성인형 당뇨병을 앓은 사람이 있으면 이 카테고리에 속할 가능성이 높다고 보아야 하겠다. 이 병이 매우 흔하기 때문에 몇 대를 올라갈 필요나 사촌까지 갈 필요는 없겠고, 부모와 형제까지만 따져보면 넉넉하다. 부모 중 한 분만이라도 성인형 당뇨병을 앓았으면 그것으로 족하다. 그리고 부모가 병을 앓기 시작한 연령이 빠르면 빠를수록 후손에게 넘겨줄 가능성이 높다. 부모에게는 없었던 것 같은데 형제 중 당뇨병이 있어도 그것은 집안에 당뇨병이 있다고 보아야 한다. 그것은 유전자가 대를 건널 수가 있고 또 그 유전자를 가지고 있어도 환경이 맞지 않아서 병이 안 생겼을 가능성이 있기 때문이다. 예를 들어 부모는 유전자를 지니고도 육체적인 일을 많이 했거나 체중이 정상이어서 병을 얻지 않았을 가능성을 물론 배제할 수 없다. 물론 그분이 당뇨병이 있으면서 모르고 일생을 지났을 가능성도 역시 존재하는 것이다.

아프리카의 반투족 중에서 당뇨병을 가진 사람은 하나도 없다. 그러나 미국에 사는 흑인 중 반투족의 피를 가진 사람 중 당뇨병은 그렇게 드문 병이 아니다. 또 그와 반대로 북미에 사는 피마 인디언 중 당뇨병 환자는 거의 30%에 달하는 반면 멕시코 산 속에 사는 피마 인디언에게서 당뇨병이란 찾아보기 힘든 병이다. 이 두 종족의 이야기는 유전이 중요는 하지만 결국은 환경이 병을 생기게 하느냐를 최종 결정짓는다는 것을 말해 주고 있는 것이다. 전문의가 환자에게 이 병은 예방할 수 있다는 확신을 주려는 것이 바로 이러한 사실 때문인 것이다.

당뇨병 유전자를 가지고 있는 사람이 그 사실을 피할 수는 물론 없다. 단지 그것을 알고 있음으로 해서 그들은 바꿀 수 있는 위험인자를 남보다 더 철저히 제거해 보려고 노력할 필요는 물론 있다. 이 유전에 대해 한 가지 더 이야기할 것이 있다. 그것은 앞으로 몇 십 년 후면 당뇨병의 체질을 부모한테서 물려받지 않을 사람이 극히 드물어질 것이란 예측이다. 그것은 앞에서 말한 45%의 '비당뇨병 인구'의 후손이 나머지 55%의 '당뇨병 인구'의 후손과 결혼을 할 가능성이 높기 때문에 당뇨병 유전자를 가지지 않은 인구의 수는 현저하게 줄어갈 것이 뻔하기 때문이다.

② 나이가 들면 들수록 당뇨병이 올 가능성은 점점 높아진다.

물론 이것 역시 피할 수는 없다. 앞의 통계에서 이야기해주듯이 65세 이상이 되면 당뇨병이 올 가능성이 안 올 가능성보다 더 크다. 그렇기 때문에 나이가 들면서 체중관리를 더 철저히 하고 또 건강이 허락하는 한도 내에서 운동도 계속해야 한다. 물론 이 두 항목은 당뇨병을 예방할 뿐만 아니라 이미 찾아온 당뇨병의 치료와 그리고 다른 성인병 예방과 관리를 돕는 데에도 매우 중요한 것이다.

③ 태어났을 때의 몸무게가 보통 사람에 비해 많이 낮았던 사람이 성인이 되면 당뇨병에 잘 걸린다는 것이 약 10여 년 전부터 잘 알려졌다.

아직 자세한 이유는 밝혀지지 않았지만 출생할 때 췌장의 결핍된 발육과 어떤 관계가 있다고 학자들은 믿고 있다. 이것 역시 어쩔 수 없이 받아들여야 할 일이다. 만약 자기가 태어났을 때의 몸무게가 남보다 훨씬 낮았던 사실을 아는 사람은 앞의 두 요인과 마찬가지로 더 열심히 체중관리와 운동을 해야겠다.

④ 운동을 안 하고 집에서만 지내는 사람은 역시 당뇨병의 발생률이 높은 것으로 확인되었다.

이 대부분의 사람이 과체중이지만 그중에는 체중이 정상인 사람도 포함되어 있다. 아무리 신체비만지수(BMI)가 안전지수라 하더라도 운동, 그러니까 근육을 의식적으로 움직이는 운동을 안 하면 인슐린의 기능에 대한 저항이 생기고 따라서 인슐린의 효율이 저하된다. 이런 상태가 지속되면 결국은 당을 취급하는 능력이 저하된 소위 내당능력장애(IGT)란 상태를 초래하고 몇 년 후에는 당뇨병 환자가 되는 것이다. IGT란 식전 혈당이 126mg 이하이고 75그램의 시험용 설탕물을 복용하고 2시간 후에 혈당이 140mg부터 199mg에 이르는 사람을, 그러니까 아직은 당뇨병이란 진단의 기준에는 채 미치지 못하는 사람을 의미하는 것이다. 이런 사람이 정규적으로 운동을 하면 당을 취급하는 능력이 현저히 좋아진다는 것은 이미 입증된 사실이다. 놀라운 것은 1주일에 고작 40분만 운동을 해도 그것을 지속만 하면 당분 취급 능력이 개선된다는 사실이다. 물론 하루에 40분씩 운동을 하면 그 효과는 훨씬 더 좋다는 것은 당연한 일이다.

⑤ 과체중과 비만은 당뇨병의 발생을 앞당긴다.

제4장에서도 지적하였듯이 과체중과 비만은 당뇨병과 밀접한 관계를 가지고 있다. 우선 90% 이상의 성인형 당뇨병 환자는 과체중이 아니면 비만을 가지고 있다. 그리고 BMI가 25 이하의 경우 당뇨병 발병률이 전 인구의 발병률과 같은 6%인 것이, BMI가 35 이상이 되면 60%로 크게 뛰어 올라간다. 이것은 BMI가 35 이상인 심한 비만증과 당뇨병 체질을 함께 가진 사람이면 연령에 상관없이 당뇨병을 일으킬 가능성이 100%에 가깝다는 이야기가 된다. 요즘 미성년층의 비만 환자 중에서 성인형 당뇨병을 앓고 있는 예를 자주 보는 것도 바로 이런 까닭이다. 사실 옛날에는 미성년자가 성인형 당뇨병을 앓는다는 것은 매우 드문 일이었다.

그러나 과체중과 비만도 우리가 몸무게만 좀 줄인다면 이 병을 예방하거나 지연시킬 수 있기 때문에 절망적인 문제만은 절대로 아니다.

⑥ 임신 때 당뇨병을 앓고 난 사람은 선천적으로 성인형 당뇨병의 유전자를 가진 사람이라는 것을 이미 증명한 것이다.

임신 이전에는 당뇨병의 발생을 방조하는 요인(나이, 과체중, 운동 부족, 약물 복용, 등등)이 충분치 않아서 당뇨병이 안 나타났다. 그러나 임신을 하여 몸무게가 올라가고 운동을 못하게 되고 코르티손 형의 화학물질의 체내 생산이 늘고 스트레스의 도수가 올라가는 임신 3, 4 개월 이후에는 이 병을 불러들이기에 충분한 요인이 생기게 된다. 당뇨병이 일단 찾아오면 임신이 끝날 때까지는 제법 본격적으로 당뇨병을 치르게 된다. 그러나 임신이 끝나자마자 이 병은 신기할 정도로 자취를 감추고 마는 것이다. 요즘은 이런 환자는 필요하면 몇 달씩 입원을 시켜서라도 혈당을 철저히 조정하여 옛날에 있었던 산모의 당뇨병 때문에 생겼던 신생아 문제가 대부분 사라졌다. 그런데 이런 산모가 갱년기가 되고 체중이 오르게 되면 성인형 당뇨병이 옛날 친구를 오랜만에 다시 찾아오듯 느닷없이 나타날 수가 있는 것이다.

⑦ 임신 중에 당뇨병 진단은 내려지지 않았지만 몸무게가 4킬로 이상의 아기를 분만했으면 우선 그 임산부가 나이 들어서 당뇨병을 유발할 가능성이 높다고 보아야 한다.

⑧ 복부 비만증이 있는 사람. 전체적으로 과체중 급까지는 안 되지만 그런 사람도 배에 살이 쪘으면 당뇨병이 시작되기 쉽다.

이것은 뱃속 내장 사이에 지방질이 축적되어 있어 과다한 양의 지방산이 혈관에서 화학적인 악순환을 일으키면서 인슐린을 방해하여 고혈당의 상태를 만들기 때문이다. 나아가서 복부비만은 대사증후군이라고 하는 악순환을 불러와 심장병 등 나쁜 상태를 일으킬 수 있다(〈그림 6-B〉). 대사증후군이란 복부비만, 고공복혈당(高空腹血糖 · fasting hyperglycemia), 낮은 고밀도 콜레스테롤(HDL), 고혈압, 고중성지방 등 다섯 가지 중 적어도 세 가지가 공존하는 상태를 말한다.

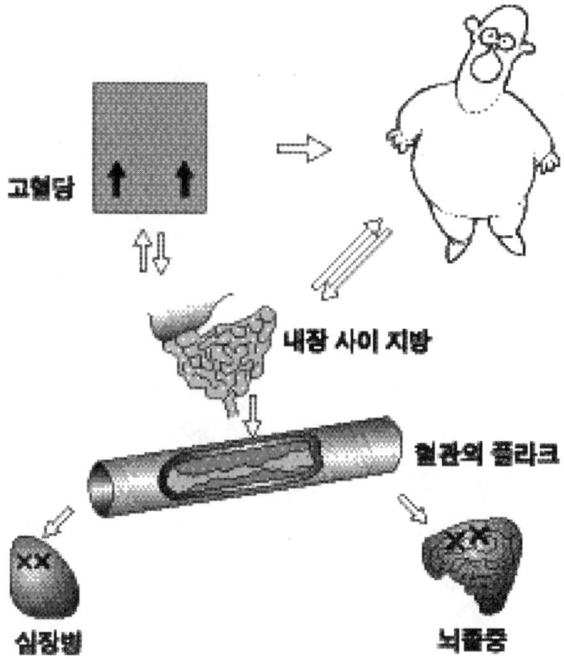

〈그림 6-B〉 대사증후군의 악순환

⑨ 천식증이나 관절염 등에 많이 쓰이는 코르티손 계통의 약을 많이 복용하는 사람에게도 역시 성인형 당뇨병이 생기기 쉽다. 이것은 그 약이 당의 체내 당분생산을 촉진하여 혈당을 올리면서 췌장에 부담을 주기 때문에 일어나는 것이다.

당뇨병의 합병증에는 어떤 것이 있나?

P씨는 59세의 남성.

조그마한 가게를 착실히 운영해 오던 소매업자이다. 50세 때 당뇨병으로 진단이 내려졌고 줄곧 약을 먹고 있었다. 과체중은 40대 초반부터 생겼는데 별로 심하지 않았고, 또 같이 어울리는 친구 중 한 두 명만 빼고는 대부분의 체중이 다 비슷했기 때문에 별로 걱정을 안 했다. 당뇨병의 진단을 받고 약을 곧 먹기 시작했는데 동시에 몸무게를 빼기 위하여 병원에서 지시한대로 식사의 양을 어지간히 줄였으나 체중은 별로 내려

가지 않았다. 그러면서 3년이 지났고 그 동안에 몸무게는 오히려 더 올라가기 시작하였다. 병원에는 정규적으로 다녔으나 갈 적마다 체중이 더 늘었다고 꾸중만 들었다. 체중이 늘어 혈당이 안 떨어진다고 하며 약을 바꾸고 늘리고 하더니 2년 전부터는 인슐린을 맞기 시작하였다. 그리고 약 1년이 지났을 때 가게에서 물건 하나가 선반에서 굴러 오른쪽 발에 떨어져 그리 심하지 않은 타박상을 입었다. X-선도 찍어 보았으나 아무 일 없다 하여 병원에서 받아온 연고를 상처에 바르며 2주가 지났는데도 상처는 아물지 않았다. 다시 병원에 가서 항생제를 받아와 복용했다. 그 다음에 병원을 찾았을 때는 사고 후 거의 한 달이 되던 날이었다. 상처를 들여다 본 의사는 몹시 실망을 하며 외과에 가 보아야겠다는 것이었다. 외래환자로 외과에 두 달 반쯤 다녔지만 별로 좋아지지 않았고 결국 사고가 난 지 4 개월이 지난 후 오른쪽 복사뼈 바로 위를 절단하는 수술을 받았다.

J씨는 61세의 체격이 좋은 남성.

얼굴도 미남형인 그는 성격도 남자답고 말도 재미있게 잘 하여 젊었을 때 많은 여성의 호감을 잔뜩 차지하고도 남았을 그러한 스타일이다. 무역도 하고 오퍼상도 했던 모양인데 생활은 넉넉한 편이었다. 50대 초반에 당뇨병을 얻었고 50대 중반엔 혈압도 높아졌다. 몸은 그렇게 비대한 편은 아니어서 BMI를 계산하면 22, 거기다 2를 더하더라도 24여서 과체중의 라벨은 간신히 면하는 형편이었다. 그러나 그는 복부 비만증을 가지고 있었다. 콜레스테롤이 높다고 하여 약을 처방 받았다. 50대 말부터 J씨는 협심증을 경험하기 시작했고 약 6개월이 안 되어 그는 드디어 심근경색(myocardial infarction) 때문에 중환자실에 입원했다. 퇴원 후 계속되는 협심증 때문에 그는 세 곳의 관상동맥 혈관 우회 수술을 받고 집에서 쉬고 있다.

Y씨는 56세의 여성.

당뇨병을 40대 말에 가지게 되었다. 가정주부인 그녀는 아이들이 다 자라서 독립한 후 심심하여 파트타임으로 집에서 멀지 않은 회사에 나가서 일주일에 평균 20여 시간씩

일을 해 왔다. 약 5년 후부터 과체중이 더 심해져서 혈당이 더 올라 인슐린도 같이 맞기 시작했으나 체중은 더 늘기만 했다. 그러면서 약 2년 후에 병원에서 그녀의 신장이 급속도로 나빠지고 있다고 걱정을 하기 시작했고, 드디어 6개월 후부터 매주 세 차례씩 투석을 받기 시작하였다. 이제 그녀의 정상적인 생활에는 종지부를 찍게 된 듯 일도 그만 두고 주로 집에 머물러 집안일이나 간신히 돌보고 있는 형편이다. 그러나 그것도 힘이 들어 남편이 일하고 돌아와서 도와주는 덕택으로 간신히 꾸려 나가고 있는 상황이다. 신장이식을 받으면 다시 건강을 되찾을 수 있다고는 하지만 Y씨는 막막하게만 느껴진다.

앞에서 든 예는 당뇨병의 중요한 합병증의 여러 경우를 독자가 실감나게 이해하는 데 도움이 되리라 생각하여 저자가 치료했던 많은 당뇨병 환자의 실제 케이스 중에서 대표적인 것을 이야기한 것이다.

당뇨병의 가장 무섭고 흔한 합병증

① 발에 생기는 문제

하반신의 동맥이 막혀서 발에 생기는 연조직(soft tissue)의 국소 빈혈이나 궤양이 흔히 아물지 않고 점점 커져 감염이 된다. 그렇게 되면 전신감염 같은 생명을 위협하는 위험한 상태를 피하기 위하여 해당된 발이나 다리를 절단해야 되는 경우가 생기는 것이다. 앞의 P씨의 경우같이 대수롭지 않은 상처가 끝까지 말썽을 부리는 것은 그리 드문 일이 아니다. 대부분 당뇨병 환자의 다리와 발의 혈액순환은 너무 불충분해서 한 번 그 부분 조직체에 궤양이나 감염이 생기면 아물지 못 할 때가 많기 때문이다. 소위 큰 동맥은 동맥경화 때문에 피가 잘 못 흐르고 또 조직체를 담당한 아주 작은 미세 혈관은 당뇨병 때문에 독특한 변화를 일으켜 직경이 심하게 줄어드는 것이다. 상수도에 비유를 한다면 파이프도 시원치 않고 수도꼭지도 막혀버리는 격이다. 물이 잘 나올 리가 없다. 환자가 예상 못하고 있을 때 이런 일이 갑자기 들이닥치게 되는데 환자의 활동능력과 생활양식이 문자 그대로 하루아침에 돌변하고 마는 것이다.

P씨의 경우 비교적 좋은 건강을 아직은 유지하고 있지만 갑자기 발 하나를 잃고 나서 전에 즐기던 여러 가지들이 단지 남의 이야기가 되고 말았다. 게다가 P씨는 결국 오른쪽의 무릎 아래까지 절단 받아야 할 가능성이 높아져 그의 어려움은 앞으로 더 심해질 것이 분명하다. 그렇기 때문에 당뇨병 환자는 자기의 발을 온갖 정성을 들여서 보호해야 되는 것이다. 대수롭지 않은 상처가 발 자체를 앗아가는 것을 막아야 하기 때문이다.

② 심장 질환

당뇨병 환자는 중성지방(triglycerides)과 나쁜 콜레스테롤 상승 때문에 흔히 관상동맥 경화로 인한 심장 질환을 일으킬 수 있어서 생명이 아슬아슬해질 수 있는 급성 심근경색의 위험인자를 늘 안고 있다. 당뇨병 환자가 복부 비만까지 가졌을 때 그 위험은 더 한층 높아지는 것이다.

③ 뇌졸중

당뇨병은 고혈압과 더불어 매우 위험한 뇌졸중 유발의 중요한 인자이다. 이것은 제7장에서 더 자세히 다루어진다.

④ 신부전증 (신장기능 쇠퇴 : Renal Failure)

앞의 Y씨의 케이스 같이 비교적 단시일에 신장의 기능이 거의 완전히 쇠퇴해버려서 인공적으로 피를 걸러주지 않으면 생명을 며칠 이상 유지하지 못하는 긴박한 처지에 이르게 되는 것이다. 이것도 앞의 경우와 발병하는 메커니즘은 같다. 고혈당, 고인슐린, 높은 중성지방 혈중치, 높은 나쁜 콜레스테롤 수치 등의 요인이 함께 작용하여 혈관의 내벽에 흠을 내고 지방질이 범벅이 되어 내벽의 흠 있는 자리에 붙어서 쌓이는 것이다. 비교적 작은 혈관을 틀어막는 것은 시간문제라 하겠다.

⑤ 시력장애

앞에서 이야기한 동맥경화 현상은 안저(眼底 : 눈알 속의 바닥) 속에서 동공을 향하고 있는 내부 벽(165쪽 〈그림 11-A〉 참조)의 혈관을 막고 출혈을 일으켜 망막을 망가뜨려(당뇨병성 망막병증) 시각 기능을 앗아가기도 한다. 단백질의 교차결합 현상이란 고약한 현상이 모든 조직체를 경직하게 만들어 노화를 촉진시키는데 바로 그 현상이 높은 혈당 때문에 당뇨병 환자한테는 일찌감치 찾아온다. 그리하여 중요 조직을 경직시켜서 당뇨병 환자의 모든 합병증을 일으키는 데에 큰 몫을 하는 것이다.

당뇨병은 어떻게 예방하나?

당뇨병을 예방 또는 지연시키려면 앞에 열거한 위험인자 중 우리가 고칠 수 있는 것을 하나하나씩 그리고 철저히 관리해야 한다.

1. 정규적인 운동

운동이야말로 가장 기본적이면서 확실한 예방법이다.

물론 운동을 하면 몸무게도 내려갈 수 있다. 그러나 여기서 이야기하는 운동이란 몸무게와 상관없이 인슐린의 효력을 틀림없이 향상시킴으로써 당뇨병을 예방하는 것이다. 또 여기서 이야기하는 것은 뛰거나 비싼 기계를 사용하는 그러한 수준 높은 운동을 이야기하는 것도 아니다. 언제 어디서나 할 수 있는 간단한 운동을 말한다. 동네를 걸어서 한 바퀴 도는 것으로 넉넉하다.

운동을 매일 하기란 쉬운 일이 아닐 것이다. 이것 역시 창의력을 발휘하는 것이다. 예를 들어 오늘은 너무 바빠 운동할 시간이 도저히 없을 것 같으면 집에 올 때 마을버스를 한 정거장 미리 내려서 집까지 걷는다. 차를 타고 어디를 간다면 주차를 좀 먼 데다 하고 목적지까지 걷는다. 지하철역을 나올 때 당치도 않은 출구를 이용한다. 악천후 때는 꼭 집안에서 대신 할 운동을 찾아 한다. 집안에서도 얼마든지 20여분 간 운동을 하는 것은 누구나 가능하다. 집이 크면 더 좋겠지만 그렇지 않더라도 몇 걸음씩 앞으로 갔다가 돌아서서 다시 올 공간만 있으면 충분하다. 그리고 운동의 반쯤은 한 군데 서서 팔 운동, 허리 운동, 호흡 운동 등을 하면 되니까 공간이 부족해서 운동을 못한다는 것은 핑계일 뿐이다. 운동의 목적은 근육을 움직이는 것이란 점을 항상 기억해야 한다. 운동을 일단 끝내고 가능하면 샤워를 간단히 하고 약 15분간 쉰다. 그때 온몸이 기분 좋게 나른하고 아픈 곳이 없으면 그 날의 운동은 성공한 것이다.

운동을 계속하면 인슐린의 효율이 표가 날 정도로 개선되는데 그것은 운동을 시작하고 나서 대개 며칠 안에 나타난다. 만약 당뇨병 약을 복용하고 있다면 며칠 내로 약을 좀 줄여야 할지 모르니까 운동을 시작하고 얼마 동안은 혈당을 식전과 식후에 검사해 보아야 한다. 약을 실제 줄이기 전에 물론 담당 의사와 의논을 할 수 있으면 더 좋다. 운동하는 데 짜증이 나거나 귀찮아질 때면 꼭 이 운동이야말로 당뇨병을 쫓고 그 무서운 합병증을 피하는 최선의 방법이라는 것을 자신에게 환기시킴으로써 의욕을 되찾아야 한다.

헬스클럽에 가서 기계를 이용하여 '운동 같은 운동'을 계속해서 하고 싶은 생각도 많이 할 것이다. 또 건강이 뛰는 것을 허용한다면 뛸 수도 있으나 뛰는 데에는 부상의 위험이 따를 수도 있기 때문에 각별히 조심을 해야 한다. 특히 당뇨병을 이미 가지고 있는 사람은 예의 P씨의 케이스를 기억하며 발에 상처를 피해야 된다는 것을 늘 잊으면 안 된다. 헬스클럽에서도 그곳 스태프와 의논하여 되도록 많은 근육을 한꺼번에 운동시키는 방법과 기계를 골라 달라고 부탁하면 도움이 될 것이다.

제일 중요한 것은 자기 몸이 무리 없이 담당해 낼 수 있는 운동을 약 20~40분간 매일 지속적으로 해나가는 것이다.

2. 정상적인 체중

두 번째로 중요한 것이 정규적인 운동만큼이나 중요한 체중관리이다.

체중과 당뇨병하고는 서로 얽히고설킨 관계를 가지고 있다. 우선 당뇨병 체질을 가진 사람의 체중이 올라가면 거의 틀림없이 당뇨병을 불러들인다는 것은 의문의 여지가 없이 증명되었다. 그러나 일단 당뇨병이 유발된 후라도 체중을 정상으로 낮춰 주면 당뇨병은 자취를 감출 수 있다.

체중은 약 먹기 전에 줄인다

인슐린은 에너지구두쇠

한편 체중이 정상 이상의 신체비만지수(BMI) 수준에서 못 빠져나갈 때 당뇨병은 몸에서 자리를 잡게 되는 것이고 결국은 혈당을 내리기 위하여 약을 복용하지 않으면 안 되는 것이다. 문제는 바로 여기에 있다. 당뇨병에 쓰이는 약의 대부분이 인슐린의 일종 아니면 인슐린의 생산을 촉진하는 화학 물질이기 때문에 결과적으로 혈중 인슐린의 수치를 올리게 되는 것이다. 인슐린은 우리 몸속 대사에 많은 중요한 역할을 하지만 가장 중요한 역할은 몸의 에너지 효율을 높여 그 낭비를 막는 일이다. 이것은 우리의 몸이 먹을 것이 부족하더라도 금방 쇠약해지는 것을 막기 위한 것이다. 그래서 생명을 되도록이면 길게 연장함으로써 생존하는 데 최대한의 기회를 가지게 하기 위함이기도 하다.

인슐린의 이런 역할은 종(species)의 생존과 지속에 아주 중요한 디자인이라고 학자들은 믿고 있다. 그러나 값을 헤아릴 수 없을 만큼 중요한 이 디자인의 배려가 당뇨병 환자에게는 부담이 되고 있는 것이다. 에너지 효율을 높인다는 것은 에너지의 낭비를 줄인다는 말이 되고 과잉 에너지의 축적을 의미한다. 또 에너지의 축적은 체중 감소와 상반되는 현상이기에 체중의 증가를 촉진한다. 일단 당뇨병 약을 복용하기 시작하면 사실상 몸무게를 줄인다는 것이 훨씬 더 어려워지는 이유가 바로 여기에 있는 것이다. 그렇기 때문에 몸무게는 약을 먹어야 할 상태가 되기 전에 줄이는 것이 가장 바람직한 것이다.

당뇨병 체질을 가졌다고 생각할만한 이유가 있는 사람은 다음과 같은 요령을 따르면 도움이 될 것이다.

3. 식이요법의 열세 가지 요령

제4장에서도 다이어트 하는 방법을 자세히 다루었다. 그러나 여기서는 당뇨병과 관련이 있는 부분만을 다시 한번 정리한다.

① 우선 신체비만지수(BMI)를 계산한다.

② BMI가 21이 되려면 몇 킬로그램을 줄여야 하나를 계산한다.

③ 줄여야 할 킬로그램 수가 현 체중의 몇 %가 되는지를 계산한다.

④ 그 %에 해당되는 만큼의 식사량을 줄이는 것을 원칙으로 한다.

⑤ 간식을 가능한 한 없앤다.

⑥ 식탁에서 지방질을 중점적으로 줄인다.

당뇨병은 당분 처리를 제대로 못하는 병이지만 고지혈 때문에 무서운 합병증을 낳게 하는 병이라는 것을 늘 기억하자. 소위, 네 발 달린 동물의 지방질을 제거해야 한다(제18장 참조). 당뇨병이 인슐린의 과잉으로 지방산, 중성 지방, 나쁜 콜레스테롤 증가를 촉진하여 동맥경화를 초래, 심장질환, 뇌졸중 등 나쁜 합병증을 일으킨다는 말은 이미 했다. 그것을 방지하기 위해서는 동물성 지방질의 섭취를 가능한 한 줄여야 한다. 눈에 보이는 동물성 지방질은 전부 제거하는 것이 바람직하다. 예를 들어 국을 끓일 때 둥둥 떠 있는 기름은 전부 떠내서 냉장고에 넣었다가 기름이 응고한 후에 기름을 건져 버리고 나머지는 다시 국물로 이용한다. 주부는 냉장고에 있는 국물이나 다른 고기요리 위에 응고되어 있는 기름을 볼 때마다 '내가 이것을 안 건지면 이 딱딱한 기름의 일부가 우리 식구의 동맥 속에 들어가 붙어 버려 몹쓸 병을 일으킬 수 있다'고 생각해 보기 바란다. 그리고 고기를 구어서 먹는 것은 되도록 삼가야 한다. 고기나 갈비를 구어 먹으면서 기름을 피한다는 것은 거의 불가능하기 때문이다. 요리할 때 눈에 보이는 기름은 가능한 한 제거해야 한다는 것은 더 말할 필요가 없다. 이 밖에도 버터 사용도 삼가야 하나 콩기름, 참기름, 올리브유, 옥수수기름 등 식물성 기름은 적당량을 섭취하는 것이 바람직하다.

⑦ 고기는 가능한 한 닭 가슴살과 생선을 먹는 것이 지방질을 관리하는 데 좋다.

대체로 전문가가 추천하는 영양소 분포는 단백질 30%, 탄수화물 50%, 지방질 20%이어서 하루에 적어도 150그램의 단백질을 섭취해야 되는데(1일 필요량을 2,000k칼로리로 가정하고) 소고기와 돼지고기를 지방 때문에 멀리해야 한다면 닭과 생선은 저절로 더 많이 우리 식탁에 올라오게 되는 것이다.

⑧ 고기가 원천이 아닌 단백질 음식을 많이 먹는다.

예를 들어 두부, 비지, 콩, 팥, 잡곡밥, 달걀 흰자위, 저지방 우유 등.

⑨ 채소를 전보다 훨씬 더 많이 먹어야 한다.

우리가 전통적으로 많이 먹던 채소가 우리에게 좋다는 것을 다시 한번 인식하고 더 많이 먹어야 하겠다. 저자가 볼 때 우리나라 음식보다 더 좋은 건강식은 없는 것 같다. 광물질, 비타민, 섬유질이 풍부하며 포만감도 으뜸가면서 칼로리의 부담이 거의 없는 우리나라의 쌈과 각종 나물, 그리고 김치, 깍두기는 이상적인 건강식이 아닐 수 없다(제27장 참조). 가끔 별식으로 먹는 서구식 샐러드도 좋은 메뉴이다. 당근과 브로콜리 등을 살짝 데쳐서 초고추장에 찍어 먹으면 맛도 좋고 효과적인 식단이 되겠다.

⑩ 식사는 한 그릇 이상은 안 먹는 것을 원칙으로 하며 흰밥은 피한다.

잡곡의 함유량이 많으면 많을수록 당뇨병과 체중관리 차원에서 볼 때 더욱 유리하다.

⑪ 설탕이 들어간 음식은 피해야 된다.

당뇨병이 당분을 처리하는 기능이 시원치 않아서 생기는 병인만큼 설탕이 들어간 음식을 먹는다는 것은 인슐린과 관계가 있는 모든 기관과 조직한테 부담을 줄 수밖에 없다. 설탕이 아닌 다른 탄수화물도 혈당지수가 낮은 음식(262쪽 〈표 19-1〉 참조)을 우선적으로 선택한다. 흰밥, 흰 국수, 감자 등이 피해야 할 음식이다.

⑫ 과일을 많이 먹는다.

물론 과일도 과당이 많이 들어있기 때문에 당뇨병 환자의 몸에 부담은 가지만 설탕보다는 훨씬 낫다. 과일도 그 점만 빼고는 매우 훌륭한 건강 음식이다. 우리 몸에 좋은 영양소가 듬뿍 들어있기 때문이다. 하루에 간식으로 2, 3회 먹는 것을 권장하고 있다. 단지 한꺼번에 너무 많은 양을 먹으면 당뇨병을 가진 사람이나 그 체질을 가진 사람에게 부담이 되기 때문에 한 번에 과일 하나를 초과하지 않는 것이 좋다. 예를 들어 사과를 하나 먹든지 바나나를 하나 먹든지 배 1/3, 사과 1/3, 그리고 바나나 1/3을 먹든지 하면 된다.

⑬ 야채국을 매일 하루에 한 번 내지 두 번 먹는다.

이것은 요즘 미국의 전문가가 새삼스럽게 강조하는 것이다. 이유는 두 가지인데 우선 채소가 잔뜩 들어있는 국을 먹으면 양이 어느 정도 차게 되어 식사를 훨씬 덜 한다는 점이다. 둘째로 채소에 좋은 영양분과 섬유질이 가득 들어있다는 점이다. 이것은 우리 밥상에는 밥과 국이 거의 항상 함께 하기 때문에 다른 나라에 비해 실천하는 데 매우 유리하다고 본다.

당뇨병의 치료

일단 당뇨병으로 진단이 되어 혈당이 어지간히 올랐다고 판정이 되면 생활습관(life style) 재조정과 식이요법, 아울러 약의 복용을 시작하게 된다. 그러나 약을 먹으면서도 생활방식을 수정하여 운동을 지속적으로 하고 계속하여 음식을 조심하면 약은 얼마든지 끊을 수 있다는 신념을 절대로 버리면 안 된다. 그리고 일단 담당의사가 약을 처방했으면 의사의 지시 없이 약을 바꾸거나 끊으면 안 된다.

당뇨병을 치료하는 약은 크게 두 종류가 있다. 하나는 주사로 맞아야 하는 인슐린이고, 또 하나는 과거 50여 년 동안 꾸준히 연구 개발된 먹는 약(경구 혈당강하제)이다. 먹는 약은 다시 여러 가지로 이름은 다를 수 있지만 따져보면 모두 네 종류로 구분된다.

1. 경구 혈당강하제

(1) 인슐린 생산을 증대하는 약 : 유황요소(sulfonylurea)

이 약은 가장 오래되고 의사가 비교적 친숙하게 생각하는 약 종류이다.

오리네이스(tolbutamide Orinase), 다이아베니스(chlorpropamide Diabenese), 마이크로네이스, 다이아베타, 글라이네이스(glyburide Micronase, Diabeta, Glynase), 글루코트롤(glipizide Glucotrol), 애마릴(glimepiride Amaryl) 등의 이름으로 팔리고 있으며 이 약에 대하여 다음 일곱 가지를 일러둔다.

① 의사가 약을 쓰기 시작해야 한다고 판단할 때 가장 먼저 쓰는 약이다. 가장 오랫동안 시판되어 온 약이어서 의사가 아마 제일 친숙하게 느끼는 까닭일 것이다. 또 이 약의 부작용이나 가능성, 한계점이 모두 잘 알려진 약이어서 의사나 환자나 한결같이 안전감을 느껴도 괜찮은 약이다.

② 이 약 모두가 인슐린 생산을 촉진함으로써 혈당을 내리게 한다.

③ 부작용이 대체로 심하지 않다.

많이 먹으면 저혈당을 일으킬 수 있는데 그것은 당뇨병 약이면 어느 것에서도 일어날 수 있는 약리학적 현상이라고 볼 수 있겠다. 그러나 다이아베니스의 경우 약 효과가 사흘씩 계속되므로 저혈당이 생기면 이것 역시 2, 3일씩 계속 되기 때문에 큰 문제가 될 수 있다. 물론 저혈당은 되도록 빨리 당분을 섭취하여 정상으로 회복시켜야 된다. 대부분의 경우 오렌지주스 등 당분이 많이 들어있는 음료수나 과자 종류를 섭취하면 저혈당은 쉽게 회복되지만 그보다 더 중요한 것은 저혈당이 생긴 이유를 찾아내서 재발을 막는 일이다. 저혈당은 세 가지 이유로 발생하는데 정해진 양보다 약을 너무 많이 먹었을 경우, 음식을 충분히 안 먹었을 경우, 그리고 육체운동이 너무 과격했을 경우이다. 위의 세 요인 중 둘이나 셋이 함께 작용하여 저혈당이 생기는 수도 물론 있다.

④ 대개가 몇 년이 지나면 약의 효과가 없어진다.

약 자체가 효과를 잃는 것인지 췌장의 베타세포가 지칠 대로 지쳐서 그러는지는 확실치 않으나 이 두 가지가 다 작용하리라는 것이 학자들의 의견이다. 이 약을 6년 동안 사용한 사람의 약 반 정도가 이 약의 효과가 없어져서 다른 약으로 바꿔야 한다.

⑤ 70년대 초반에 미국의 한 대규모 연구(UGDP) 결과가 이 종류의 약 중 가장

오래 된 오리네이스란 약이 심장질환과 관계가 있다는 사실을 발표한 후 몇 년 동안 의사나 환자 모두 이 종류의 약을 기피하는 경향이 있었다. 그러나 몇 년이 지나서 다시 이 약을 쓰기 시작한 지 벌써 30년 가까이 되었지만 심장병을 특별히 더 유발시킨다는 보고는 아직 없는 상황이다. 근래에 이 약이 췌장 밖에서도 활동을 한다는 것이 발견되었다. 실제로 심장의 근육과 또 혈관 내의 근육과도 이 약이 결합(bind)한다는 발견은 다시 한번 학자와 의사들을 긴장시켰었다. 그러나 그곳에서 이 약이 무슨 작용을 한다는 증거는 전혀 밝혀지지 않아 여전히 안전한 약이라고 간주하고 있다.

⑥ 이 그룹의 애마릴은 다른 약에 비하여 훨씬 적은 양(1~8mg)을 써도 되기 때문에 인슐린의 혈중치가 퍽 낮다는 장점이 있다. 독자는 인슐린이 필요 이상으로 많이 순환할 때 많은 문제가 생기고 악순환을 발생시킨다는 사실을 기억할 것이다.

⑦ 글리클라자이드(gliclazide)라는 약이 있는데 이 종류의 약들 중 가장 최근에 나온 것으로 미국에서는 아직 쓰이고 있지 않으나 캐나다를 비롯해 여러 나라에서 꽤 널리 처방되고 있다. 이 약은 혈소판의 점착성을 감소시킴으로써 피를 덜 끈끈하고 덜 뭉치게 해 주는 장점이 있다. 또 자유기(free radical)(제1장 참조)를 감소시키는 기능이 있어 적어도 이론상으로는 세포의 산화작용을 약화시킨다. 또 하나의 중요한 장점은 몇 년 후에 혈당을 내리는 효과를 잃는 경우가 다른 유황요소 계통의 약에 비해 훨씬 낮다는 점이다.

(2) 인슐린의 효율을 높이는 약 : 티지디 (TZD's: thiazolidinediones)

이 약은 비교적 새로 나온 약으로서 세포에서 인슐린의 저항성을 줄여줌으로써 인슐린의 효율을 향상시켜 혈당을 줄이게 한다. 인슐린의 효율을 높인다는 것은 췌장의 무리를 덜어주고 나아가서는 인슐린의 혈중치도 감소시켜 준다는 뜻이 된다. 따라서 이 약은 인슐린의 높은 혈중치가 저질러 놓는 대사(엑스)증후군의 악순환을 저지시킬 수 있을지도 모른다는 학계의 기대를 부풀게 하고 있다.

티지디 중에는 아반디아(rosiglitazone, Avandia)와 액토스(pioglitazone,

Actos)가 대표적이며, 인슐린의 혈중치를 내려주는 이 새 약은 요즘 미국에서 가장 각광 받으며 잘 팔리고 있다. 그 이유로는 과거 십여 년 간에 당뇨병과 높은 인슐린 혈중치와의 연관성이 확실히 증명되었고, 높은 인슐린은 고지혈과 동맥경화증을 일으키는 장본인이라는 것이 밝혀졌기 때문이다. 이 약도 메트폴민 같이 독자적으로 쓰이기도 하지만 다른 당뇨병 약이나 인슐린과 함께 투여되기도 한다.

(3) 당분의 체내흡수를 저지하는 약 : 아카보스 (Acarbose)

프리코스의 이름으로 시판되고 있는 이 약은 알파 글루코시다제라는 효소의 작용을 억제함으로써 당분이 소장을 통하여 섭취되는 과정을 방해한다. 따라서 먹은 탄수화물의 일부분이 섭취가 안 되고 그대로 대장으로 내려가기 때문에 식사 후에 다량의 당분이 혈액으로 들어가는 것을 막아 주는 것이다. 설사, 가스 등 대장의 부작용이 드물지 않다.

(4) 간의 당 생성을 막아주는 약 : 메트포민 (Metformin)

이 약은 글루코파지(Glucophage)란 이름으로 시판되고 있다. 이 약은 인슐린의 효율을 향상시키고 당분의 체내 흡수를 어느 정도 저하시키는 작용도 갖고 있는 약이다. 그러나 이 약의 가장 중요한 작용은 간 속의 당분 생성을 감소시키는 것이다. 유황요소 그룹에 속하는 약과 함께 쓸 수도 있고 인슐린과 병용도 하지만 이 약만 독자적으로 쓸 때도 많다.

2. 인슐린

성인형 당뇨병 역시 인슐린이 결핍되든지 그렇지 않으면 몸속의 세포가 혈중에 있는 인슐린을 효율적으로 이용을 못해서 생기는 병이다. 요즘 경향은 먹는 약을 이것저것으로 바꾸며 몇 년 동안 시원치 않게 조절된 혈당으로 버텨나가며 인슐린의 시작을 차일피일 밀던 옛날과는 판이하게 달라졌다. 그렇게 시간을 소비하는 동안에 돌이킬 수 없는 좋지 않은 변화가 몸속에서 일어나 두려운 합병증이 나타날 수도 있기 때문이다. 따라서 요즘은 먹는 약이 치료 목표를 달성하지 못한다는 사실이 확인만 되면 지체없이 인슐린 투입을 시작한다.

(1) 인슐린의 종류

크게 보아서 인슐린에는 세 가지가 있다.

① 속효형: 가장 오래된 레귤라(regular)라고 하는 이 인슐린은 빠르고 짧은 시간 동안 작용하며 물과 같이 투명하다. 주사를 맞고 나서 약 두 시간 있다가 혈중치가 절정에 도달한다. 약 6시간만 있으면 혈중에서 전부 사라진다. 식사를 하기 30분에서 한 시간 이전에 주사를 맞는다. 식후 한 시간 있다가 혈당이 치솟는다고 가정하면 주사를 맞고 두 시간 이후가 되기 때문에 혈당의 절정과 인슐린의 절정이 비슷한 시간에 이루어질 가능성이 높다. 환자가 저혈당이 두려워 식사 직전에 주사를 맞는 경향이 있기 때문에 혈당의 절정이 인슐린의 절정보다 한 시간쯤 앞설 때가 있는 것이 단점이다.

② 지속형: 얼트러 렌테(ultra lente)라고 하는 이 인슐린은 맞고 나서 약 36시간 동안 혈중에서 작용한다. 아침에 맞으면 그 다음 날 자정 넘어 첫 새벽녘까지 확실하게 작용하기 때문에 새벽의 고혈당을 해결해 주는 인슐린으로 많이 쓰이지만 반면에 다음날 새벽에 저혈당을 일으키는 경우가 있어 말썽이다.

③ 중간형: 약 반나절 동안 작용하는 인슐린이다. 엔피에취(NPH) 혹은 렌테(lente)라고 하는 이 인슐린은 맞고 나서 약 여덟 시간 있다가 혈중치가 절정에 오르고 20 시간 이내에 혈중에서 전부 사라진다. 만일 아침 일곱 시에 레귤라 인슐린과 함께 맞는다면 점심식사 때문에 오후 두 시부터 세 시경 사이에 치솟는 혈당을 해결해 줄 수 있는 인슐린이다.

여러 유명회사가 자기네 상표 이름으로 시판하는 여러 가지 인슐린이 있으나 전부 앞의 세 종류에 속한다. 예를 들어 휴뮬린 유 얼트라렌테(Humulin, U Ultralente)는 지속형에, 휴뮬린 엔(Humulin N), 노볼린 엔(Novolin N), 엔피에취 아일레틴 II(NPH Iletin II)는 중간형에 해당한다. 휴뮬린 50/50(Humulin 50/50)은 속효형과 중간형을 반반씩 섞은 것, 휴뮬린 70/30(Humulin 70/30)과 노볼린 70/30(Novolin 70/30)은 각각 중간형과 속효형을 7: 3으로 섞은 것이다.

(2) 새로 나온 인슐린

인슐린의 화학구조 중 아미노산의 위치를 두어 군데 바꾸어 놓음으로써 약효가 발생하는 시간과 작용이 지속되는 기간을 변화시킨 아날로그(analog) 인슐린이다.

① 리스프로 인슐린(Insulin Lispro: 상표는 휴말로그 · Humalog)과 아스파트 인슐린(Aspart)은 약효 발생 시간이 거의 투여 직후여서 주사를 맞고 15분이면 혈당을 내리는 일을 시작한다. 그 대신 혈중치의 절정 시간이 각각 50분(아스파트)과 90분(리스프로)으로서 일찍 효력을 잃고 둘 다 3~5시간 이후면 완전히 혈중에서 사라진다.

• 장점은 식사를 끝마친 직후에 먹은 식사량에 알맞게 주사를 맞을 수 있어서 좋다. 몸에서 일찍 사라지는 것도 장점이 될 수가 있다.

• 단점으로는 너무 빨리 약효가 발생하기 때문에 음식이 모자랐든가 운동을 계획했던 것보다 더 많이 하면 저혈당을 일으킬 수가 있다. 또 하나의 단점은 너무 민첩하게 당을 처리하므로 혈중의 칼륨이 내려갈 수 있다는 점이다. 당이 세포 속으로 들어갈 때 칼륨이 함께 들어가서 화학변화의 과정을 도와야 하기 때문이다.

② 글라진 인슐린(Glargine Insulin: 상표는 렌터스 · Lentus)은 약효 발생 시간은 주사 후 약 한 시간이고 지속 기간은 약 24시간이다. 특징은 다른 인슐린과 달리 혈중치의 절정 시간이란 것이 없다.

• 인슐린의 혈중치가 기복 없이 한결같은 혈중치를 하루 종일 유지하므로 별 부작용 없이 몸의 혈당을 유지할 수 있다는 이론적인 장점이 있다.

• 우리 몸의 당 혈중치가 이 인슐린의 혈중치같이 일정하지 못하다는 것이 이 인슐린의 단점이 될 수 있다. 식사 후 몇 시간이 경과하면 몸속의 혈당이 정상이 될 수 있는 데에 비해 그 일정한 인슐린의 양이 필요 이상으로 많을 수 있어서 저혈당을 일으킬 수가 있고 또 식사 직후 올라가는 혈당의 양에는 그 일정한 인슐린의 혈중치가 모자랄 수가 있다.

새로 나온 인슐린을 적절히 섞어서 잘 이용하면 앞에 설명한 단점을 피하고 혈당을 좀더 이상적으로 조절할 수 있다.

(3) 인슐린 전달체계의 현재와 미래

1921년 인슐린이 발견 된 이후 이 약은 유일한 전달체계(약을 몸속으로 섭취시키는 수단)인 주사용 약으로 상당한 발전을 거듭해 왔다. 초창기의 인슐린은 도살장에서 수집된 소나 돼지의 췌장에서 채취하여 만들었기 때문에 알레르기 같은 부작용이 드물지 않았다. 몸이 외부 단백질 물체에 대항하기 위해서 항체를 만들기 때문에 인슐린은 그 항체의 저항을 받게 된다. 인슐린의 효능은 감소되고 몸이 필요로 하는 인슐린의 양은 점차 늘어갔다. 하루에 100유니트 이상을 필요로 하는 것은 흔히 있는 일이었다.

저자는 입원 환자 중에 하루에 1,800유니트를 필요로 했던 환자를 기억한다. 이러한 탐탁지 않았던 일은 1980년대부터 다행히 차차 그 자취를 감추었다. 1982년부터 생산된 인슐린은 인간의 인슐린과 똑같은 유전부호(유전자 코드)를 갖춘 물질로 향상되기 시작했기 때문이다. 인간 인슐린의 유전부호를 세균을 통하여 다량 복사시켜서 인슐린을 제조하는 기술을 개발한 것이다. 따라서 요즘 쓰이고 있는 인슐린은 우리 몸이 거부감을 안 느끼는 물질이기 때문에 옛날 같은 부작용은 일어나지 않는다. 그러나 이렇게 좋아진 인슐린도 아직까지는 주사기 바늘에 의하여만 우리 몸에 전달된다. 보통 주사기 바늘을 요하지 않는 극소수의 예외는 다음과 같다.

- 펜 주사기 : 잉크 대신 인슐린을 저장하고 펜촉 대신 바늘을 낀 펜의 형태로 된 주사기가 있지만 약의 양을 측정하는 데에 어느 정도의 편의만을 제공할 따름이지 주사기이기는 마찬가지다.
- 소위 제트 주사기는 바늘 없이 높은 압력의 힘으로 피부를 거쳐서 몸속으로 약을 전달하는 방법인데 주사기 바늘만 안 쓸 뿐, 통증이 바늘과 별로 차이가 없기 때문에 환자들의 평이 그리 좋은 편은 아니다.
- 인슐린 펌프는 지난 10여 년 동안 첨단기술에 힘입어 많은 발전을 해 왔다. 적절한 환자가 제대로 사용하면 혈당 조정의 확연한 개선을 기대할 수 있는 전달방법이다. 정상적인 췌장기능을 가장 비슷하게 맡아 해내는 방법이기 때문

이다. 그러나 이 방법을 적절히 사용할 수 있는 환자는 그렇게 많지 못하다는 것이 현실이다. 우선 사용 중 융통성 있게 대처해야할 일들이 많은 편이어서 사용법이 그렇게 단순한 기계는 아니다. 또 그렇게 흔한 일은 아닐지라도 한 번 일어나면 적절한 조치를 민첩하게 취하여만 되는 일이 일어날 수 있기 때문이기도 하다. 따라서 기계적 소질이 충분치 않은 중년층과 노인들의 대부분이 처음 배우기에는 좀 부담이 가는 방법이다.

(4) 인슐린전달은 주사바늘 없이는 안 되나?

많은 당뇨병 환자들이 매일 한 두 번씩 주사로 인슐린을 맞고 있다. 또 그 대부분이 제법 그 과정에 익숙해져서 별로 큰 부담을 느끼지 않는다. 그러나 더 많은 환자들이 주사를 피하기 위하여 인슐린의 시작을 늦추고 있고, 또 인슐린을 맞고 있는 사람들 중에도 한 번 내지 두 번을 더 맞아야 할 것을 주사 놓기가 싫어서 피하고 있는 사람이 많다. 이유는 사람들은 대체로 주사를 싫어하기 때문이다. 세계 굴지의 제약회사들이 이것을 모를 리가 없다. 그들은 현재 꾸준히 특수 공학 전문인들과 힘을 합쳐서 주사를 피할 수 있는 네 가지 전달방법 개발에 전념하고 있다.

① 경구인슐린

인슐린을 다른 약과 같이 먹을 수 있게만 한다면 얼마나 편리할까? 예를 들어서 식전 30분에 한 알씩 먹으면 혈당이 조절되는 약이 개발된다면 주사를 맞는 사람은 하나도 없을 것이다. 이것이 가능한 이야기인가? 아직도 극복해야 할 기술적인 문제점은 많지만 절대로 불가능하지 않다고 굳게 믿는 기업체들이 있다. 경구인슐린 개발을 계속하며, 성공할 자신을 공공연하게 표명하고 있는 회사가 적어도 셋이 있다. 가장 큰 문제점은 역시 인슐린이 망가지지 않고 소화기관을 통과하는 것이다. 소화기관이 인슐린을 다른 음식과 식별하지 못하고 분해해 버리는 것이다. 일단 분해가 된 인슐린은 약의 효과를 전부 잃게 되니 무용지물이 되어 버린다. 특수 분자를 인슐린에 첨부하여 소화기관을 기만하여 분해를 피하는 데까지는 성공했으나 분해가 안 된 물질은 너무 커서 장의 벽을 통하여 몸속으로 들어가지 못하는 것이다. 억지로 입국은 했으나 아직 공항에 감금되어 버린 딱한 사정과 비슷한 상태이다. 저자는 이 방법의 가까운 장래의 실현성을 넷 중 4위로 평가한다.

② 패치(경피전달) 방법

이 방법은 하루 분의 인슐린을 패치에 담아서 특수 장비를 이용해 미리 피부에 준비한 "현미경적" 통로(구멍들) 위에다 붙이는 것이다. 그런 후에 인슐린이 서서히 피부를 지나서 혈류로 전달되게 하는 방법이다. 알테아(Altea)라는 회사가 독점 개발 중에 있는 이 방법은 아직 초기 시험단계를 벗어나지 못한 상태지만, 일단 개발에 성공하면 하루에 필요한 소위 기본양의 인슐린을 서서히 전달하면서, 식사 때마다 필요에 따라서 속효형 인슐린을 추가로 전달할 수 있는 "완전"한 전달수단이 될 가능성이 높기 때문에 기대가 크다. 실현성 순위는 넷 중 3위로 판단된다.

③ 구강 분무제(噴霧劑 · 에어로졸) 방법

이 방법은 인슐린을 에어로졸로 입속에다 뿌려서 구강 속 혀 밑 뒷부분을 통하여 인슐린을 직접 혈류로 전달되게 하는 방법이다. 시험이 캐나다에서 시작되었고 정부 당국의 인가 진척도 그 나라가 가장 앞서 있다. 오랄린(Oralin)이란 상표까지 정해진 상태이다. 1, 2년 이내에 시판될 것을 예상하며 실현성 순위는 공동 1위이다.

④ 흡입(inhalation) 방법

이 방법은 인슐린을 포함한 분말을 에어로졸 방법으로 구강에 뿌리며 동시에 숨을 깊게 들이쉼으로써 호흡기관을 통하여 약을 흡입하는 방법이다. 이렇게 흡입된 인슐린은 별 문제 없이 혈류에 전달이 되어서 혈당을 조절하게 된다. 그러나 이러한 전달수단의 장기사용이 호흡기관에 미칠 수 있는 악영향의 가능성을 학계와 보건당국이 한결같이 우려했었다. 사실 유럽에서 시행된 임상시험 중 그런 걱정을 뒷받침해주는 결과도 있어서 많은 사람을 실망시켰었다.

그러나 최근 2년 동안 이 문제를 철저히 시험한 결과 이렇게 인슐린 가루를 호흡기관을 통하여 장기간 복용하더라도 호흡기능에 아무런 문제가 없다는 것이 증명되었다. 이 연구결과가 2004년 가을에 독일 뮌헨의 당뇨병학회에서 발표된 후 이 약은 학계와 제약회사의 희망을 다시 한번 부풀게 하고 있다. 앞으로 1, 2년 이내에 모든 인가절차를 끝내고 시판에 들어 갈 수 있을 것으로 전망된다.

세계 제약산업계의 두 거물급인 미국의 화이자(Pfizer) 제약회사와 유럽의 아벤티스(Aventis) 제약회사가 공동개발하고 있는 이 약은 엑수베라(Exubera)라는 상표를 이미 정해 놓고 있는 상태이다. 그러나 아직까지는 가장 긴 시험기간이 2년밖에 안 되기 때문에, 이 약의 시판이 시작된 후에도 호흡기관에 미칠 수 있는 문제점에 대한 우려는 적어도 몇 년 동안은 완전히 사라지지 않을 것이다. 특히 나이가 들면서 자연히 호흡기능이 저하되는 노인들한테는 더욱 걱정거리로 남을 전망이다. 식사 직후 흡입하는 인슐린은 곧바로 작용하여 식후에 오르는 혈당을 조절하는 데는 매우 유용하지만 2, 3시간 이내에 혈류에서 사라진다는 점은 한계점으로 남을 것이다. 이 약의 실현전망 순위는 앞에 설명한 오랄린과 더불어 공동 1위이다.

아스피린과 에이스 억제제(ACE inhibitor)

합병증 예방에 한 몫 한다고 인정받는 약 두 가지

경구 혈당강하제와 인슐린 이외에 흔히 쓰이는 약 두 가지를 설명하면서 미국 등 서방의 새로운 당뇨병 치료의 추세를 살펴보기로 하자. 요즘 웬만큼 앞서 간다고 자칭하는 당뇨병 클리닉은 이 두 가지 약을 거의 자동적으로 당뇨병 환자한테 투여하고 있다.

1. 아스피린

우리에게 잘 알려져 있는 이 약은 네 가지의 중요한 기능을 가지고 있다. ① 해열, ② 진통, ③ 소염, ④ 혈소판의 응결력 강하(降下)이다.

이 약을 당뇨병 환자에게 투여하는 이유는 이 약의 네 번째 작용 때문이다. 피의 응결력을 강하시킴으로써 혈관의 내벽에 콜레스테롤 등 지방성 물질과 피가 범벅이 되어 이루는 피딱지의 형성을 줄여 심근경색과 뇌졸중의 유발을 줄이는 것이 그 목적이다. 많은 연구가 이 약의 효능을 확실히 입증한 바가 있기 때문에 당뇨병을 전문으로 치료하는 의사는 당뇨병 환자가 이 약을 매일 복용하기를 강력히 권장하고 있다.

동맥경화의 과정에는 혈관 내벽의 염증이 상당히 좋지 않은 영향을 미치고 있는 것이 사실이고, 따라서 학자들은 아스피린이 이 점도 해결해 주기를 바라고 있지만 아스피린이 소염제로서 이 문제를 감소시켜 준다는 사실은 아직 증명된 바 없다. 당뇨병 환자가 아스피린을 복용할 때 81mg, 100mg, 300mg, 350mg 등 다양한 분량을 사용하는데 정확히 어떤 양이 제일 좋다는 연구결과는 아직 없다. 많은 전문의들은 성인용 아스피린의 1/4이나, 소아용 아스피린 1정(81mg)을 처방한다.

2. 에이스 억제제 (ACE Inhibitor)

제5장에서 혈압약을 설명할 때 나왔던 약이다. 이 약은 당뇨병 환자가 신장의 합병증을 일으키는 것을 지연시켜 주는 약으로 증명된 이후 많은 당뇨병 환자가 복용하고 있다.

좀 더 자세히 설명한다면 당뇨병 환자의 신장에 합병증이 시작될 때 약간의 단백질이 소변으로 새어 나가기 시작한다. 정상적으로 우리는 하루에 30mg 이하의 단백질을 소변으로 흘려보내고 있고 그 양이 300mg이 될 때까지는 아무 일이 없는 것으로 알아 왔었다. 그러나 약 20년 전에 당뇨병 환자의 신장에 고장이 나기 시작할 때 하루에 31내지 299mg의 알부민을 소변으로 흘려보낸다는 사실을 알아냈다. 이 현상을 의사는 미세단백뇨(微細蛋白尿 · microalbuminurea)라고 부르고 신장이 본격적으로 단백질을 누출하는 소위 요담백(albuminurea) 현상의 전초 현상이라고 여기고 있는 것이다. 그리고 미세단백뇨 환자가 에이스 억제제(ACE inhibitor)를 복용하면 배설하는 단백질의 양이 감소된다는 사실을 의사들이 발견한 것이다. 나아가서 학자들은 이렇게 단백질의 누출이 감소된다는 것은 신장기능의 악화현상이 그만큼 지연되고 있는 것이라고 믿고 있다. 혈압이 높은 당뇨병 환자는 미세단백뇨의 존재를 막론하고 우선 에이스 억제제(ACE Inhibitor)를 복용함으로써 일석이조의 이득을 겨냥해 보아야 한다는 것은 당연한 일이다. 혈압이 높지 않은 당뇨병 환자 중 미세단백뇨가 진단된 환자도 이 약이 저혈압을 일으키지 않는 한 복용토록 하는 것이 요즘 당뇨병 치료의 표준으로 되어 있다.

한편 2004년부터 리피토어(Lipitor) 같은 혈중 지방 강하제를 앞의 두 약과 더불어 여러 당뇨병 전문클리닉에서 환자한테 처방하기 시작했다는 점을 주목해 볼 필요가 있다. 제18장 254쪽에도 나오지만 요즘 리피토어란 약은 상당히 각광을 받고 있는 약이다. 동맥 속의 새로운 플라크 형성을 저지하고 기존 플라크까지 줄여준다는 연구결과 때문이다. 동맥경화증이 생길 위험인자를 소지한 환자는 콜레스테롤의 수치와 관련 없이 이런 약을 복용하는 것이 바람직하다는 것을 요즘 많은 전문가들이 권장하기 시작했다.

최근 당뇨병 치료의 관념

이 중요한 장을 끝마치기 전에 최근 서방의 당뇨병 전문가들이 한결같이 강조하고 있는 열 가지의 중요한 관념과 지침을 열거하며 그 요점을 다시 정리해 본다.

(1) 당뇨병은 되도록 조기에 진단한다.

(2) 당뇨병은 유전, 고령, 그리고 건강을 해치는 생활습관의 3 요소가 맞아떨어져서 생기는 병이다.

(3) 따라서 우리는 다식, 과체중, 그리고 운동부족의 세 가지를 가져다주는 생활습관을 고쳐야 한다.

(4) 생활습관을 고쳐서 과체중을 없애고 운동을 정규적으로 함으로써 당뇨병을 피할 수 있다.

(5) 생활습관을 바꾸어도 공복의 혈당이 126mg 이상이고, 식후 혈당이 180mg을 초과하면 약물치료를 시작한다.

(6) 경구 혈당강하제로 치료를 시작하되 목적의 혈당치인 공복 130mg 이하, 식후 혈당 180mg 이하, 그리고 당화혈색소(Hemoglobin A1C)가 7% 이하가 이루어지지 않으면 조기(몇 달 이내)에 인슐린을 시작한다.

(7) 철저한 혈당조절이 합병증 방지의 가장 확실한 길이라는 것을 환자 자신이 믿어야 한다. 일단 그것을 믿게 되면 환자 자신의 적극적인 참여만이 이상적인 혈당을 유지할 수 있는 유일한 길이라는 사실을 인식해야 된다. 이상적인 혈당을 유지하는 데는 다음 네 가지 조건이 갖추어져야 한다.

① 당뇨병 치료의 충분한 지식과 최근 정보를 가지고 있는 담당의사의 진료와 지도를 정규적으로 받는다.

② 환자 자신이 당뇨병에 대한 어느 정도의 지식을 갖추어야 된다. 그리하여 적어도 자기 병에 관련해서 무엇이 어떻게 돌아가고 있는지를 자신이 파악할 수 있을 만한 당뇨병의 지식은 가지고 있어야 한다. 물론 이해를 못하는 점이 있으면 담당 의사나 간호사한테 물어서 자기가 얻은 지식과 정보를 확인한다.

③ 담당의사 지시에 따라서 정규적으로 자기 혈당을 집에서 측정하고 그에 따라 인슐린의 양과 주사 시간을 조정한다. 집에서 자기 자신의 혈당을 측정한다는 것은 인슐린을 맞고 있는 모든 환자가 배워서 실천해야 될 중요하고 기본적인 사항이다. 인슐린의 종류와 투여시간 등에 따라 의사가 지시하는 측정 빈도와 시간은 환자마다 다르겠지만, 아침 식사 이전, 그리고 취침 전에 측정한다. 첨단기술을 이용하여 개발된 근래의 측정기는 최저의 통증, 최고의 편리, 그리고 정확성 등 많은 장점을 제공하고 있다.

④ 적어도 일년에 두세 번 당화혈색소(Hg A1C)를 측정해야 된다. 당화혈색소야말로 채혈 전 3개월 이전부터 채혈시까지의 평균 혈당이 어느 정도로 잘 조절되어 있었나를 정확하게 나타내 주는 검사이기 때문이다. 이 검사의 차이점과 중

요성을 학생의 성적을 비유해 설명한다면 오늘 아침에 집에서 측정한 혈당은 오늘아침 수업시간에 선생님이 물어본 질문에 대한 학생의 답이 얼마나 선생님 마음에 들었나를 보여주는 데 지나지 않지만, 지난 주 병원에 가서 검사 받은 당화혈색소의 수치는 지난주에 끝마친 학기의 학기말 성적과 같은 것이다. 그러므로 4개월에 한 번씩 이 검사를 받으면 혈당이 얼마나 잘 조정되고 있는지를 비교적 정확하고 지속적으로 파악할 수 있어서 치료 계획을 세우는 데 큰 도움이 된다. 당뇨병이 없는 사람의 당화혈색소의 정상치는 6% 정도이고, 당뇨병 환자의 당화혈색소는 되도록이면 7% 이하로 유지하는 것을 목표로 삼고 있다. 이 수치를 목표로 삼는 이유는 다음과 같다. 미국과 캐나다의 29개 의료센터에서 10년 동안 시행되었던 유명한 DCCT(당뇨병 조절과 합병증 유발에 관한 연구)의 결과는 당뇨병이 철저히 조절되어서 당화혈색소가 평균 7.2%로 유지된 환자의 합병증 유발률이 그렇지 않은 환자에 비교해서 40% 내지 75% 감소되었다는 것을 증명해 주었다.

(8) 당뇨병의 합병증은 고혈당, 고지혈, 그리고 고혈압의 상호 공범자 관계를 지니고 있는 3개의 악의 축으로 이룩된 삼각형에 의하여 생겨나는 것이다. 이 관념이야말로 최근 당뇨병 합병증 방지책을 이해하는 데 기반이 되는 원칙이다. 그러므로 철저한 이 삼각형 전체의 관리만이 무서운 당뇨병의 합병증을 방지할 수 있다. 이들 삼고(三高) 외에 흡연을 꼭 포함시켜야 된다고 점점 더 많은 학자들이 주장하고 있다.

(9) 구체적으로 완전한 당뇨병의 조절과 합병증의 예방은 ① 당화혈색소를 7%이하로 유지하고, ② 혈압을 130/80 이하로 내리고, ③ 나쁜 콜레스테롤을 100mg 이하로, 좋은 콜레스테롤을 40mg 이상으로, 중성지방을 150mg 이하로 유지하고, 철저한 금연을 실천하는 등 모든 것이 완전히 이루어졌을 때에만 가능하다.

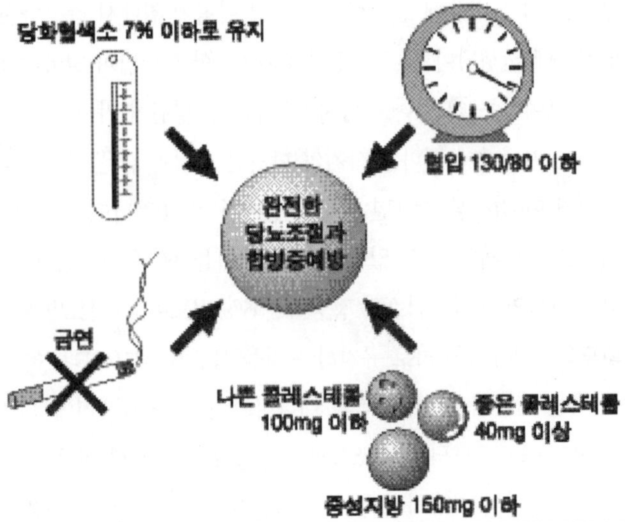

〈그림 6-C〉 당뇨병 조절과 합병증 예방

(10) 앞에서 논의된 여러 가지 중 역시 가장 기본이 되는 것은 물론 혈당치이다. 적절한 방법으로 이상적인 혈당을 유지한다면 정상적인 인슐린의 혈중치를 유지할 수 있고 나아가서 고지혈도 방지할 수 있기 때문이다.

몸과 마음을 몹시 상하게 하는 뇌혈관의 고장

제7장

뇌졸중

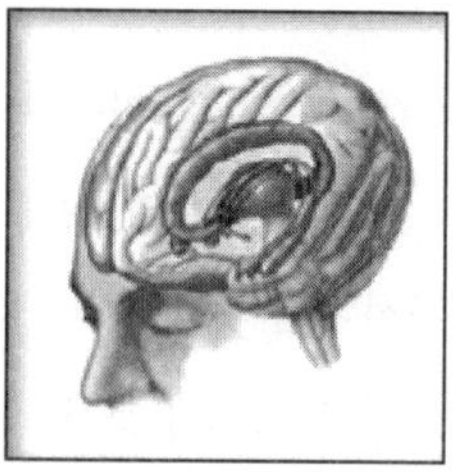

뇌졸중이란 무엇인가?

정상적인 뇌 세포는 혈관이 막혀서 피와 산소의 공급이 중단되면 불과 몇 분 이내에 뇌 세포로서의 기능을 상실하게 되고, 그 상태가 세 시간 이상 계속되면 그 세포는 죽게 되는 것이다. 얼마나 많은 수의 뇌 세포가 사망하며, 또 그 죽은 세포가 뇌 속에서 어느 위치를 차지했느냐에 따라서 어느 뇌기능이 얼마만큼 상실되느냐가 결정된다. 이렇게 피와 산소의 공급이 중단되어 뇌 세포가 사망해서 뇌가 일부의 기능을 상실하는 것을 뇌졸중, 또는 뇌중풍이라고 부른다.

뇌졸중은 누구한테 생기나?

뇌졸중은 10세 미만의 유아에서부터 80대 이후의 노인한테까지 골고루 생기는 병이지만 대부분의 환자가 65세 이후의 노인이다. 미국의 통계를 보면 뇌졸중 환자의 약 3/4이 65세 이상인 것으로 나타나 있다. 남자의 발병률이 여자보다 훨씬 높게 나와 있지만 정확한 이유는 알려져 있지 않다. 남자의 흡연률이 여자보다 높고 술도 여자보다 더 많이 마시는 것이 이유가 될 가능성도 있고 또 여성의 뇌졸중 유발률이 갱년기 이전에는 남자보다 훨씬 낮다는 데에도 그 이유가 있겠지만 제일 큰 이유는 유전적인 차이점일 가능성이 높다.

뇌졸중은 어떻게 생기나?

크게 보아서 세 가지의 다른 이유와 경로로 이 병이 생긴다.

① 뇌졸중을 가장 흔히 일으키는 이유는 혈전(血栓 · thrombus)이다.

혈전이란 혈관 속에 생긴 피딱지를 의미한다. 고혈압과 당뇨병 같은 성인병의 조절이 오랫동안 잘 되지 않은 경우 혈관 속이 헐고 염증이 생기고 껄껄해진다. 그곳에 콜레스테롤이나 다른 지방성 물질이 피와 뒤범벅이 되어 덮을 때 피딱지가 생기게 되는 것이다. 그렇게 생긴 혈전이 목의 동맥에 붙어 있다가 아주 조금씩 떨어져 나오고 그 분리된 작은 조각이 점점 가늘어지는 혈관을 타고 뇌로 올라가는 것이다. 통과할 수 있는 데까지 올라가서 혈관의 직경이 혈전의 조각보다 좁아지면 통과를 못 하게 되고 결국은 그 혈관을 틀어막게 된다. 물론 뇌의 혈관 자체에서도 혈전이 생길 수 있다. 그 혈전이 작은 뇌혈관의 직경을 차차 작게 하여 결국은 그 혈관을 완전히 틀어막게 되는 것이다.

② 두 번째로 자주 뇌졸중을 일으키는 경로가 전자(栓子 · embolus)에 의한 것이다.

심장의 박동이 오랫동안 불규칙하면 심장 속에 조그만 핏덩어리가 생길 수가 있다. 그 핏덩어리가 쪼개져 일부가 혈관을 따라서 다른 기관으로 옮아갈 경우 그 핏덩어리의 작은 조각을 전자라고 부른다. 전자가 뇌로 올라가 앞에 설명한 혈전의 경우처럼 결국은 뇌의 혈관을 틀어막으면 뇌졸중을 일으키게 되는 것이다.

③ 세 번째는 혈관이 터져서 출혈을 하게 되는 경로이다.

혈관이 터지는 이유는 당뇨병과 고혈압 등으로 혈관 속이 헐고 약해진데다가 고혈압마저 조절이 잘 안 된 상태에서 그 압력을 감당 못하고 혈관이 터져 버리는 것이다. 우리는 이것을 뇌출혈이라고 부른다. 가장 드문 뇌출혈은 뇌혈관에 동맥꽈리(동맥류 · 動脈瘤 · aneurysm)라고 하는 비정상적인 선천적인 변화를 가지고 태어난 사람한테 일어나는 출혈이다. 이 선천적인 변화는 동맥벽이 조그마한 꽈리

모양으로 부풀어져 나온 현상이다. 이런 사람은 아무 증세도 없이 잘 살다가 나이가 든 후 갑자기 그것이 터져서 출혈을 하게 된다.

뇌졸중은 어떤 사람한테 생기나?

뇌졸중을 앓을 위험인자

뇌졸중은 누구에게도 생길 수 있으나 그 병이 생길 위험인자가 너무나 자세히 알려져 있는 상태이기 때문에 그런 위험인자를 가지고 있는 사람은 각별히 노력하여 되도록 자기가 가지고 있는 위험인자 중 제거가 가능한 것은 제거하고, 그렇지 않은 것은 극소로 줄여서 병을 유발할 가능성을 상당히 줄일 수 있는 것이다.

① **담배를 피우는 사람이 뇌졸중에 걸릴 가능성은 담배를 안 피우는 사람에 비해 1.5배 내지 3배가 높다**는 것을 제3장에서 설명한 바가 있다. 이것은 흡연이 혈관을 수축하고 내부 벽에 경련을 일으키는 화학물질을 자극하기 때문이라고 학자들은 믿고 있다. 온갖 나쁜 재주는 다 부리는 것이 담배이고 보면 그 밖에도 또 다른 이유 몇 가지가 더 있다. 담배는 좋은 콜레스테롤을 내리고 나쁜 콜레스테롤은 올려놓는다는 것도 독자들은 기억할 것이다.

② **혈압이 높은 사람은 각별히 조심을 해야 한다.** 뇌졸중 환자의 대부분이 고혈압 환자이기 때문이다. 물론 고혈압이 안전하게 조절되어 있으면 크게 걱정할 필요는 없다. 그것은 뇌졸중을 일으키는 환자의 대부분이 고혈압의 조절이 불충분했거나, 그렇지 않으면 아예 자기가 고혈압 환자인 줄을 전혀 모르고 있던 환자였기 때문이다. 고혈압 자체가 자각증세를 일으키는 것은 매우 드문 일이기 때문에 많은 사람이 치료를 등한시하는 경향이 있고, 그래서 갑자기 큰 변을 당하는 경우가 너무나 많다. 바로 그런 이유 때문에 고혈압은 잘 알려진 악명을 얻은 것이다.

③ **당뇨병을 가진 사람이** 되도록 혈당을 정상적으로 유지해야 된다는 이유가 바로 이같이 무서운 합병증을 피하기 위해서이다. 혈당이 높으면 혈관 속 벽에 염증을 일으키고 나쁜 콜레스테롤을 올려서 혈관 속 벽의 피딱지 형성의 틀을 마련

해 주는 것이다.

④ 고혈압과 당뇨병 양자를 다 가진 환자의 뇌졸중 유발 가능성은 꽤 높은 편이라는 것을 인식하고 두 병의 조절에 노력을 아끼지 말아야 한다.

⑤ 심장병을 가진 사람도 뇌졸중을 유발할 가능성이 높다. 특히 심장의 리듬(박동)이 불규칙한 환자는 꼭 혈액의 응고를 강하시키는 약을 복용해서 심장 내의 응혈을 막아야하고 되도록 심장의 리듬을 정상화하도록 노력해야 한다. 특히 심장마비, 심근경색을 앓은 사람의 상당수가 퇴원 후 일년 이내에 뇌졸중을 앓는다는 사실도 기억해야 한다.

⑥ 뇌졸중을 앓은 사람의 14%가 처음 뇌졸중을 앓고 난 지 1년 이내에 뇌졸중의 재발을 경험한다. 그것은 첫 뇌졸중을 앓기 전에 그 환자가 원래 가지고 있던 위험인자가 그대로 존재하고 있는 경우가 많은데다, 그 환자의 전체적인 건강상태가 전보다 조금이나마 더 나빠졌을 가능성이 높아 그 위험인자가 커졌을 가능성이 있기 때문이다.

⑦ 나이가 많아지면 많아질수록 뇌졸중을 앓을 가능성은 점점 높아진다.

⑧ 동양 사람이 백인보다 뇌졸중에 걸릴 가능성이 높다.

⑨ 남자가 여자보다 뇌졸중 발생률이 높다.

⑩ 가족 중 누군가가 뇌졸중을 앓았으면 그 직계 가족의 뇌졸중 발생률은 그런 가족이 없는 사람보다 높다. 특히 가족 중 누군가가 비교적 젊은 나이에 뇌졸중을 앓았을 때에는 더욱 그렇다.

⑪ 술을 하루에 석잔 이상 마시는 사람이 그렇지 않은 사람보다 뇌졸중을 일으킬 가능성이 높다.

⑫ 호모씨스틴(homocysteine)이라고 불리는 아미노산의 혈중치가 정상(10 micromole / 1 liter)을 초과하는 사람.

⑬ 혈액의 콜레스테롤, 특히 나쁜 콜레스테롤이 정상수치(140mg)보다 높은 사람.

뇌졸중의 증세는 어떤가?

다섯 가지 경고

다음 다섯 가지 증세가 미국 의료기관이 계몽하는 소위 뇌졸중 경고이다.

경고 1 갑자기 얼굴이나 한 쪽 팔 다리가 저리거나 감각을 잃은 기분이다.

경고 2 갑자기 한 눈이나 양 눈이 잘 안 보인다.

경고 3 갑자기 말을 잘 못하거나 잘 알아듣지 못한다.

경고 4 갑자기 걷지를 못하거나 어지럽고 균형을 못 잡는다.

경고 5 갑자기 아무 이유 없이 심하게 머리가 아프다.

이들 증세 중 어느 한 가지라도 생기면 미국에선 지체없이 911(한국의 119)로 신고하여 구급차로 가까운 응급치료 시설이 있는 병원으로 이송하기를 권하고 있다. 위의 증세가 잠시 후 없어지더라도 911을 통하여 병원으로 급히 가라고 하는 권고에는 변함이 없다.

뇌졸중의 응급치료

미국에서는 1990년대 중반부터 여러 연구로 그 신빙성과 효능이 입증된 티-피에이(t-PA · tissue plasminogen activator)치료법이 시작되었다.

피의 응고를 저지하고 이미 생긴 혈전을 풀어주는 약이 미국의 식품의약청(FDA)에 의하여 임상사용이 허락된 이후 신속하게 보급이 되었다. 급하게 서둘러야 되는 이유는 단 하나다. 이 약의 양호한 치료결과를 기대하려면 뇌의 혈관이 차단된 후 3 시간 이내에 티-피에이 치료가 시작되어야 한다. 그렇기 때문에 여기저기 연락하고 또 일단 병원에 가서도 마냥 기다리고 있을 시간이 없는 것이다. 119에 전화하고 나서 45분 이내에 의사의 검사를 받고 피검사, 씨티(CT) 촬영 등을 받아야 된다. 그래야만 간신히 3시간 이내에 뇌졸중 진단을 확인하고 또 뇌출혈이 없었다는 것을 확인한 다음 티-피에이 치료를 시작할 수 있게 된다.

이 약은 정맥을 통하여 투여되는데 요즘에는 이 약을 두뇌 속의 혈관이 막힌 부분에 직접 집어넣어 줌으로써 효과가 더 좋아졌다는 보고가 있다. 그러한 특수치료는 경험이 충분한 치료방사선전문의(invasive radiologist)가 늘 자리를 지켜야 하고, 또 만약의 경우 신경외과 전문의의 도움도 곧 받을 수 있어야하기 때문에 아직은 몇몇 대학병원 등 규모가 큰 종합병원에서만 가능한 일이다.

정맥 루트로 치료를 받은 환자가 치료 이후 6개월 이내에 100%의 뇌기능을 회복한 것이 31% 내지 50%이었다. 이것은 이 약의 치료를 못 받은 사람과 비교하여 11% 내지 18%가 높은 것이다. 이 치료의 가장 중요한 부작용은 뇌출혈이다. 치료를 받은 환자의 6.4%가 뇌출혈을 했고, 그것은 이 치료를 안 받은 사람에 비하여 5.8%가 더 높은 비율이었다. 2003년에 발표된 한 연구보고서는 80세 이상의 환자는 이 약의 혜택을 별로 보지 못한다고 주장하였는데 앞으로도 더 많은 연구가 이 치료법의 장단점을 계속 가려낼 것으로 기대가 된다. 어쨌든 이 책을 쓰고 있을 당시에는 뭐니뭐니해도 뇌졸중에는 민첩한 티-피에이 치료가 가장 효능이 증명된, 따라서 기회를 놓치면 안 되는 치료방법이라고 하겠다. 훌륭한 시설과 의료진을 갖춘 한국의 여러 종합병원들도 물론 이 치료를 시행하고 있다. 한 가지 주의해야 할 것은 구급차가 향하고 있는 병원에서 앞에서 이야기한 검사와 치료를 소요시간 이내에 완수할 수 있는지를 미리 확인해 보는 것이다. 일단 어렵게 도착해서 그곳에서는 그런 치료를 못 한다고 한다면 그때 다른 곳으로 옮겨간다는 것이 시간적으로 대개 불가능하기 때문이다.

뇌졸중이 가져오는 결과

이와 같은 치료를 되도록 빨리 받아서 뇌기능이 완전히 회복되지 않는 경우 뇌졸중 환자는 적어도 일부 뇌기능을 상실하게 된다. 어떤 기능을 어느 정도 상실하느냐는 두 가지에 달려있다.

① 첫째, 뇌 세포를 얼마큼 상실했느냐, 다시 말하여 막힌 혈관이 얼마나 컸었느냐에 따라서 얼마나 심하게 기능을 상실하느냐가 결정된다. 물론 막혀버린 혈관이 클수록 잃는 기능의 양도 많아지고 생명을 잃는 위험도 높아진다. 7.6%의 비출혈성 뇌졸중 환자가 30일 이내에 사망하는데, 그 대부분이 꽤 큰 혈관이 막혀서 그것에 의존하고 있던 상당량의 뇌 세포가 죽었기 때문인 것으로 나타났다. 반면에 많은 환자가 자기도 모르게 뇌졸중을 앓는 수도 많다. 그것도 여러 번씩이나. 그러나 막힌 동맥의 반경이 하도 작아서 그야말로 바늘구멍만한 뇌 조직만이 죽게 되고, 다행히 상실된 뇌기능은 하도 적어서 본인이 인지할 수도 없는 것이다. 그러나 이런 미니 뇌졸중(mini-stroke)도 수 없이 재발하면 노인형 치매와 비슷한 상태를 초래할 수도 있는 것이다(제5장 S씨 케이스 참조).

② 뇌기능의 어떤 부분이 상실되느냐는 뇌의 어디에 있는 혈관이 막혔느냐에 따라서 결정이 된다.

- 왼쪽 뇌에 있는 혈관이 막히면 오른쪽 팔과 다리를 못 쓰게 된다. 또 중요한 것은 말하고 언어를 배우고 기억하는 일을 하는 뇌기능 부위가 대부분의 경우 왼쪽에 있기 때문에 이 환자는 말하는 기능과 배운 언어를 기억해 내는 기능을 잃는 수 가 많다. 언어를 잊어버리기 때문에 하고 싶은 말을 오른 손으로 쓸 수도 없는 어려운 경우에 처하게 된다. 그들은 또 모든 행동에 자신을 잃고 새것을 배우거나 무엇을 기억하는 능력마저 잃게 되기 쉽다.
- 오른쪽의 뇌기능을 상실하면 말과 언어에는 대체로 영향이 없지만 왼쪽을 못 움직이게 된다. 그들은 간격, 거리, 그리고 공간의 감수성이 많이 떨어져서 오른손으로 음식을 먹는 데도 숟가락질이 정확하지 못하여 음식을 흘릴 수 있고, 걷는 것을 배우면서도 균형 등이 문제가 될 수 있다. 이들은 또 관념을 형성하는 능력을 많이 잃게 되어서, 예를 들어 작은 조각이 모여서 큰 것이 된다는 개념을 다시 배워야 할 때가 많다. 이들도 왼쪽에 피해를 본 환자와 마찬가지로 기억력을 상실하고 배우는 능력이 저하될 수도 있다.
- 피해가 소뇌에 있는 환자는 균형 잡는 능력을 잃어 걷는 것이 어려울 뿐만

아니라 메스꺼운 증세와 구토증이 문제가 되기 쉽다. 그리고 우리 몸이 자동적으로 행사하는 반사반응의 기능을 상실할 수 있어 많은 문제를 일으킬 수 있다.

- 뇌줄기(뇌간 · Brain Stem)는 호흡, 순환 등을 조절하는 아주 중요한 역할을 하는 두뇌의 부분이며 뇌와 척수 사이에 위치하고 있다. 따라서 뇌줄기의 기능이 어느 정도 상실되면 생명을 유지하는 것 자체가 불가능할 수 있다.

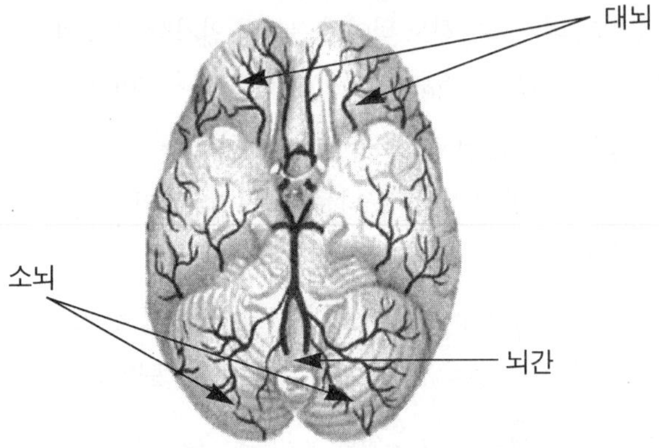

〈그림 7-1〉 뇌의 전체도

재활치료

뇌졸중 환자가 위험한 시기를 넘기자마자 재활치료는 시작되어야 한다.

"뇌졸중 환자는 반신불수의 어려움을 받아들이고 혈압조절을 철저히 하며 남은 일생을 살아야한다"고 의사들이 환자와 가족을 체념시키던 것은 옛날이야기이다. 요즘에는 빨리 그리고 철저히 재활치료를 받으면 약 65%는 어느 정도의 신체기능을 되찾을 수 있고, 그 중의 반 그러니까 전체의 1/3 정도는 정상적인 신체기능, 그렇지 않으면 약간의 불편만을 겪어야하는 상태를 찾을 수 있다는 신념아래 치료를 하고 있는 것이다. 물론 환자와 가족도 이러한 사실을 믿고 좀 힘이 들고 희망이 없어 보이더라도 참고 견디어 주어야 좋은 결과를 기대할 수 있을 것이다. 재활 치료는 세 가지로 나누어서 받게 된다.

1. 물리치료

주로 팔 다리의 기능을 되찾기 위한 치료이다. 약해진 한 쪽 하반신의 힘을 되찾기 위한 운동을 주로 많이 하게 된다. 물론 상반신의 기능회복을 위한 운동도 하게 되지만 환자가 제일 힘들고 어려워하는 것은 다시 걸을 수 있게 되기 위하여 하는 운동이다. 가족의 많은 격려와 도움이 절실히 필요한 어렵고 절망적인 고비를 환자는 수 없이 겪게 되는 것이다.

2. 작업치료 (OT · Occupational Therapy)

물리치료와 병행하여 받게 되는 OT는 뇌졸중 때문에 잃게 된 신체기능 중, 특히 일상생활에 필요한 기능을 회복시키기 위한 집중적인 치료이다. 예를 들어서 환자가 신체의 일부분이 마비되거나 약해져서 옷을 혼자 못 입게 되었을 경우, 옷 입는 데 필요한 근육을 특별히 집중적으로 치료하여 남의 도움 없이도 혼자 옷을 입을 수 있게 하기 위한 치료이다. 요즘에는 환자의 독립적인 일상생활에 도움이 될 장비가 많이 개발되어 있다. OT는 또 이런 특수 장비를 사용하는 요령을 가르친다. 숟가락과 젓가락을 사용하는 법도 OT에서 다시 배우게 되는 것이다.

3. 언어치료 (Speech and Language Therapy)

뇌의 왼쪽에 경색 현상이 생긴 환자의 대부분이 말하는 능력과 배운 언어를 구사하는 능력을 어느 정도 상실한다. 말을 한다는 것은 두뇌의 특수한 기능이다. 그렇기에 그 기능을 회복하는 데에는 특수한 치료가 필요한 것이다.

아직까지 학자들은 상실된 뇌 세포의 회복이 어떤 경우에 어떻게 이루어지는지는 자세히 이해를 못하고 있는 상태이다. 단지 환자의 대부분이 잃어버린 기능을 어느 정도 회복한다 는 것은 잘 알려진 사실이다. 그리고 적절하고 철저한 재활치료가 그 회복을 분명히 촉진해 준다는 사실은 모든 전문가들이 확신하고 있다.

뇌졸중 환자가 당면할 수 있는 여러 가지 문제

• 기억력과 배우는 능력을 상당히 상실하는 환자가 많다. 이것은 특히 왼쪽 뇌에 경색상태를 일으켜 몸의 오른쪽이 불편해진 사람에게 더 많이 일어난다. 가족의 많은 이해와 인내가 필요할 때가 많다.

• 팔다리의 기능과 상관없이 몸의 균형을 잃는 환자가 많다. 특히 사지가 상당량의 기능을 되찾은 환자가 이로 인하여 넘어질 가능성이 높기 때문에 특별한 조심을 필요로 한다.

• 방광의 작용이 여의치 않아 소변을 조절 못하여 옷이나 잠자리에서 일을 내는 경우가 많다. 이 현상은 뇌졸중을 일으킨 직후부터 몇 주일간에 제일 심하게 나타난다. 다행히 대부분의 환자가 방광 기능을 몇 달 이내에 회복하여 가족과 환자에게 기쁨을 안겨준다. 그러나 나머지 환자는 많은 마음고생을 하며 살게 되는데, 환자를 돌보아야하는 가족도 많은 불편을 견뎌야 하는 것은 물론이다. 그런데 그 과정에서 뜻하지 않게 환자에게 무안을 주어 환자가 인격을 무시당했다고 생각하는 경우가 생길 수 있다는 사실을 가족이 잘 인식하고 각별히 조심해야 된다.

• 직장의 기능 역시 여의치 않아 대변의 조절이 마음대로 안 되는 경우도 있으나 다행히 대부분의 환자가 발병 후 1, 2개월 이내에 이 기능을 되찾게 된다.

• 아마도 가장 중요한 문제는 우울증일 것이다. 상당수의 환자가 뇌졸중을 당하고 수개월 이내에 우울증 증세를 나타낸다. 그 이유는 여러 가지가 있다. 자신의 상태에 비관을 하기 때문에, 병의 회복이 자신이 생각한 것에 비해 실망스러워서, 앞날이 절망적이어서, 두뇌를 다쳤기 때문에 등을 들 수 있다. 그러나 사랑하는 가족한테 자신이 끼치고 있는 고생과 걱정 때문에, 또는 자기가 믿고 있었고 그리고 자기가 극진히 사랑하고 돌보아 주었던 자기 자신의 혈육한테서 받는 대우가 섭섭

하다고 느껴질 때 생기는 우울증이야말로 더 큰 문제이다. 따라서 가족의 도움이 절실한 것이다. 우울증 증세가 호전되지 않으면 지체없이 담당의사와 의논하여 적절한 치료를 받도록 해야 한다.

뇌졸중을 피하려면?

뇌졸중을 방지하려면 그 병의 위험인자를 되도록 철저하게 제거하여야 한다.

• 콜레스테롤을 정상치로 회복하는 것은 거의 기본이다(제18장 참조).

• 흡연자는 꼭 금연을 해야만 뇌졸중을 피할 수 있다(제3장 참조).

• 혈압을 측정하여 고혈압이 없다는 것을 확인하고 만일 고혈압이면 적절한 치료를 받아 철저히 혈압을 조절해야 한다.

• 혈당을 측정하여 당뇨병이 없는지 확인하고 만일 당뇨병이 있다고 진단이 나오면 적절한 치료로 혈당을 가능한 한 철저히 조절해야 한다.

• 음주량은 하루에 두 잔 이하로 줄인다.

• 만일 집안에 뇌졸중 역사가 짙게 있든지 전에 뇌졸중을 이미 앓았으면 아스피린(81mg)을 매일 복용하는 것도 도움이 된다.

• 심장의 리듬이 불규칙하면 내과 전문의나 심장내과 전문의의 치료를 받아 리듬이 다시 규칙적으로 되게끔 시도해 본다. 그리고 그들이 처방하는 심장약을 복용한다.

• 심장이 규칙적인 리듬으로 돌아오지 않으면 혈액의 응결력을 강하시키는 약을 의사의 지시에 따라 복용한다.

• 취미생활을 다양하게 함으로써 생활의 만족도를 높여 스트레스가 마음속에 자리 잡지 못하게 한다.

• 가볍고 규칙적인 운동은 건강을 위하여 필수적이며 정신건강에도 매우 좋다(제24장 참조).

• 혈액 호모씨스틴이 높은 사람은 엽산(folic acid)을 복용하든지 엽산이 섞인 씨리얼(cereal)을 규칙적으로 먹는다. 비타민 B6과 B12도 도움이 될 수 있다.

• PPA(phenylpropanolamine)이란 화학물질이 들어간 약을 복용하지 말 것. 이 약은 처방전 없이 살 수 있는 감기약 등에 들어있는 코 막힌 것을 치료하는 성분인데 최근에 이 약을 복용한 환자, 특히 여성이 뇌출혈을 일으킬 수 있다는 것이 알려져서 미 식품의약청(FDA)에서 경고처리한 바가 있다. 한국에서도 2004년 7월부터 판매가 금지되었다.

뇌졸중 치료의 장래

뇌의 세포가 죽고 또 다시 어느 정도 살아나는 과정에 있어서 우리가 현재 이해하고 있는 수준은, 그 분야에서 연구를 하는 학자들의 말을 빌리면 "창피할 정도"로 너무나 빈약하다. 따라서 지금까지의 뇌졸중치료란 자연이행에 장단만 맞추어 거들어 주는 정도였다. 뇌 세포의 재생에 관한 많은 연구가 지금 진행 중이고 계획 중에 있는 상황이다. 지금까지 많은 발전을 이룩한 유전학과 단백질 연구의 지식이 뇌 생리 연구에 응용이 될 전망은 확실하다. 특히 줄기세포의 응용으로 뇌의 단백질의 내막이 드러나고 학자들이 뇌 세포의 "죽음과 다시 살아남"에 대한 지식을 밝히게 된다면 앞날의 뇌졸중 약물치료는 상당한 특수성을 띠게 될 것이고, 지금은 상상도 못 할 효과적인 치료가 가능해질 것이다. 그렇게만 된다면 요즘에 비해 훨씬 빠르고 완전한 환자의 회복이 이루어질 것이다.

한편 머지않은 장래에 뇌졸중의 예방과 치료를 현저히 개선해 줄 또 하나의 청신호가 있다. 2004년 8월 말일에 미 식의약청에서 인가한 목동맥(Carotid Artery)의 스텐트(Stent)이다. 스텐트란 특수 금속으로 만들어진 관(管)으로 넓적다리정맥(Femoral Vein)을 통하여 플라크 때문에 막히거나 좁아진 목의 동맥에 진입시켜 좁아진 부분을 벌려서 열게 하는 첨단 기구이다. 이 스텐트는 플라크의 부스러기를 거르는 필터작용도 겸할 수 있어 뇌졸중의 재발도 방지한다. 이 기구는 치료방사선전문의가 설치하기 때문에 수술이 필요 없다는 것이 큰 장점이어서 뇌졸중 극복에 크게 이바지할 것으로 기대된다.

제8장

하루에 만 리터를 다루는 심장 펌프

심장 질환

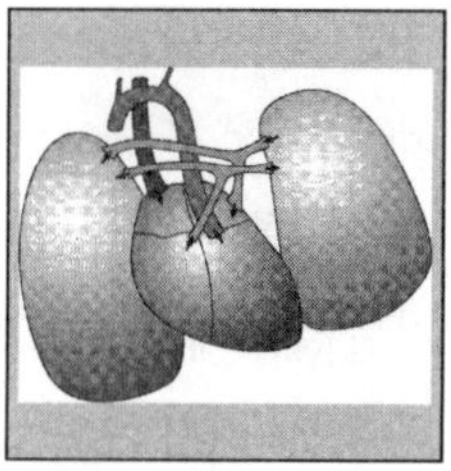

나이를 먹으면서 우리의 심장도 차차 나이의 티가 나타나게 된다.

태어나기 몇 달 전부터 시작하여 6, 70년 간 매 초에 평균 한 번씩 상당한 힘으로 근육을 수축하여 피를 온 몸에 펌프질하여 보냈으니 지칠만도 하다. 아무리 생각해보아도 우리의 심장만큼 성능이 좋고, 믿을만하고, 튼튼한 펌프는 어디에서도 찾아보기 힘들다. 과학이 발전할 만큼 발전을 했다지만 아직도 그만큼 오래 가고 믿을만한 펌프를 만들 수는 없다. 그렇게 훌륭한 우리의 심장도 역시 한도가 있는 것이어서 우리 모두가 이 세상을 떠나게 되는 이유는 누구나 할 것 없이 바로 그 펌프가 더 이상 가동을 못하게 되기 때문이다.

우리가 나이를 먹으면서 심장이 어떻게 자연히 변하는가를 우선 살펴보고, 그 다음에 콜레스테롤 때문에 생기는 판(플라크 · plaque)에 의한 변화를 다루어 보기로 하자. 물론 모든 사람의 심장에서 다음과 같은 변화가 한결같이 일어난다는 말은 아니다. 사람에 따라 일어나는 변화의 종류와 변화의 정도가 틀리게 마련이다.

심장의 구조와 기능

사람의 심장은 네 개의 칸으로 되어 있고, 그 네 칸(우심방, 우심실, 좌심방, 좌심실)에는 입구와 출구가 있다(〈그림 8-A〉 참조).

우선 상반신, 하반신에서 각각 묵은 피를 받아 가지고 두 대정맥을 통하여 우심방으로 들어오는 문, 그 묵은 피의 이산화탄소를 산소와 바꾸려고 폐로 가기 위해 우심실에서 나가는 문, 폐에서 산소를 공급받아 좌심방으로 들어오는 문, 그리고 좌심실에서 온 몸으로 나가기 위해 대동맥으로 나가는 문이 그 중요한 문이다. 그리고 양쪽의 방과 실 사이에 통로가 있고 조그만 문이 하나씩 있다. 그렇게 해서 전부 일곱 개의 문이 있는데 그 중 늘 열려있는 심방으로 들어오는 문을 제외하고 나머지 문에는 판막(valve)이 있어서 혈액의 흐름을 통제하고 있다. 출입을 통제하는 이유는 간단하다. 우선 심장의 두 심실은 제각기 특정 용량이 정해져 있어 각 심실이 수축을 하여 충분한 피를 다음 곳으로 보내려면 수축하기 전에 그 용량을 채워야 한다. 또 하나의 중요한 이유는 일단 수축이 시작되면 출구만 열리고 입구는 닫혀져 있어야 하기 때문에 철저하고도 시간적으로 정확한 혈액의 흐름이 조정되어야 하는 것이다.

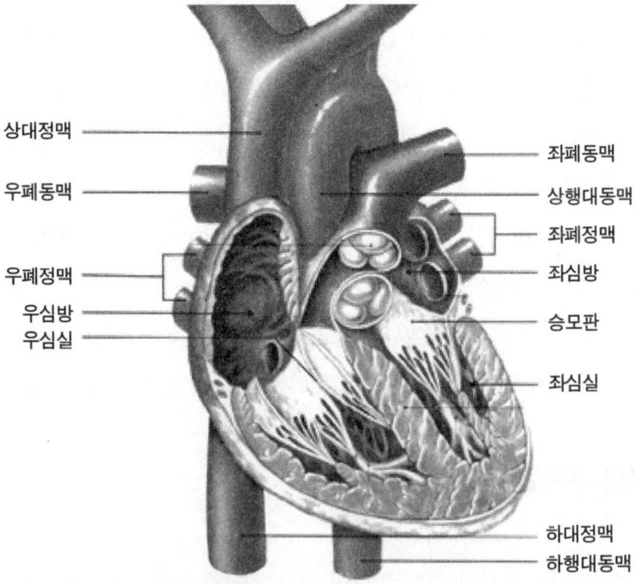

〈그림 8-A〉 심장의 구조

우리가 늙으면 심장은 어떻게 변하나?

• 심장판막은 나이가 들면서 굳어지고 두꺼워진다. 판막이 굳어지고 두꺼워지면 심장기능이 떨어지고 불완전해지리라는 것은 독자들도 짐작할 수 있으리라 믿는다.

• 나이가 많아지면서 소위 라이포휴신(lipofuscin)이라는 노화색소가 심장의 근육 등 모든 조직체에 생기게 되는데, 그래서 그런지는 몰라도 심장의 근육도 약간의 퇴행성 변화를 일으킨다.

• 좌심실에서 온몸으로 보내지기 위하여 혈액이 심장을 떠나서 제일 처음 들어가는 곳이 바로 대동맥이다. 마치 고속도로의 톨게이트를 빠져나가면 고속도로에 들어서기 전에 넓은 광장을 지나는 것과 마찬가지로, 혈액도 심장을 떠나서 넓고 큰 동맥을 지나가게 되는 것이다. 나이가 들면서 이 대동맥이 변한다. 어느 정도의 탄력성이 있던 것이 뻣뻣해지는 것이다. 좌심실이 일생동안 펌프질을 하느라고 수고한 것에 비하면 덜하겠지만, 이 대동맥 역시 일평생 내내 수 없이 많은 혈액의 흐름을 받아서 행선지로 보내느라 수고가 많았던 기관이다. 심장이 힘차게 수축할 때마다 약간씩이나마 팽창을 하면서 심실의 노고를 도와왔던 것이다. 그러던 대동맥이 뻣뻣해지면 좌심실의 일은 더 어려워진다. 같은 양의 혈액을 내보내는 데 전보다 조금이나마 더 힘을 주어야 하기 때문이다. 그래서 최고혈압이 오르게 된다. 좌심실의 강한 수축이 최고혈압을 오르게 하는 것은 물리적인 필연 현상이다.

• 정상적인 심장은 규칙적인 박자를 유지한다. 그 박자를 박동(rhythm)이라 하는데 그 정상박동은 심방에 있는 박동을 만드는 특수 조직체에 의하여 시작되는 것이다. 나이가 들면서 그 박동을 시작하고 관리하는 특별한 조직체(SA node)에 섬유질 물체가 생길 수 있고, 지방이 끼어들어 정상적인 세포의 수를 감소시킬 수 있는 것이다. 박자가 엉망이 되어버린 악단의 음악이 소란스러워지는 것과 마찬가지로 정규 박자가 없어지면 심장의 리듬은 수라장이 되어버린다. 부정맥, 빈맥, 서맥 등 여러 가지 혼동이 야기될 수 있는데, 문제는 심실 자체가 급한대로 문제를

해결해 보려고 생전 만들어 본 적이 없는 박자를 만들기 시작하는 것이다. 역시 박자는 아무리 시원치 않아도 심방에서 내려오는 것이 훨씬 더 안전한 것이어서 심실 자체에서 만든 박동은 심장의 경련을 야기하여 돌연사까지 몰고 갈 수 있는 불상사를 일으키기 쉽다.

• 좌심실이 커진다. 벽이 두꺼워졌기 때문에 사실상 그곳의 용량은 감소된다. 일은 더 많이 하게 되지만 내보내는 혈액의 양은 줄게 되는 것이다. 결국 우리의 심장은 전기 소모량은 늘고 생산성은 떨어지고 있는 그러한 효율성을 잃은 기계와 비슷하게 되는 것이다.

심장의 노화를 촉진하는 인자

여러 연구에서 나타나는 증거는 몸의 다른 부분의 노화를 재촉하는 여러 인자가 심장의 노화도 촉진시킨다는 것을 뚜렷하게 보여주고 있다. 따라서 만일 우리가 그런 일을 피하거나 제거할 수 있으면 심장의 노화도 지연 내지 감소시킬 수 있을 것이다.

• **운동부족 :** 운동부족은 과체중을 야기하고 심장도 살찌게 하여 앞에서 말한 여러 불미한 변화를 재촉하게 하는 장본인이다. 운동처럼 과체중에 좋은 처방은 없다. 단지 심장의 건강을 위한 변화를 이끌기 위해서는 보통 운동 가지고는 좀 불충분하다. 심장은 근육으로 된 특수한 기관이고 보면 심장의 근육도 다른 근육과 마찬가지로 하루에 한바탕씩은 보통보다 강하게 수축을 하게 해줌으로써만이 그 근육의 노화와 퇴행을 막을 수 있는 것이다.

보통 우리가 걸으면 몸의 많은 근육이 움직여 전체 건강에 좋지만 그 정도의 운동은 심장에게는 기별도 안 갈 수가 있다. 왜냐하면 심장의 근육은 원래 항상 어느 정도의 수축운동을 하고 있기 때문에 걷는 것 정도의 운동으로는 심장의 근육을 보통 이상의 강도로 수축하게 해 줄 수가 없기 때문이다. 심장의 수축하는 빈도(맥박 수)가 보통 쉬고 있을 때에 비하여 약 30% 이상으로 되어야 심장의 근육이 운동다운 운동을 하게 되는 것이다.

예를 들어서 쉬고 있을 때의 맥박이 1분에 70회라면 그 맥박이 적어도 1분에 91번을 뛰어 주어야 심장의 근육이 실속 있는 운동을 하게 되는 것이다. 더 자세히 운동 목표를 계산하려면 다음의 간단한 계산을 하면 된다.

최고맥박=220-나이

운동의 목표는 심장이 최고맥박의 60%~70%를 뛰게 만드는 것이다.

연령	맥박수
45세의 경우	220-45=175, 175의 60%=105, 목표맥박은 1분에 105회
55세의 경우	220-55=165, 165의 60%=99, 목표맥박은 1분에 99회
65세의 경우	220-65=155, 155의 60%=93, 목표맥박은 1분에 93회

운동을 안 하던 사람이 갑자기 강도 높은 운동을 해서는 안 된다. 오히려 심장에 쇼크를 주어서 나쁜 결과를 불러올 수 있기 때문이다. 점차적으로 운동의 강도를 높여 주어야 한다. 운동의 강도가 본인한테 안전한가를 알아내기 쉬운 방법이 있다. 운동하는 도중에 간단한 대화를 옆 사람과 계속할 수 있으면 무리가 없다는 증거이다. 숨이 차서 말을 못하거나 가슴이 답답해져 오면 강도가 너무 지나치다는 적신호다. 당장 운동을 중지하고 쉬었다가 좀 낮은 목표를 세워서 새로 시작해야 된다. 심장은 그렇게 하여 하루에 5분 내지 10분씩만이라도 운동을 시키면 그 근육이, 그리고 심장 자체가 노화의 변화를 지연시킬 수 있는 것이다.

• **흡연 :** 흡연은 여러 가지 메커니즘을 통하여 우리 몸의 노화를 방조하는 나쁜 버릇이다. 흡연이 심장에 해를 준다는 데에 이의를 제기하는 학자는 아무도 없다. 심장 조직체의 산화작용을 촉진시키고 혈관을 수축시켜 혈압을 올림으로써 심장의 일을 더 어렵게 해준다. 흡연은 심장을 위해서라도 기필코 피해야 된다. 그뿐만 아니라 심장의 건강을 위하여서는 간접흡연도 한사코 피하는 것이 바람직하다.

• **고혈압 :** 고혈압은 심장에 큰 짐이 되는 병이다. 그것은 혈압이 높으면 높을수록 심장은 그 압력을 견디어내기 위하여 더 강도 높은 수축을 해야 하기 때문이다

(제5장 〈그림 5-A〉 참조). 그렇지 않아도 젊었을 때 고분고분하던 대동맥마저 뻣뻣하게 굳기 시작해서 애를 먹고 있는 심장에게는 고혈압이란 너무나도 어려운 일이 아닐 수 없다. 되도록 혈압을 정상으로 조절하여 심장의 어려움을 덜어주어야 한다.

콜레스테롤 때문에 생기는 심장병

아테롬(atheroma)의 형성

혼동하기 쉬운 동맥에 관한 의학 용어 몇 개를 설명하고서 본론으로 들어가기로 하자.

동맥경화란 말은 이미 우리에게 익숙한 술어다. 나이가 들어서 동맥의 유연성이 감소되어 동맥이 딱딱해지는 현상이다. 정도의 차이는 있지만 누구나 나이를 먹으며 겪는 현상으로 동맥의 조직체에 섬유질 등 이물질이 늘면서 비교적 호락호락했던 동맥의 근육과 벽이 뻣뻣해지면서 생기는 현상이다. 이 현상은 동맥의 내벽에 콜레스테롤 등 여러 물질이 달라붙어서 일어나는 또 다른 문제가 동반할 때 더 심각한 건강문제로 부상하게 된다. 의료인은 그런 현상을 죽상경화증(atherosclerosis)이라고 부르며 단순한 동맥경화증과 구분한다.

동맥의 내벽에 콜레스테롤, 소위 나쁜 콜레스테롤을 나르는 저밀도지방단백질(LDL), 칼슘, 그리고 피딱지들이 범벅이 되어 달라붙어서 생기는 비정상적 조직체를 아테롬(atheroma)이라고 부른다. LDL이 혈관의 내벽에 흠집을 내서 염증을 일으키는 것이 아테롬이 생기는 가장 중요한 원인이라고 학자들은 믿고 있다. 의료인은 이 현상을 죽종(粥腫)이라고도 부른다. 그것은 "묽은 죽 같은 물질을 속에 포함하고 있는 종기"라는 고대 병리학자들의 관측 때문에 생긴 이 술어가 아직 전해 내려오고 있기 때문이다. 아테라(athera)는 희랍어로 묽은 죽 같은 물질을 의미한다.

이 죽종은 동맥의 직경을 감소시켜 피의 흐름을 방해하고, 커다란 동맥의 외벽까지 침범하여 위험한 출혈을 일으킬 수 있다. 또 아테롬 자체의 작은 조각이 떨어져 나와 심각한 심장병과 뇌졸중을 일으킬 수도 있다. 죽종의 외부는 콜레스테롤과 칼슘 등으로 이룩된 판으로 감싸져 있다. 그리고 피의 흐름과 늘 접촉하고 있는 그 판을 플라크, 판(板) 또는 죽상판(粥狀板)이라고 부른다. 그러므로 플라크는 사실 죽종의 일부에 지나지 않는다. 그러나 플라크가 건강문제와 가장 많이 직접 연결돼 있기 때문에 의료인은 죽종이란 말 대신 플라크란 말을 대표적으로 쓰는 경향이 있다. 바로 그 플라크 때문에 큰 수난을 겪는 피해자의 하나가 심장인 것이다.

심장을 수축하는 근육을 우리는 심근(심장근)이라고 부르는데 이 심근에 산소와 영양소를 공급하는 조그마한 동맥(관상동맥)을 플라크가 차차 막아 버리는 것이다(〈그림 8-B〉 참조). 이 동맥이 어느 정도 막히면 환자는 가슴에 심한 압박감 같은 통증을 느끼기 시작한다. "마치 코끼리가 가슴에 올라앉아 있는 듯한 통증"이라고 많은 환자가 표현하듯이 협심증의 통증은 독특하게 쥐어짜는 듯하고 심한 압박감을 주는 아픔이다. 가만히 있을 때보다는 움직여서 몸이 보통 때보다 활동의 강도를 높일 때 이 통증이 시작된다. 그것은 몸이 움직일 때 심장근육의 일이 늘고 또 더 많은 산소를 필요로 하기 때문이다. 그 통증은 하던 일을 멈추고 가만히 쉬면 차츰 가라앉는다. 나이트로 글리세린이란 약을 혀 밑에 집어넣으면 불과 몇 십 초 이내에 통증이 사라진다. 마치 엔진이 약해진 자동차가 언덕을 올라갈 때에 붕붕거리다가 평지에 도달해서는 아무 일이 없었던 양 곧잘 달리는 것과 마찬가지다. 엔진 핵심부의 연료 공급이 부족하여 엔진의 성능에 한도를 드러내기 시작한 상황이다. 우리는 이런 통증을 협심증이라고 부르며 의사는 상당히 위험한 증세로 취급한다. 협심증은 바로 심근허혈(myocardial ischemia)의 시초이고 더 나아가 앞으로 위험한 심근경색을 불러올 수 있다는 신호이기 때문이다.

심근이 충분한 산소 등 운동에 필요한 영양의 공급을 못 받았을 때에 그 결핍의 정도와 기간에 따라서 심근이 약간 상하기도 하고 심한 타격을 입기도 한다. 의료인은 전자를 심근빈혈증이라고 하고 후자를 심근경색이라고 한다. 이 두 상황 다 어려운 일임에는 틀림없으나 급성 심근경색은 몹시 위험한 병이다.

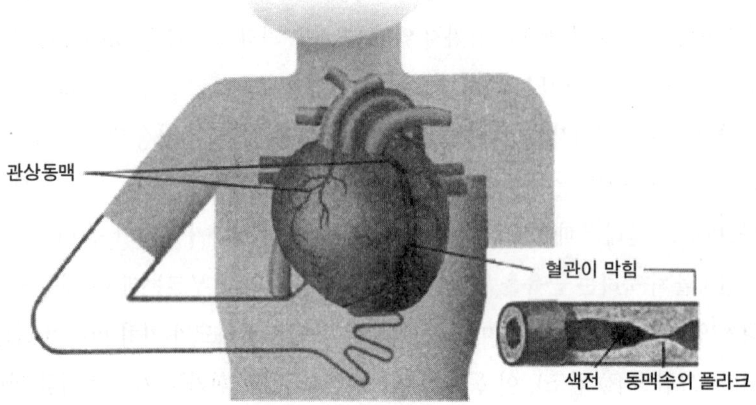

〈그림 8-B〉 막힌 관상동맥

급성 심근경색

급성 심근경색은 약(나이트로 글리세린)을 아무리 복용해도 점점 심해지는 가슴의 통증으로 시작하는 위험한 병으로 응급치료를 요한다. 심근경색 환자 전용 중환자실(심장동맥질환집중치료실 · CCU)이나 일반 중환자실의 설비가 갖추어진 종합병원에 되도록 빨리 입원하여 치료를 받아야 한다.

- 환자의 약 1/3이 사망하는 무서운 병이다. 사망자의 대부분이 발병 후 두 시간 이내에 생명을 잃는다.
- 생존하는 환자는 입원치료를 평균 약 2, 3 주일, 길면 한 달까지 요한다.
- 응급치료로는 피가 엉겨서 동맥을 틀어막고 있는 혈전(thrombus)을 약물(스트렙토카이네이스〈streptokinase〉와 헤파린〈heparin〉)로 녹이는 것이 요즘 가장 많이 쓰고 있는 방법이고, 경우에 따라서는 조그만 풍선이 달린 가느다란 튜브를 심장의 동맥에 집어넣어서 막혀있는 혈관 속에서 튜브를 통해 풍선을 팽창시킴으로써 막힌 동맥을 열어주는 치료(관상동맥 풍선성형술 · angioplasty)를 하기도 한다. 때에 따라서는 막혀버린 동맥을 제거하고 다리에서 채취한 정맥으로 막힌

동맥을 우회하는 소위 관상동맥 우회수술(CABG)을 응급 시행할 경우도 있다.

• 2003년 8월에 발표된 덴마크의 한 연구결과는 입원 중에 풍선성형술 치료를 받은 사람의 심근경색의 재발률이 그런 치료를 안 받고 약물치료만 받은 사람에 비해 훨씬 낮다고 했다.

• 내과적인 치료로는 피가 응결하는 것을 어느 정도 저지하는 아스피린 같은 약의 복용, 심근의 과로를 방지하고 자극 감수성(irritability)을 감소시키기 위해 베타 차단제 같은 약품을 많이 사용한다.

• 급성 심근경색은 두 가지의 급박하고도 위험한 문제로 발전할 수 있어서 의료진을 긴장시킨다. 하나는 펌프 작용의 저하이다. 근육을 많이 잃었기 때문에 생기는 문제이다. 근육을 많이 잃어버릴수록 펌프 능력의 저하 가능성은 높아진다. 전에 심근경색을 앓아서 근육의 질이 이미 저하되어 있었던 상태에서 새로운 심근의 상처를 당했다면 그것 역시 펌프의 실패로 이어질 수 있기 때문에 유의해야 한다. 이런 펌프 작용이 어려워지는 상태를 의사는 심부전증이라고 부른다. 또 하나는 박동의 문제이다. 심근경색에서 받은 상처가 심방의 박동 조직체를 포함함으로 인해 정규적인 박동을 유지하는 데에 어려움이 생기거나 심실의 자극 감수성이 고조되어 심실이 제멋대로 박동을 시도하여 생기는 문제로서 위험한 사태를 일으킬 수 있기 때문에 입원 중 환자의 심전도 모니터는 하루 24시간 내내 전문 간호사에 의하여 감시되는 것이다.

심근경색은 누구한테 생기나?

• 심근경색의 위험인자 제1호는 역시 높은 혈중 콜레스테롤이다. 높은 콜레스테롤이 혈액 속에 없으면 플라크의 형성이 불가능하고 또 플라크가 혈관 벽 속에 달라붙지 않으면 관상동맥을 틀어막지 못하기 때문이다. 또한 높은 중성지방(triglyceride)도 플라크의 형성과 어느 정도 관계가 있다고 학자들은 믿고 있기 때문에 이 중성지방도 주의를 해야 된다(제18장 참조).

• 흡연은 여러모로 심근경색의 유발을 돕는다. 제3장과 그 밖의 여러 곳에서

지적했지만 흡연은 동맥의 벽에서 일어나는 산화작용을 촉진시키며 나쁜 콜레스테롤을 올리고 좋은 콜레스테롤을 감소시킨다. 그리고 일반적으로 혈관을 수축하여 혈류를 방해하기 때문에 심근경색을 일으키는 데는 매우 중요한 도우미 노릇을 톡톡히 하는 것이다.

• 당뇨병으로 인한 고혈당과 고인슐린을 조절 안하면 혈중 콜레스테롤과 중성지방이 높아져서 심근경색을 일으킬 가능성을 높여준다.

• 과체중과 비만도 고지혈증으로 자주 이어지므로 심근경색을 곧잘 방조하는 인자이다. 나아가 비만과 과체중은 심장의 일거리를 늘려준다. 없어도 될, 아니 없어야 할 지방 조직의 세포(군식구)한테까지도 일일이 산소(양식)를 공급해야 하기 때문이다. 양쪽에서 심장을 쥐어짜는 격이다.

• 고혈압은 혈관 속의 압력을 올리기 때문에 그 압력을 여유 있게 능가할 만한 힘으로 수축을 해야 하는 좌심실한테는 장기간의 시간이 흐르면서 무척 어려운 부담으로 작용하게 된다.

• 운동부족은 이미 지적한 인자들을 조금씩이나마 모조리 악화시키는 인자 중의 인자라고 할 수 있겠다. 여기서 이야기하는 운동은 앞에서 말한 심장건강을 위한 높은 강도의 운동이 아니라 정기적으로 하는 걷는 운동 같은 것이다.

• 그 밖에 갱년기 이전에는 남성이 훨씬 더 위험하고 유전도 물론 크게 작용한다.

• 저자의 관찰이지만 한국 사람은 다행히 다른 인종에 비하여 심근경색의 발생률이 낮은 것 같다. 2, 30년 간 경제적인 발전이 가지고 온 해로운 여러 가지 서구적인 생활습관을 우리가 기꺼이 받아들인 이후에 당뇨병과 고혈압은 예상했던 만큼, 아니 예상했던 것을 초과할 만큼 우리를 괴롭히고 있다. 거기에 비하면 심근경색은 다르다. 전보다는 많이 늘었지만 서구사회에 비하면 아직은 그 수가 적은 편이다. 앞으로도 계속 관찰을 해 보아야 되겠지만 우선은 약간의 희망을 가져 볼 만한 것 같다.

심근경색은 어떻게 피하나?

지금까지 나열된 모든 위험인자를 제거해야 된다. 다른 성인병도 그렇지만 심근경색은 사실 생기지 않아도 될 병이다. 강도 높은 집안 유전에 의하여 이 병을 얻는 극소수의 환자를 제외하면 거의 모두가 자기 자신의 생활습관에 의하여 얻는 병이기 때문이다.

• 정규적인 운동을 지속하는 것이야말로 우리의 심장건강을 유지할 수 있게 하는 확실한 방법이다.

• 지방질 내리기: 운동도 매우 중요하지만 고지혈증을 피하는 것도 역시 중요하다. 뭐니뭐니해도 심근경색을 일으키는 엄청난 일을 저지르는 데는 삼겹살과 갈비구이 같은 동물성 지방질이 가장 중요한 범인이다. 우리는 우리의 식생활을 냉철히 다시 생각해 볼 필요가 있다. 우리 선조가 먹던 나물, 김치, 배추, 쌈, 등의 채소와 잡곡밥, 그리고 가끔 상에 오르던 닭고기로 우리가 돌아갈 수만 있다면 아마도 심근경색이란 말은 우리 사전에서 삭제해 버릴 수도 있을 것이다. 기름기가 지글거리는 음식을 먹을 때마다 가끔씩 〈그림 8-B〉에 묘사된 혈관을 머리에 떠올려 본다면 도움이 될지 모르겠다.

운동과 식이요법으로 콜레스테롤이 충분히 정상 수치로 내려가지 않을 경우 약물치료를 받아서 그 수치를 정상화해야 한다. 2004년에 리피토어(Lipitor)라는 약이 콜레스테롤을 정상화하는데 유용할 뿐 아니라 이미 존재하던 플라크의 두께를 감소시켰다는 연구발표가 있어 학계와 의료계를 자못 감동시키고 있다(254쪽 참조).

• 고혈압의 예방을 이야기했을 때도 지적했지만 염분 섭취를 줄여야 한다. 보통사람이 하루에 섭취하는 4,000~5,000mg의 반쯤 되는 2,400mg의 나트륨을 초과하지 않도록 해야 심장의 과로를 덜어줄 수 있다.

• 한 번 심근경색을 앓았거나 집안에 이 병의 뚜렷한 병력이 있는 사람은 아스피린을 적은 양(100mg이나 81mg)으로 매일 복용할 것을 의학자들은 추천하고 있다. 피의 응결력을 강하하여 지방질의 플라크 위에 생기는 피딱지를 예방하기

위해서이다. 아스피린은 혈관 내벽의 산화작용을 저지하는 데도 어느 정도 도울 것이라는 의견도 지배적이다. 또 혈관의 벽에서 플라크가 달라붙기 전에 생긴다는 염증도 가라앉혀 주지 않겠느냐고 기대하는 학자도 있다. 특히 당뇨병 환자는 더 많은 혜택을 받을 수 있다고 생각하는 학자가 많은 편이다. 위장에서 일어날 수 있는 부작용 때문에 아스피린을 복용할 수 없는 사람은 담당의사와 의논하여 플라빅스(Plavix, clogidoprel) 같은 약을 사용할 수도 있다.

• 고도로 흥분하는 사람이 심근경색에 걸리는 확률이 높다는 것은 서방에서 잘 알려진 사실이다. 스트레스를 좀 더 슬기롭게 관리하여 적어도 노여움이 자기 건강을 해칠 수 없게 해야 한다. 목숨을 내놓고까지 풀어야 할 분노는 있을 수 없기 때문이다.

사실 따져본다면 심장의 근육만큼 꾸준히 지속적으로 고된 일을 해야 되는 조직체는 없을 것이다. 1분에 70번 내지 80번, 하루에 10만 번 이상 쉬지 않고 수축을 하여 하루에 약 1만 리터라는 많은 혈액을 대동맥을 통하여 온몸으로 내보낸다. 일단 심장 밖으로 나간 혈액은 온몸에 퍼져있는 거의 1만 킬로나 되는 크고 작은 혈관을 통하여 순환을 하는데 이 역시 심장수축의 힘 아래에서만 이루어지는 것이다. 우리의 생명을 존속시키기 위하여 이렇게 어마어마한 일을 맡아 해내는 심장근육의 건강을 우리는 정규적인 운동을 포함하여 가능한 모든 방법을 다하여 도와야 한다.

제9장

우리는 간을 너무 혹사한다

간의 건강

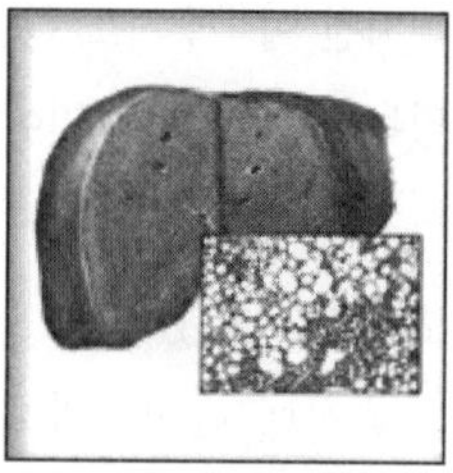

간은 왜 아직도 한국인을 괴롭히나?

우리나라 사람의 간 건강에 대한 자신감은 다른 나라 사람에 비하면 훨씬 부족한 것 같다.

시중에서 팔리고 있는 간에 좋다는 약 중에 웬만한 상품은 언제나 날개돋친 듯이 팔려 나간다. 아침 출근시간에 지하철역에서도 그런 약을 마시는 사람을 자주 볼 수 있다. 주위 사람 중에 간 질환으로 쓰러진 사람이 하나도 없는 경우가 드물기 때문일 것이다. "나한테도 그런 일이 올 수 있다"는 불안감이 잠재하고 있는 것이다. 그럼 왜 이 무서운 간 질환이 경제발전을 이룩한 지금까지도 우리를 괴롭히고 있는 것일까?

우리는 간을 너무 괴롭히고 있다

간이 왜 아직 우리를 괴롭히느냐 하는 질문의 정답은 좀 길고 간단치 않지만 그 질문의 말의 순서를 바꿔서 "그것은 우리가 아직도 간을 괴롭히고 있기 때문이다"는 대답으로 대신할 수 있다면 독자는 아마 의아해 할지 모르겠다.

간 이야기는 몇 십 년 전으로 거슬러 올라가야 이해하기 쉽다. 일제시대 때부터 우리는 비교적 많은 간 질환을 알고 있었다. 디스토마 등 많은 기생충에 의한 병,

황달병, 말라리아와 관련된 간 질환, 먹는 것이 부족하여 생기는 지방간 등 많은 간 질환이 우리 곁에서 떨어지지를 않았다.

황달병이 대부분 간염에 의하여 생겼을 테지만 환자가 열만 내리고 속만 좀 편해지면 아무렇지도 않은 듯이 학교에 나와서 함께 공부했던 일을 아직 기억하고 있는 독자도 있을 것이다. 간염을 그 당시에 A형이니 B형이니 하고 따지지는 않았지만, 한참 후에 A형은 감염형(Infectious) 그리고 B형은 혈청형(Serum)이라고만 부르고 있었다. 물론 A형과 B형이 둘 다 넉넉지 못한 경제와 그로 인한 나쁜 위생 상태, 그리고 동양의 전통적인 위생 문화와 밀접한 관계가 있었던 것이 사실이다. 우리나라의 위생 상태가 경제발전과 발맞추어 크게 개선되었고, A형 간염은 거의 그 자취를 감추고 말았다.

B형의 이야기는 훨씬 다르다. A형과는 다르게 급성염증의 기간을 마친 후에도 거의 반 이상이 만성으로 이행되고 또 그 중의 상당수가 일생 보균자로 남게 되어 가정에서, 그리고 사회에서 다른 사람한테 그 병을 퍼트리고 있는 것이다. 감염자의 피나 다른 체액을 통하여 남에게 감염되는 B형 간염은 음식물, 식수, 얼음, 해산물 등으로는 전염이 안 된다. 감염된 혈액과 접촉하지 않더라도 술잔을 돌릴 때 감염자의 침을 통하여, 보균자와의 성적 접촉을 통하여, 면도날, 소독이 안 된 바늘 등을 통하여 생각보다 쉽게 전염이 되고 있다.

다음으로 큰 문제가 되는 것이 우리나라의 음주문화다. 세계에서 일인당 음주량이 10등 이하라면 억울하다고 할 정도로 우리나라 사람의 음주의 열정은 퍽 대단하다. 다음날 아침에 "내가 좀 덜 마셨어야 했는데" 하고 후회할 때마다 그 사람은 그 전날 밤에 자기 자신의 간을 혹사시켰고, 간은 또 하나의 상처를 입게 되는 것이다. 우리는 경제가 좋아지고 2, 30년이 지난 오늘까지도 간세포가 제일 두려워하는 B형 간염을 전염하는 바이러스와 알코올의 두 인자를 계속 간 속에다가 밀어 넣고 있는 것이다. 이제는 우리가 우리의 간을 좀 더 배려해 줄 때가 되었다.

간은 무엇을 하는 기관인가?

간은 우리 몸속에 있는 종합화학 단지

복부의 오른쪽 위 갈비뼈 밑에 위치하고 있는 간은 무게가 무려 1.5킬로나 되는 기관으로서 우리 몸속에 있는 기관 중에 가장 중량급에 속한다. 간이 하는 일은 하도 많아서 다 열거하기조차 힘들다. 그러나 가장 중요한 일은 몸에 해로운 독성 물질을 분해하여 처리하는 일이다.

우리 몸속에는 술, 담배, 여러 가지 약품, 염색약 등 우리가 알면서 섭취하는 독성 물질도 많이 들어오지만 우리가 모르고 섭취한 살충제, 농약, 비료, 세제, 오염된 대기에서 들이마시는 여러 가지 유해 가스까지 몰려 들어온다. 시청이나 군청에 유해물질 특별취급반이 대기하고 있다가 유독 물질이 있다고 신고하면 출동하여 신속하고 안전하게 처리하듯이 그런 물질이 일단 우리 몸에 들어오면 직접 간으로 송치되어 대기하던 간세포가 재빠르게 행동해 해독을 하는 것이다. 말할 나위 없이 간이란 없어서는 안 될 중요한 기관이다.

해로운 물질은 몸 안에서도 생성된다. 소모가 된 많은 화학물질은 간에 의하여 버려질 물질로 분해가 되어서 신장으로 보내져 소변에 섞여서 몸 밖으로 나가게 된다. 그 중요한 콜레스테롤의 생산도 간의 몫이고 콜레스테롤을 운반하는 지방단백질을 위시하여 알부민과 글로불린(globulin) 등 여러 단백질을 만드는 것도 간의 의무이다.

피가 응고하려면 없어서는 안 될 여러 인자, 아침을 안 먹고 집을 나선 사람이 오전 열 시 반경에 에너지가 떨어져서 쩔쩔매기 시작할 때 글리코겐(glycogen)을 분해하여 비상 에너지를 조달해 주는 것도 다 간이 하는 일이다. 울산에 큼직한 화학공장이 많다지만, 4,000여 가지의 다양한 화학물질을 처리하는 우리 간에 비하면 그 규모와 사업범위에서 한참 뒤진다고 할 수 있다.

간에는 무슨 병이 생기나?

간에 생기는 병은 세 가지로 구분 할 수 있다. 바이러스에 의한 각종 간염, 술을 오래 많이 마시거나 또는 만성간염에 의해 생기는 간경화증(경변증), 그리고 만성 간염이나 간경화증 때문에 발생하는 간암이다.

간염

A형 간염

A형 간염은 A형 간염을 가진 환자의 대변으로 오염된 수분을 섭취하여 감염되는 경우가 가장 많다. 우리나라가 경제발전을 이룩하기 전 위생상태가 좋지 않았을 때에는 많은 사람이 앓았던 병이다. 미열과 복통이 생기고 입맛이 없어지고 황달이 생긴다. 소변이 콜라같이 검고 대변은 반대로 밝은 색이 된다. 다행히 한 번 앓고 나면 충분한 면역이 생겨서 다시 감염되지 않으며 만성으로 변하지도 않는다.

최근 미국 보건원이나 WHO의 역학(疫學) 지도를 보면 다행히도 한국에는 이 병이 아주 드물다고 표시가 되어있다. 그러나 한국인이 여행을 자주 하는 중국, 대만, 동남아(싱가포르는 예외), 인도 등에는 아직도 아주 많은 사람이 감염되어 있는 상태이다. 그런 곳을 여행할 때는 항상 물과 음식을 조심해야 한다. 물은 페트병 물을 마시면 되겠지만 얼음은 사용하면 안 된다. 대개가 수돗물을 직접 얼려서 얼음을 만들기 때문이다.

조개, 굴 등 패류에 들어있는 해산물은 금물이다. 날생선도 조심하여야 한다. 처리가 안 된 하수도가 직접 바다로 들어가기 때문에 육지 근처에서 잡은 생선은 오염되었을 가능성이 높다.

감염된 사람과 성관계를 가지는 것도 위험하다.

미국 보건당국은 A형 간염이 만연되어있는 지대에 여행을 할 사람에게 면역글로불린을 맞으라고 권고한다. 주사의 양에 따라서 짧게는 2, 3개월, 길게는 5개월까지 A형 간염을 예방할 만한 면역성을 갖추게 되는 것이다.

해외여행의 빈도가 늘고, 감염지대의 사람이 개발된 많은 나라에 이주하는 요즘에는 A형 간염이 전혀 없는 곳을 찾아보기 힘들게 되었다. 또 아무리 경제가 발전한 나라에 살더라도 A형 간염의 감염을 걱정 안 해도 되는 사람은 하나도 없다. 한국도 그 예외는 아니다. 2004년 여름에도 그랬었듯이 한국의 보건당국이 A형 간염 환자의 국내 발생을 가끔 발표하는 것을 보더라도 이 병이 한국에서도 다시 문제가 되고 있다는 것을 잘 알 수 있다.

B형 간염

B형 간염에 감염되어있는 사람의 혈액이나 다른 체액을 통하여 대부분의 감염이 이루어진다. 그러므로 감염된 사람과 같이 사는 사람은 침, 정액, 질의 분비물, 또는 칫솔, 면도날 등을 통하여 감염되기도 한다. 마약을 주사로 맞는 중독자는 흔히 주사바늘을 나누어 씀으로써 감염이 되고, 남성 동성애자는 쉽게 이 병을 서로 옮겨 주고 옮겨 받는다. 불행히도 우리나라는 아직 B형 간염이 아주 많은 나라로 알려져 있다. 마약도 동성연애자도 미국에 비하면 훨씬 적은데도 감염된 사람이 많은 이유는 여러 가지일 것이다.

우선 B형 간염 예방주사의 투여가 충분히 보급되어 있는지를 의심하게 된다. 감염된 임산부가 태반을 통해 아기한테, 또 집안에서 다른 식구한테 퍼뜨리는 것이 우리나라가 계속하여 이 병을 없애지 못하고 있는 중요한 이유일 것이다. 물론 집안사람이 아니더라도 감염이 되어 있는 멀쩡한 보균자가 많다는 점과 위생상태가 수준급이 못되는 곳이 아직도 적지 않기 때문이라고도 보아야 한다. 그리고 가장 급한 것은 나이가 어린 사람을 이 병에서 더 효율적으로 보호해야한다는 점이다. 철저한 예방주사 투여와 꾸준한 보건교육만이 그렇게 오랜 세월 동안 우리를 괴롭히고, 또 그 많은 목숨을 앗아가 버린 이 몹쓸 병에서 우리가 해방되는 가장 확실한 방법이다.

잠복기는 평균 두 달에서 석 달, 어린아이는 거의 전부가 황달이 없고 5세 이상도 50% 미만만이 황달을 앓는다. 급성간염은 그런대로 쉽게 넘기는 편이지만 5세 미만에 감염된 어린이의 90%까지가 만성간염을 앓게 되는 시련을 겪는다. 반면에 5세 이후 감염이 된 경우는 10%의 환자만이 만성간염을 갖게 되는 것을 보더라도 어린아이한테 더 혹독한 병이라 할 수 있다.

C형 간염

1970년대부터 수수께끼의 간염으로 학자들과 끈질기게도 숨바꼭질을 하던 간염이 결국은 1989년에 그 정체가 잡혔고 C형으로 이름이 지어졌다. B형 간염에 비하면 물론 훨씬 늦게 나타났지만 이 질환은 요즘 미국 등 서방 국가의 큰 보건문제로 대두하고 있다.

B형 간염과 같이 감염자의 피나 다른 체액을 통하여 감염이 되는 이 병은 주로 마약중독자와, 여러 상대자와 문란한 성적 접촉을 갖는 사람들 때문에 퍼지는 간염이다. 엄마가 태아한테 옮길 수도 있으나 B형보다는 훨씬 낮은 5% 정도의 감염률만을 보여 주고 있다.

급성간염의 잠복기는 평균 6~7주이고 급성 증세는 대개가 별로 심하지 않게 끝난다. 역시 문제는 C형도 많은(75~85%) 환자가 만성으로 진행된다는 사실이다. 만성간염인 경우도 대부분은 증세가 심하지 않게 오랫동안 살지만 장시간 이후에 심한 간기능 저하와 간경화증(10~20%) 등 어려운 합병증과 이어질 가능성이 비교적 높다. 일단 간 경화증을 얻게 되면 그중 1~5%가 매년 간암으로 이행된다는 것이 미국의 통계이다.

간경화증 (간경변증 · 硬變症)

간이란 기관은 우리 몸에서 가장 참을성이 많고 모든 위험한 물질을 불평 없이 다 맡아서 처리하는 기관이다. 그런 어려운 임무를 수행하다가 다치기도 많이 하지만 상처를 잘 아물게 하는 능력을 가진 조직체로, 심하게 다친 부분도 곧잘 재생시키는 재간도 갖춘 기관이다. 그러나 "이젠 더 못 참겠다." 하고 결정을 하면 아물고 재생하는 능력을 완전히 걷어치운다. 그 후에는 그렇게 부드럽고 말랑말랑하던 조직체가 점점 섬유성으로 변하고 드디어는 딱딱하고 울퉁불퉁한 기관으로 탈바꿈하고 마는 것이다. 모양이야 어떻든 간이 맡은 기능만 웬만큼 완수해 준다면 큰 문제될 것이 없다. 그러나 간경화증의 문제는 바로 그 점에 있는 것이다. 간경화증의 문제를 이야기하기 전에 우선 간경화증이 왜 일어나나를 알아보자.

간경화증은 왜 생기나?

장기간의 알코올 섭취

술은 저녁에 조그마한 잔으로 두 잔쯤 매일 마시면 좋은 콜레스테롤을 올려 주고 동맥경화에 의한 심장질환도 줄여 줄 수 있다는 것은 많은 학자들이 동의하는 바이다. 그러나 그보다 더 많은 양의 술을 거의 매일 마셔대면 아무리 참을성이 많은 우리의 간도 언젠가는 "이젠 더 못 참겠다."는 소리를 하게 된다. 술을 얼마나 마시면 그렇게 간을 버리게 되나 하는 질문은 간단히 대답하기 어렵다. 그렇게 많이 마시는 것 같지 않은 사람이 일찌감치 간에 고장을 일으키는 사람이 있는가 하면 퍽 많이 마시는 사람도 오랫동안 견디는 것 같은 사람이 있는 것이다. 여성이 더 쉽게 간경화증을 일으키며, 유전으로 결정이 되고, 아직은 밝혀지지 않고 있는 어떤 인자가 누구의 간이 빨리 고장나고 누가 오래 견딜 수 있는지를 결정할 것이라고 학자들은 믿고 있다. 그러나 알코올을 지속적으로 많이 마시는 사람이 다른 병으로 세상을 떠나지 않는 한 그 중 많은 사람이 간경화증을 앓는다는 것은 시간 문제일 뿐이다.

만성간염

B형과 C형 간염은 만성으로 진행될 가능성이 높다. B형 만성간염 환자의 반 이상이 간경화증으로 진행된다고 보아야하고, C형 만성간염은 별로 심한 증세도 보이지 않으면서 많은 시간이 흐른 이후에 비교적 슬그머니 간경화증으로 바뀌는 경향이 있다. 이 간염이 한국보다 훨씬 더 많은 미국의 경우를 보면 C형 만성간염환자의 무려 75~80%가 간경화증으로 발전한다. 만성간염을 앓는 사람 중 많은 사람이 2, 30년의 시간이 걸리더라도 결국은 간경화증으로 고생을 하게 된다는 이야기다. 우리나라는 B형 간염이 C형 간염에 비하여 훨씬 그 수가 많다. 그렇기 때문에 대부분의 만성간염은 B형에 의한 염증이고 따라서 간경화증으로 진행하는

환자 중에는 B형 만성간염을 앓은 사람이 다른 환자에 비하면 훨씬 많다.

기타 간 질환

① 자가면역성(autoimmune) 간염은 매우 드문 간염으로 우리의 면역기능의 판단착오로 몸의 일부(여기서는 간)가 침략군이라고 잘못 알고 공격함으로 말미암아 생기는 간의 염증이다. 실제 전쟁에서도 종종 볼 수 있는 아군의 잘못으로 인한 아군의 피해와 같다. 이 간염도 역시 만성으로 지속되면 간경화로 이어질 수 있는 것이다.

② 유전적 결함으로 생기는 혈색소증(hemochromatosis)이라는 병은 철분의 대사과정이 여의치 않아 몸이 필요로 하는 분량보다 훨씬 더 많은 철분을 몸이 함유하게 되는 병인데, 이 병 환자의 간은 많은 혈액색소(히마크롬)란 물질을 간직하게 된다. 이것이 오랜 시간이 흐르면 간세포한테 부담이 되고, 결국은 간경화증을 일으키게 된다.

③ 구리(銅)의 대사가 비정상적인 유전병, 윌슨씨병(Wilson' s disease)도 마찬가지로 간경화증으로 발전될 수 있다.

간경화증이 야기하는 문제

크게 보아서 네 가지의 문제를 일으킨다고 보면 된다.

① 간기능의 점차적인 저하

간의 기능이 점차적으로 저하됨에 따라 간에 의존했던 모든 중요한 기능이 점차 상실된다.

• 피의 응고에 필요한 요소인 프로트롬빈(prothrombin)이란 단백질의 생성이 저하됨에 따른 출혈이 큰 문제로 대두한다.

• 알부민의 생산이 저하됨으로 말미암아 영양부족은 말할 것도 없고, 충분한 양의 알부민에 의존하던 몸의 수분 분배의 균형이 무너진다. 따라서 몸이 붓고 복수가 찬다.

• 몸속 단백질의 자연 대사과정에서 생산되는 암모니아의 처분에 큰 차질이 생

긴다. 혈중 암모니아의 수치가 오르고 그로 말미암아 두뇌는 혼수상태(간성 혼수 상태)로 들어갈 수 있다.

• 간이 딱딱해지므로 간 속의 압력이 올라간다. 이것은 간 속 정맥의 고혈압, 그리고 간이 처리해야 될 많은 물질을 위장과 하반신에서 나르는 혈액을 간으로 운반하는 문맥(門脈)이라고 불리는 큼직한 정맥 속의 높은 압력과도 연결된다. 많은 물질이 간의 문 앞에 쇄도했으나 간 속으로 들어가서 그 물질을 배달하기란 무척 어려워진다. 그러나 그런 물질을 잔뜩 실은 혈류는 계속하여 문맥 속으로 들어오는 것이다. 할 수 없이 혈류는 간으로 들어가는 것을 포기하고 간을 우회하여 심장으로 직접 돌아갈 작은 우회통로를 찾게 된다. 결국은 그 많은 혈액이 식도의 숨은 정맥을 타고 심장으로 우회하게 되는 것이다. 이것은 고속도로가 막혀서 근처의 비포장도로를 타고 수 만 대의 트럭이 우회하는 것과 같다. 그 작은 도로가 그 많은 교통량을 소화시키기 위하여 옆에 있는 남의 전답마저 침입하면서 길을 넓히게 되지만 결국은 길이 파손되고 말 것이다. 그와 똑같은 과정과 이유로 식도의 정맥은 비현실적으로 넓어진다. 그것을 정맥류라고 부르는데, 그 정맥류는 그렇게 큼직한 혈류의 압력에 못 견뎌 결국은 터지고 마는 것이다. 일단 정맥류가 터지면 대단히 위험한 출혈상태로 돌변하게 된다.

② 지속되는 간염

일단 간이 경화 상태로 변하면 멀쩡한 세포의 숫자가 줄어서 염증도 대체로 가라앉는 것이 원칙이지만 어떤 환자는 계속하여 만성간염의 감염상태를 활발히 지속하는 수가 있다. 그러한 경우에는 그 얼마 남지 않은 간세포마저 빠른 속도로 상실하게 되는 불행한 경우를 겪게 되는 것이다.

③ 간암으로의 발전

간경화증을 오래 앓은 간은 세포의 괴사와 재생의 과정을 수없이 겪게 되는데 앞에서 설명한 것과 같이 간의 재생하는 능력이 벌써 없어진 지 오래되어 그 재생이 제대로 이루어지지 못한다. 간신히 재생된 세포도 정상이 아니고 불규칙적인 형태를 가진 것이 많아서 시간이 가고, 또 이러한 과정이 반복되면서 암세포의 출현은 시간문제가 되는 것이다. 그리하여 간경화증을 가진 간의 일부는 5년 이내에 25% 정도가 간암으로 변해 버린다.

④ 그 밖의 심각한 문제

• 복막염: 복수가 가득 차있는 복막에 세균성 복막염이 생기기란 그리 어렵지 않다. 세균은 손쉽게 복수로 들어가 번식을 하게 된다. 이 세균은 몸 밖에서 바늘 구멍만큼 작은 통로를 타고 들어가기도 하지만 그것보다는 몸 자체에서 스며드는 경우가 더 많다. 세균을 재빨리 확인하여 적절한 항생제로 치료를 하지 않으면 몹시 어려운 상태로 발전한다.

• 간신증후군: 많은 간경화증 환자의 목숨을 앗아가는 이 합병증은 간기능의 급격한 저하 때문에 생긴 복수, 균의 감염 등 여러 가지 어려운 사정 아래에서 신장의 기능까지 망가지는 상태를 뜻한다. 그 자세한 원인은 아직 확실히 알려지지 않고 있지만, 간과 신장이 평상시에 유지해오던 균형이 깨지고 수분 분배의 질서가 무너지면서 급박하게 신장의 기능이 상실되며 생기는 이 합병증은 매우 위험한 사태로 환자를 몰아넣고 만다. 저자의 경험에 의하면 이런 상태의 환자 구출은 거의 불가능하다.

간 질환의 예방

간이 일단 한도를 넘어서서 상태가 나빠진 후에는 별로 유용한 치료가 없다. 간을 이식하기 전에는 이 병든 간을 재생시킨다는 것은 가능한 일이 아니다. 따라서 오직 예방만이 건강한 간을 유지할 수 있는 길이다.

예방에는 두 가지의 꼭 해야 되는 일이 있다.

① B형과 C형 간염에 걸리지 말아야 한다.

B형에는 효력이 좋은 예방주사가 있다. 감염의 위험이 있다고 생각되는 모든 사람은 예방주사를 맞아야 한다. 감염된 어머니한테서 태어난 아기는 생후 12시간 이내에 면역 글로불린 주사를 꼭 맞게 해야 한다. 또 감염자와의 접촉을 피해야

한다. 접촉이 불가피할 때는 병이 어떻게 전염이 되느냐에 대하여 철저한 교육을 받아야 된다. C형 간염은 아직 예방주사가 개발되지 않았지만 어떻게 이 병이 전염되는지는 잘 알려져 있다. 감염자와의 접촉을 삼가야하고 B형과 마찬가지로 감염자의 혈액이나 다른 체액과의 접촉을 철저히 막아야 한다. 그들의 침과 정액, 질의 분비물, 그리고 혈액에 절대로 노출되지 않도록 해야 한다. 마약을 주사로 맞는 사람과 문란한 성생활을 하는 사람은 이 병에 걸릴 위험도가 매우 높다는 사실을 항상 명심해야 한다.

② 음주를 자제해야 된다.

우리나라 사람이 세계에서 술을 제일 많이 마시는 국민 중 하나라는 현실을 우리가 자랑스럽게(?) 생각하는 한 우리나라 사람의 간 건강은 찾을 수 없을 것이다.

고려해 볼 수 있는 치료제

항바이러스제

만성간염 환자 중 활발한 바이러스의 존재와 번식이 확인되면 항바이러스제를 쓸 수가 있다. 그러나 그런 치료는 아직까지 간의 최종적 예후의 개선과 꼭 연결이 된다는 증거가 없는 상태이다.

간세포재생촉진제

① 밀크 티슬(milk thistle): 엉겅퀴의 일종인 식물에서 정제한 이 유럽산 약은 간의 건강을 촉진한다고 유럽에서 몇 백 년 간 사용되었던 약초이다. 근래 연구에 의하면 이 약초가 간의 상처를 아물게 돕고, 상한 간 세포를 재생시키는 역할을 어느 정도 할 수 있는 약이라고 인정을 받았다. 그 약초 속에 있는 성분인 실리마린이란 물질이 산화작용에 저항하는 효소를 촉진하여 상한 간세포의 재생을 돕는다는 연구보고가 있었다.

② 쌤-이(SAM-e). 건강한 간 속에 충분히 존재하고 있는 이 물질은 항산화물질인 글루타티온(glutathione)의 감소를 막음으로써 간세포의 재생을 돕는다는

평가를 받고 있다. 하루에 1,200mg이란 대량을 복용해야 한다. 부작용이 따를 수 있으니 의사의 지시하에서만 복용해야 한다.

③ 알파리포익산(alpha lipoic acid)이나 셀리늄(selinium) 같은 항산화물질의 복용도 간세포의 건강을 보호하고 재생을 도울 수 있다고 알려져서 많이 사용되는 약이다.

④ 오메가-3 지방산은 생선에서 나오는 기름으로 우리의 심장을 보호한다는 정평을 가진 기름인데 바로 이 기름이 간도 보호해 준다고 주장하는 연구보고도 나와 있으나 아직 확인된 바는 아니다.

이와 같은 대체 치료제가 있으나 일단 결딴이 난 간을 살리는 데는 확실히 역부족이다. 일단 간염의 진단이 내려졌으면 술은 완전히 끊어야 한다. 염증과 싸우고 있는 간세포한테는 술만큼 해로운 물질이 없다는 것을 부인하는 학자는 하나도 없다. 그것은 술이 염증을 가라앉히는 일을 방해해서 뿐만 아니라 술은 중대한 기로에 서 있는 우리 목숨을 죽음으로 몰고 간다는 안타까운 사실 때문이다.

제10장 신호가 올 때는 이미 늦다

대장의 건강

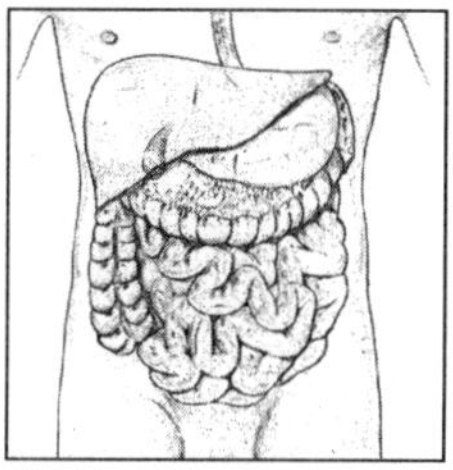

요즘 우리나라에서 대장암 환자가 점점 늘어나 의료진이 신경을 곤두세우고 있다. 매년 만 여 명의 새로운 대장암 환자가 등록되고 있는 형편이니 예삿일이 아니다. 정부의 통계에 의하면 대장암은 어느새 우리나라에서 위, 폐, 그리고 간에 이어 네 번째로 우리나라 사람을 괴롭히는 암으로 부상했다. 새로운 암 환자의 10%가 직장암 아니면 결장암으로 진단이 내려져서 치료를 받고 있다.

소화기관의 기능

대장을 이야기하기 전에 먼저 우리가 먹는 음식이 소화기관에서 거쳐야 되는 경로를 순서대로 간단히 알아보면 대장을 이해하는 데 도움이 될 것이다.

위 : 일단 우리가 씹어 삼킨 음식은 우선 식도를 지나서 위로 들어간다. 그곳에서 위산과 효소는 음식물을 철저히 분해한다. 마치 믹서가 음식을 갈아서 범벅을 만드는 것과 같이 위는 위산과 효소와 섞여진 음식물을 강력한 근육의 협조로 잘라서 섞어 놓는다. 소화의 절차가 시작되는 것이다. 그러나 음식물의 섭취는 위에서는 아직 일어나지 않는다. 대부분의 알코올이 위에서 섭취되는 것은 예외의 일

이다. 그렇기 때문에 술을 마시면 그렇게도 빨리 취기가 오르는 것이다. 빨리 취하고 빨리 끝내라는 이야기인지는 모르겠지만 참 다행스런 디자인이라고 저자는 생각한다. 생각해 보라. 만약 술이 대장에서 섭취가 된다면 오늘 저녁에 술을 마시면 내일 오후가 돼서야 취할 것이다. 직장에서 일하는 데 많은 어려움을 가져올 것이 분명하다. 또 늦게 일어나는 반응이 늘 그렇듯이 이것 역시 술을 마신 사람을 매우 혼동 시켰을 것이 분명하다. 다음날 오후가 돼서 느닷없이 취해버리니 말이다. 우리가 오늘날 알고 있는 그러한 음주문화는 생겨나지도 않았을 것이다. 여하튼 술을 제외한 모든 음식물은 범벅이 된 상태에서 십이지장으로 내려간다.

십이지장 : 손가락 열두 개를 늘어놓은 길이라고 그런 이름이 붙었는데 만약 저자가 이 부분의 이름을 지었다면 아마도 쌍공장(雙孔腸 · 구멍이 둘 있는 장)이라고 불렀을 것 같다. 이 짤막한 창자에는 두 개의 중요한 구멍이 나 있기 때문이다. 하나는 담낭에서 그 중요한 담즙을 공급받는 구멍이고, 또 하나는 췌장에서 중요한 소화 효소를 나르는 관이 들어오는 구멍이다. 그래서 샘창자라고도 한다. 이 두 구멍이 없으면 우리는 기름기가 있거나 고기가 들어 있는 음식은 물론 탄수화물마저 제대로 소화하지 못하게 될 것이니, 이 구멍이야말로 소화기관에서 가장 중요한 구멍이 아닐 수 없다. 먼저 이야기한 대로 기름기가 있는 음식, 고기류의 음식, 그리고 위에서 내려온 탄수화물의 범벅은 십이지장 속에서 완전히 분해

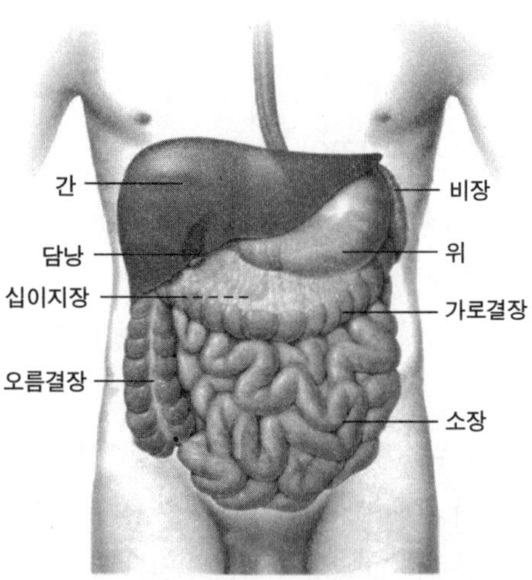

〈그림 10-A〉 소화기계 구조

되어 소장으로 내려가게 된다. 소장의 직경은 대장에 비해서 훨씬 좁지만 길이는 대장의 여섯 배가되는 6 미터 가량 된다.

공장과 회장 : 소장을 두 부분으로 나누면 첫 번째 부분이 음식물과 영양소를 집중적으로 흡수하고 나머지를 밑으로 내려 보내는 의무를 지닌 공장(空腸 · 빈창자)이다. 쓸만한 것은 섭취하고 나머지는 다른 곳으로 보내고 있으니, 늘 비어있는 상태라고 하여 옛날 학자들이 그렇게 이름을 붙였다. 두 번째 부분이 공장에서 내려온 찌꺼기를 골라 쓸만한 것을 가려내서 마저 섭취하고 나머지를 대장으로 내려 보내는 임무를 맡은 부분이다. 샅샅이 고르며 부지런히 밀어서 밑으로 내려 보내야 하기에 늘 꿈틀거리며 바쁘게 뒤트는 동작을 하는 창자라 회장(回腸 · ilium · 돌창자)이란 이름을 얻었다.

맹장 : 회장이 끝나고 대장이 시작하는 부분이 맹장(cecum)인데 한쪽이 막혀있어 막창자라고도 한다. 우리가 흔히 맹장염 때문에 수술을 받는 조직체는 사실 맹장이 아니라 맹장에 달려있는 8cm 정도 길이의 지렁이 같은 모습을 한 충수(蟲垂)라고 하는 쓸모없는 돌기 부분이다.

오름결장 : 맹장에서 이렇게 시작되는 대장은 세 부분으로 구분되는데, 그 첫 부분이 맹장에서 간이 위치한 복부의 오른쪽 상부까지 올라가는 오름결장(ascending colon)이다. 매일 맹장을 통하여 받아들이는 350여 그램의 묽은 즙 같은 물질에서 수분과 염분 등을 섭취하고 나머지를 직장으로 내려 보내는 임무를 가진 창자이다.

가로결장 : 두 번째 부분이 복부의 오른쪽 상부에서 비장(spleen)이 위치한 복부의 왼쪽 상부를 이으며 복부를 가로질러 가는 가로결장(transverse colon)이다. 이 부분 역시 수분과 염분을 섭취하는 임무를 가졌으나 이 결장의 오른쪽 반과 왼

쪽 반이 발생학적으로 다르기 때문에 왼쪽 반은 섭취하는 기능이 별로 없다.

내림결장 : 그리고 마지막 부분이, 가로결장이 끝나는 지점에서 시작하여 밑으로 내려가 골반이 시작되고, 또 다음 결장이 시작되는 지점까지 연결하는 내림결장(descending colon)이다. 섭취의 기능은 별로 없는 편이고, 주로 나머지 배설물을 더 밑으로 보내는 역할을 한다.

구불결장 : 그 다음의 결장은 S자 모양으로 된 창자라 하여 구불결장 또는 S자결장(sigmoid colon)이란 이름이 붙여졌는데, 그 길이는 개인별 차이가 크게 있어 짧은 사람은 고작 15cm, 긴 사람은 50cm가 넘을 수가 있다. 이 부분은 두 가지 중요한 임무를 가지고 있다. 하나는 내림결장에서 받아들인 배설물을 저장하는 것이고, 둘째는 적당한 시간에 자신의 근육을 총동원하여 저장했던 배설물을 아래 있는 직장으로 내려 보내는 일이다. 그 적당한 시간이란 사람에 따라서 다르지만 많은 사람은 유아시절의 습관 그대로 아침식사 때 음식이 위 속으로 들어간 후에 일어나는 이 구불결장의 강력한 반사적 수축을 경험한다. 아기가 배부르게 한 차례 모유나 우유를 잔뜩 먹고 나서 반사적으로 기저귀를 더럽히는 것과 같은 메커니즘이다.

직장 : 구불구불한 S자결장이 끝나며 이어지는 제법 똑바로 내려가는 약 9cm의 길이를 가진 마지막 창자는 곧바로 내려가기 때문에 직장(곧은창자)이란 이름이 붙었다. 직장은 배설물이 항문을 통하여 배출되기 전에 통해야 되는 조그마한 중간 문간이라 생각할 수 있는 배설물 보관 장소이다. 그러나 일단 직장이 가득 차서 늘어나면 척추신경을 통하여 여러 근육을 움직여 항문을 열고, 거기에 때를 맞추어 강력한 수축을 일으켜 내보내야 되는 물질이 무난히 (항)문 밖으로 나갈 수 있게끔 제법 결정적인 연락을 취하는 임무를 수행하는 부분이기도 하다.

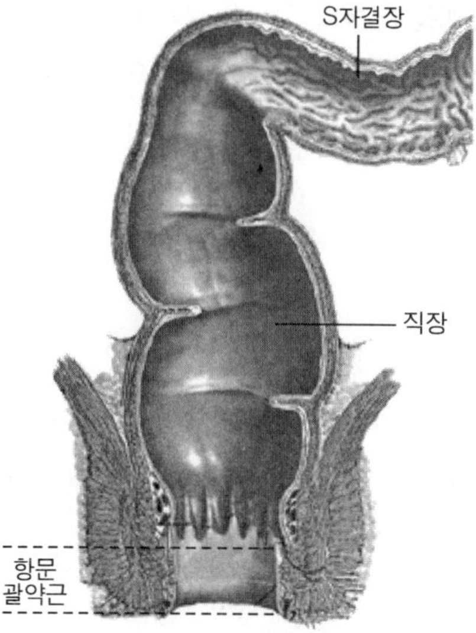

〈그림 10-B〉 직장과 항문의 구조

항문 : 항문은 평상시에는 소화기관에서 내려오는 배설물의 외부 누출을 절대로 불허하는 완벽한 괄약근(sphincter)을 갖춘 우리 소화기관의 마지막 관문이다(〈그림 10-B〉). 변을 배출할 때는 가득 찬 직장의 연락을 받고서 배출을 지원하는 여러 근육의 수축과 때를 같이하여 그 괄약근을 완전히 풀어줌과 동시에 항문에 속한 근육을 수축하게 하여 변의 배설을 "끝내주는" 것이다.

우리가 금요일 저녁에 먹은 식사는 이러한 복잡한 과정을 거치고 7~8 미터의 경로를 통하여 약 48시간부터 72시간 후인 월요일 아침쯤에 우리 몸에서 배출되는 것이다.

대장암 발생의 근황

종기나 암이 아주 드문 소장과는 대조적으로 대장은 원래 많은 암이 생기는 소화기관이다. 미국에서는 남성 중 대장암이 전립선(28.6%), 폐(16.3%) 다음으로(11.6%) 흔한 암으로 통계에 나와 있다. 그 중 재미 한인 남성의 통계는 조금 다르다. 폐가 16%로 가장 많았고, 위가 15.6%로 둘째 그리고 대장암이 13.6%로 제3위이다. 한인 여성의 경우는 유방암이 22.8%로 가장 많았고 놀랍게도 폐암이 12.2%로 두 번째, 대장암이 10%로 제3위를 마크했다. 어떻게 보면 우리나라의 통계와 재미 한인의 통계는 많이 다를 게 없다. 본국에서 제3위를 차지한 간암이 재미 한인의 통계에서는 전립선(11%) 다음인 5위(10%)를 차지했다는 점만 제외하면 미국에서나 한국에서나 대장암이 큰 문제로 부상하고 있다는 것은 확실하다. 나아가서 본국의 한인의 대장암은 전체 암의 10% 정도를 차지하는 것으로 나와 있는 반면 재미동포의 대장암은 전체 암의 약 12% 정도를 차지했다. 이 문제는 위험인자를 이야기할 때 다시 다루기로 한다.

대장암은 어느 부분에 많이 발생하나?

대장의 모든 부분에서 암이 발생하지만 부분에 따라서 많은 차이는 있다. 미국의 한 통계에 의하면 맹장이 22%, 오름결장이 12%, 가로결장이 10%, 내림결장이 7%, S자결장이 35%, 그리고 직장이 14%로 나와 있다. 이 통계에는 그냥 넘겨버릴 수 없는 몇 가지 중요한 사실이 나타나 있다.

• 왼쪽의 대장이 무려 58%의 암을 일으켰고, 오른쪽은 33%의 암을 유발하였다.

• 일반적으로 배설물질이 많이, 그리고 오래 축적되어 있는 부분의 암 유발률이 그렇지 않은 부분에 비하여 두 배 내지 세 배에 달했다.

• 비교적 간단한 직장수지검사(의사가 항문을 통해 손가락으로 직장을 직접 검사하는 방법)와 직장경검사만 정기적으로 받는다 해도 14%의 암이 조기진단 될 수 있다.

• 약간의 불편을 감수하고 S자결장경(flexible sigmoidoscopy)검사를 정기적으로 받는다면 무려 49%의 암이 조기진단 될 수 있다는 사실이 이 통계가 보여주는 것이다.

대장암의 증세는 어떤가?

암이 어디서 발생했느냐에 따라서 증세는 많이 다를 수 있지만 다음 몇 가지는 늘 명심해야 할 중요한 증세이다.

① 대변이 변한다. 설사를 안 하던 사람이 설사를 한다. 변비가 없던 사람이 변

비로 고생한다. 대변의 직경이 가늘어진다. 옛날에는 시원시원하게 변을 보았는데 대변을 보아도 그렇게 시원치가 않다. 더 나올 것 같으면서도 더 나오지를 않는다. 만일 출혈을 했으면 변에 육안으로 볼 수 있는 피가 섞일 수도 있다.

② 어지러운 증세를 나타낸다. 특히 앉았다가 일어설 때 이 증세는 더 나타난다. 오랜 출혈 때문에 서서히 빈혈상태가 야기된 것이다.

③ 종종 이유 없이 배가 아프다. 통증이 없어졌다가는 다시 나타나곤 한다.

④ 골반을 건드리면 통증이 올 수 있다.

⑤ 암 때문에 장에 구멍이 생기면 대개 갑작스러운 통증, 혈압의 강하 등 긴급사태를 초래하는 것이 상례이고, 환자는 곧바로 응급치료를 받아야 한다.

⑥ 암이 방광, 생식기 등 인근 기관을 침범했으면 그 기관에 해당되는 증세가 나타날 수 있다.

대장암을 일으키는 요인

다음 아홉 가지의 상황이 대장암이 생길 가능성을 증가시키는 요인으로 여러 연구결과가 증명하였다.

① 옛날에 장염을 앓은 병력, 특히 궤양성 결장염을 앓은 사람이 결장암을 일으킬 가능성이 높다.

② 결장 속의 점막에 마치 동물의 젖꼭지 모양으로 돌기를 나타내는 폴립(용종 · 茸腫 · polyp)을 가진 사람은 그 폴립을 조기에 치료받아야 한다. 대부분의 결장 폴립이 암으로 변하는 것은 시간문제라고 보아야 하기 때문이다.

③ 직계가족 중 대장암을 앓은 사람이 있으면 대장암 유발률이 두 배 정도로 높아진다. 그 직계 가족이 젊었을 때 암을 앓았다면 그 유발률은 더 높아진다.

④ 운동을 전혀 안 하는 사람이 운동을 정기적으로 하는 사람보다 더 자주 대장암을 일으킨다.

⑤ 과일과 채소를 충분히 섭취하지 않는 사람.

⑥ 붉은 색 고기를 많이 먹는 사람.

⑦ 포화지방질을 많이 섭취하는 사람.

⑧ 담배를 피우는 사람.

⑨ 술을 하루에 두 잔 이상 마시는 사람.

앞에 열거된 위험인자를 분석해 보면 왜 이 병이 우리나라 사람을 더 자주 괴롭히기 시작했는가를 알 수 있다. 바로 당뇨병, 심장병, 고혈압과 유방암을 전보다 훨씬 더 많이 일으켜서 우리의 중 노년기를 짓밟고 있는 똑같은 생활습관이 대장암과도 깊숙이 관련되어 있는 것이다. 재미교포의 대장암 발생률을 다시 이야기한다면 조금이라도 더 서양화가 되어 버린 교포의 생활습관 때문에 본국에 있는 국민보다 약간이나마 이 병을 더 일으키고 있는 것이고, 이 사실은 생활습관의 중요성을 다시 한번 환기시키는 것이다.

대장암을 예방하는 방법

앞에 열거한 위험인자를 가능한 한 철저히 제거하는 것이다.

① 여기저기서 말썽을 부리는 담배는 대장에서도 그 악영향을 끼치고 있다. "금연 없이 건강이 있을 수 없다"는 캐치프레이즈는 대장암에서도 적용된다.

② 정기적인 운동은 중 노년 건강 유지에 가장 중요한 필수과제이다. 아직 운동을 시작하지 않은 독자는 되도록 빨리 시작하여 운동의 재미와 단시일 내에 확인할 수 있는 운동의 혜택을 만끽하기 바란다. 정기적인 운동은 대장암의 발생률을 낮춘다는 사실은 확실히 증명되어 있다.

③ 과일과 채소를 듬뿍 섭취하자. 제27장에 나오는 "하루에 다섯 몫에서 아홉 몫"먹기를 실천한다면 우리는 이 병을 현저하게 줄일 수 있다.

④ 포화지방질의 섭취는 대장암 유발을 재촉한다는 사실을 잊지 말자. 제18장에서도 나오지만 포화지방질은 대개 네 발 달린 동물의 고기와 내장에서 오는 만큼 그 원천이 되는 고기를 먹을 때 비계를 최대한 제거하도록 노력해야 된다. 가열

을 안 한 상태에서 딱딱한 고체의 형상을 유지하는 지방은 포화지방이라고 간주하면 틀림없다.

포화지방과 상관없이 네 발 달린 동물의 고기를 많이 먹으면 대장암을 일으킬 가능성이 올라간다는 연구도 제법 많이 나와 있다. 이 점에서도 학자들의 의견은 일치되어 있다. 다만 여기에 대하여 일부 학자가 고개를 갸우뚱하는 이유는 창자의 길이를 따져 볼 때 사람은 육식을 하도록 되어 있는데도 불구하고 육식을 하면 여러 가지 불상사가 일어난다는 사실 때문이다. 초식성(herbivorous) 동물의 창자 길이는 신장에 비해 25배, 육식을 하는 동물의 창자 길이는 신장의 8배 정도, 사람의 창자는 신장(여기서는 사람이 동물과 같이 기어 다닌다고 가정하여 코와 항문사이의 거리)의 2.5배 내지 3.7배밖에 안 된다. 이 사실은 사람이 잡식성(omnivorous)이라는 사실을 감안하더라도 창자의 길이만은 육식성이라는 것이 학자들의 의견이다. 창자의 길이야 어떻게 되었든 역학적(疫學的)으로 보아서 붉은 색 고기는 대장암을 촉진하는 인자임에는 틀림없는 이상 되도록 육식을 자제해야 된다.

⑤ 변이 오랫동안 창자의 어느 한 군데 멈춰있는 것과 그 부분의 창자에 암이 발생하는 것이 깊게 관련되어 있는 것이 사실이므로 변비는 금물이다. 변비가 심하면 창자의 아래 1/3은 변의 침체 상태를 면하지 못하기 때문이다. 정기적인 운동, 채식, 충분한 과일의 섭취는 정상적이고 정규적인 배변을 촉진한다는 사실을 기억하자. 또 하나의 중요한 사실은 사람은 어디까지나 습관의 동물이라는 것을 기억해야 하는 것이다. 매일 아침 어떤 특정 시간에 변을 보는 습관이 있다면 몸은 그때가 되면 거의 자동적으로 S자결장의 근육을 수축하여 변을 직장으로 내려 보낸다. 몸이 그렇게 습관이 되어 있기 때문이다. 반대로 몸이 반사적으로, 또는 다른 이유로 S자결장으로 하여금 수축을 하여 직장이 가득 차서 배변의 욕구를 조성해 주었는데도 그 욕구 충족의 행동을 취하지 않을 때, 직장과 S자결장은 매우 혼동할 뿐 아니라 직장으로 내려온 변은 그야말로 오도가도 못하는 존재가 되어서 직장 속에 갇혀있어야 한다. 그러나 배변의 욕구를 느끼게 하는 자극은 벌써 철수했

기 때문에 그 후 배변을 시도해 보아도 그 결과는 만족하지 못 할 경우가 많다. 이런 일이 습관적으로 반복된다면 만성 변비의 어려움을 안게 될 가능성이 많아진다.

⑥ 아스피린을 매일 복용하는 사람의 대장암 유발률이 그렇지 않은 사람보다 훨씬 낮다는 것은 잘 알려진 사실이다. 매일 80mg으로 족하다. 이것은 제21장에서 다시 한번 다루게 된다.

⑦ 제15장에서 갱년기의 건강관리를 다룰 때 다시 나오겠지만 갱년기의 여성이 호르몬(에스트로겐과 황체호르몬 혼합)을 복용하면 대장암과 직장암의 발생률이 뚜렷이 저하된다는 것이 한 대규모 연구(WHI 연구)의 결과이다. 만약 갱년기에 있는 여성이 무슨 특별한 이유로 대장암을 적극적으로 방지해야 된다면 이 혼합호르몬 복용을 생각해 볼 수 있다.

⑧ 엽산(folic acid)을 포함한 종합비타민을 15년 이상 복용한 사람의 대장암 발생률은 그렇지 않은 사람에 비하여 현저히 감소되었다는 대규모 연구결과가 있다.

⑨ 칼슘을 하루에 1,400mg을 보충 섭취한 사람의 대장암 발생률은 그렇지 않은 사람보다 훨씬 낮았다는 연구결과도 있다.

⑩ 마지막으로 대장암을 예방하는 데 가장 중요한 방법을 이야기하자면 그것은 어디까지나 조기진단이다. 거의 모든 대장암은 양성 폴립에서 기인한다는 중요한 사실 때문에 양성 폴립을 조기진단하여 제거해 버리면 그 폴립이 악성화하는 것을 방지할 수 있는 것이다.

대장암은 어떤 방법으로 조기진단할 수 있나?

① 정기적 대변잠혈검사: 왼쪽 결장이나 S자결장 혹은 직장에 암이 생기면 오른쪽에 비해 비교적 조속히 진단이 내려지는 이유는, 왼쪽의 종기가 출혈을 할 경우 변에 육안으로 인식할 수 있는 피가 섞일 가능성이 높기 때문이다. 그러나 오른쪽은 경우가 다르다. 출혈을 하더라도 변이 완전히 형성되기 이전이기 때문에 그

피가 육안으로 포착될 수 있는 상태로 배변할 때까지 남아 있는 경우가 드물다. 이런 피는 오로지 대변잠혈검사를 통해서만 색출이 가능한 것이다. 한 번 음성반응이 나왔다고 너무 안심하는 것도 금물이다. 출혈은 늘 하지 않고 가끔씩 하는 경우가 많기 때문이다. 암의 초기에는 더욱 그렇다. 출혈의 양도 처음에는 굉장히 적을 수 있어서 음성이건 양성이건 한 주나 두 주 간격으로 검사를 두 번 더 되풀이하는 것을 원칙으로 한다.

② 정기적 직장수지검사와 직장경검사: 1년에 한번씩 직장수지검사와 직장경검사를 함께 받으면 적어도 항문과 직장에 생기는 암은 조기진단할 수 있다. 앞에서 암의 통계를 정리할 때도 지적했지만 이 검사만 받아도 약 14%의 대장암을 조기진단할 수 있다는 계산이 나온다. 그리고 잠혈검사를 병행하면 그 비율이 상당히 더 높아질 것은 확실하다.

③ 정기 S자결장경 검사를 받으면 이론상으로는 왼쪽 결장과 직장에 일어나는 암은 모조리 조기진단이 가능하다. 전체 대장암의 49%를 조기진단한다면 그것은 대단한 성취가 아닐 수 없다. 또한 잠혈검사를 병행하여 그 실적을 더 개선할 수 있을 것이다.

④ 대장내시경검사는 내시경을 항문을 통하여 맹장까지 진입시켜 맹장, 오름결장, 가로결장, 내림결장, S자결장과 직장까지 샅샅이 검사할 수 있는 방법으로, 대장암 조기진단에는 가장 효율적인 방법으로 인정받는 검사이다. 미국에서는 55세 이상의 환자에게 매 5년에 한 번씩 이 검사를 받으라고 권고하고 있다. 장점은 전문의가 첨단기술을 응용하는 내시경으로 대장 전체를 철저하게 검사할 수 있다는 점과, 일단 폴립을 발견하면 그 자리에서 내시경을 통하여 진입된 간단한 기구로 제거할 수 있다는 점이다. 또 수상한 조직체가 발견되면 즉시 생검용 조직을 확보할 수 있다는 것도 커다란 장점이다. 단점으로는 건강한 사람의 정기검진으로는 좀 지나치게 어렵고 부끄러운 검사라고 생각하는 것이 환자들의 인식이라는 점이다.

⑤ X선 촬영: 아직도 많이 쓰이는 대장조영술은 재래식 검사로 요즘에는 정기검진을 위한 검사로서의 선호율은 많이 감소된 상황이다. 일단 진단이 내려진 후

치료를 계획하는 단계에서 초음파, CT 등의 촬영으로 필요한 추가정보를 얻을 수는 있다.

⑥ 혈액검사로 빈혈을 가려내고 CEA라고 하는 종양표지자(tumor marker)검사가 있는데 특이성(specificity)이 없다는 것이 단점이고 검사가 쉽다는 것은 장점이다. 정기검진에는 그렇게 큰 도움을 못 주는 검사이다.

⑦ "사실상 대장내시경"검사(Virtual Colonoscopy): 환자가 대장내시경검사를 꺼린다는 것에 착안하여 개발한 특수 씨티 스캔(CT, 또는 CAT scan)인데 간단히 말해서 씨티 스캔으로 대장과 직장을 샅샅이 검사하는 방법이다. 문제는 일단 수상한 곳이 발견되면 "진짜" 대장내시경검사를 받아야한다는 것이다.

⑧ 대변의 유전자 검사: 지금 개발 도중에 있는 검사로 대장암에서 발견되는 특수한 DNA가 대변 속에서 발견되는지를 시험하는 검사이다. 완전히 개발되면 매우 효과적인 검사라고 생각된다.

대장암의 치료와 예후

대장암의 치료는 수술이 기본방법이다.

오른쪽의 결장암은 암과 암이 생긴 결장의 부분을 제거하고, 림프절에 암이 퍼졌으면 그것도 역시 제거한다. 림프절이란 기관에서 배출되는 림프액이 림프관을 통하여 정맥으로 들어가기 전에 그것을 걸러서 불순 요소를 처리하는 조직체로 감염된 림프절을 우리는 "망울"이라고 부르기도 한다. 암이 발생한 기관조직의 경계선을 이탈하여 옮겨갈(전이) 때 제일 먼저 도달하는 곳이 대체로 근처의 림프절이다. 그렇기 때문에 의사는 암 수술을 할 때 림프절에 비상한 관심을 갖게 되는 것이다. 왼쪽의 결장암도 내림결장과 S자결장의 경우는 오른쪽과 다를 것이 없으나, 직장은 항문에 가깝고 생식기와 방광과 가까이 있으므로 문제가 복잡해질 수가 있다. 가능한 한 자율신경과 항문의 괄약근을 보존해야 되기 때문이다. 요즘 이 방면의 기술은 매우 좋아져서 좋은 결과를 가져오는 경우가 많아 다행이다. 방사선 치료와 항암제 투여는 암의 진전 상태에 따라서 담당의사가 수술이 끝난 후에 결정하게 된다. 어디까지나 암세포를 최대한 섬멸하여 병의 재발을 방지하려는 것이 기본지침이다.

대장암은 암의 이행상태에 의하여 다음과 같이 구분한다.

제 1기 : 암이 아직 창자의 벽 안에 국한된 경우.

제 2기 : 암이 창자의 벽 밖으로는 나갔지만 인근 기관이나 림프절에는 퍼지지 않은 경우.

제 3기 : 암이 인근기관이나 림프절에 퍼진 경우.

제 4기 : 암이 이미 간, 폐, 복막 등에 멀리 퍼진(전이된) 경우.

제 1기의 환자가 5년을 더 살 가능성은 95%여서 거의 100%인데 반해,
제 4기의 환자가 5년을 살 가능성은 20% ~ 25%의 사이로 줄어든다.

대장암의 조기검진방법과 암 예방치료의 기술이 상당히 발전된 오늘날 우리나라에서 이 병이 점점 늘고만 있다는 사실은 너무나 안타까운 일이다.

제11장 시각장애의 두 주범

백내장과 녹내장

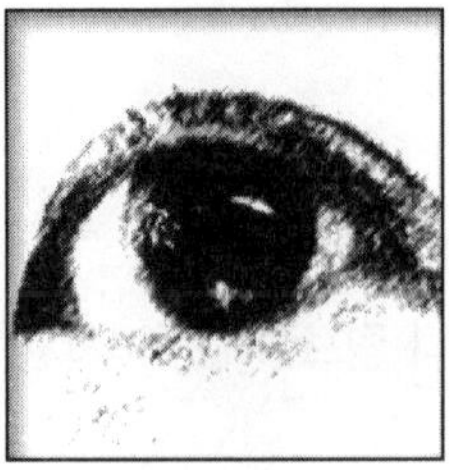

나이가 들면서 눈에 생기는 안과 질환이 여러 종류 있지만 여기선 가장 중요한 백내장과 녹내장만 알아본다.

1. 백내장

백내장이란 무엇인가?

백내장은 뚜렷한 노화현상 중의 하나로 65세쯤 된 거의 모든 사람에게 나타나는 가장 흔한 안과 질환이다. 마치 나이가 들면서 우리의 피부에 우글쭈글한 주름이 생기듯이 우리 눈알 앞면에 자리를 잡고 있으면서 밖에서 들어오는 광선을 받아들이고 초점을 맞추어서 눈 속의 뒷면(안저)에 위치한 망막(retina)에 선명한 영상을 비치게 하는데 가장 중요한 역할을 하는 렌즈(수정체)(〈그림11-A〉 참조)가 시간이 가며 조금씩 뿌옇게 흐려지는 것이다. 이러한 렌즈의 변화가 차차 발전하여 우리의 시력에 장애를 주게 되면 우리는 그것을 백내장이라고 한다(〈그림 11-A〉 참조).

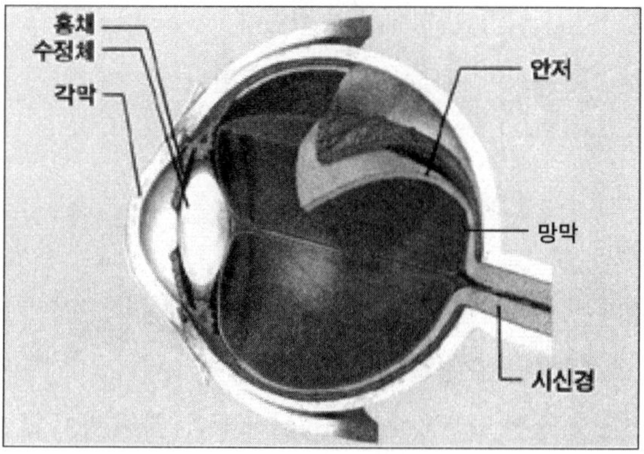

〈그림 11-A〉 눈의 구조

백내장은 왜 생기나?

학자들은 그 확실한 원인을 아직 모르지만 소위 자유기(free radical)에 의한 피해일 것이라고 믿고 있다(제1장과 제20장 참조). 외톨이가 된 전자를 포함하고 있는 자유기가 근처의 세포에서 전자를 마구 약탈하여 멀쩡했던 세포를 망쳐 놓는다는 이 산화작용 현상에 대해서는 제1장에서 노화현상의 메커니즘을 이야기할 때 설명했다. 그러나 지금 파악된 지식으로는 백내장은 노화현상의 일종이라고 보면 되겠다.

백내장의 위험인자

• 나이가 드는 것이 첫째 요인이다.

• 여자가 남자보다 더 자주 이 병에 걸린다.

• 유색인종이 백인보다 더 많이 이 병을 일으킨다.

• 흡연자가 백내장을 가질 가능성이 더 높다. 담배가 자유기에 의한 피해를 더 많이 일으키기 때문이다.

• 술을 많이 마시는 사람도 이 병을 일으킬 가능성이 더 높은 것으로 나와 있다.

• 야외에서 햇볕에 많이 노출되는 사람이 이 병에 걸릴 가능성이 더 높다고 학자들은 믿고 있다. 역시 자유기의 소행이다.

- 당뇨병을 가진 사람이 이 병에 빨리 걸린다.
- 선천적 체질은 이 병에서도 중요한 역할을 한다.
- 방사선 노출 등은 아주 드문 요인이다.

백내장의 증세

백내장 초기에는 증세가 없다. 렌즈의 대부분이 아직 비교적 투명하기 때문이다. 그러나 렌즈가 점점 흐려지면서 여러 가지 증세가 나타난다. 우선 시력이 차차 떨어진다. 안경알을 점점 강한 것으로 바꾸어야 한다. 불이 밝지 않으면 아무리 새로 맞춘 안경을 써도 확실히 보이지 않는다. 한 눈이 이중으로 보일 수 도 있다. 밝은 불을 쳐다보는 것이 부담이 된다. 어떤 때에는 불을 보면 불을 둘러싼 달무리 같은 것이 보인다. 밤의 시력이 약해진다. 밤에 운전하는데 앞에서 오는 차의 헤드라이트가 부담스럽다. 그리고 눈이 아프거나 눈곱이 생기거나 눈물이 나거나 눈이 가렵거나 마르거나 하는 증세는 대체로 없다는 것도 이 병의 특징이다.

백내장의 진단

백내장의 진단은 비교적 간단하다. 안과의사 또는 미국 같으면 검안사가 틈새등(슬리트 램프 · slit lamp: 가느다란 틈새를 통하여 강한 빛으로 눈 속을 들여다 볼 수 있는 안과기구)으로 눈을 검사하면 쉽게 진단할 수 있다. 수정체가 뿌옇게 변하고 있는 것을 직접 관찰할 수 있기 때문이다. 그렇기 때문에 64세 전의 중년기에는 안과 검사를 2~3년에 한 번씩 정기적으로 받고, 65세 이후에는 적어도 1~2년에는 한 번씩 슬리트 램프 검사를 받아야 한다고 전문인들은 권하고 있다.

백내장의 치료

안과 수술로 흐려진 렌즈를 빼내고 투명한 인조 수정체를 삽입하는 것이 유일한 치료방법이다. 이 수술이야말로 과거 수십 년 동안에 많은 발전을 이룩한 수술이다. 1970년 초반까지만 해도 뿌옇게 되어버린 수정체의 가운데를 칼로 도려내는 것이 고작이었고 수술 후의 경과도 요즘같이 좋지 못하였다. 물론 수술 후에 환자의 눈알에는 옛날 열쇠구멍 같은 모양의 흔적이 생겼었다. 그것에 비교하면 최근 많이 시행되는 소위 패코, 또는 수정체유화(phacoemulsification)라는 수술은 매우 간단하고 경과가 우수한 수술이다. 간단히 설명하자면 수정체의 껍질을 약간(3mm 정도) 열고 조그만 바늘만한 가느다란 탐침(probe)을 수정체에 집어넣고 초음파의 에너지를 이용하여 흐려진 수정체를 부숴서 펌프로 빨아내는 것이다. 그런 다음에 인조 수정체의 알맹이를 삽입하고 껍질을 꿰매면 수술은 끝난다. 국소마취로 가능한 이 수술은 대부분이 외래환자로 시행하고 있고 한 시간 이내에 끝낼 수 있는 수술이다. 물론 이 간단한 수술은 아직도 표피가 변하지 않은 비교적 초기에 가능한 수술이지만 대부분의 환자가 이 수술로 치료가 가능하다.

백내장 수술은 언제 받아야 되나?

시력이 얼마나 나빠졌느냐가 아마도 수술을 결정하는 데에 가장 중요한 요인일 것이다. 서방 국가의 안과 전문의는 20/50의 시력을 수술이 필요한 기준으로 받아들이고 있다. 이것은 정상적인 시력(20/20)을 가진 사람이 50피트(약 15미터) 밖에서 볼 수 있는 표적을 20피트(약6미터) 거리에서 보아야만 보이는 시력을 뜻하며, 한국의 안과에서 이야기하는 0.4의 시력에 해당한다. 그러나 이 결정은 환자에 따라서 다를 수밖에 없다. 똑같은 시력의 소유자라도 아직 직장을 가지고 있고 밤이고 낮이고 차를 운전해야 될 처지에 있는 비교적 활동적인 환자와, 운전도 일도 별로 안 하고 집에서 텔레비전이나 보면서 조용히 소일하는 70대 할아버지나 할머니와의 차이는 상당히 큰 것이다. 한 가지 염두에 둘 것은 백내장을 수술 안 한다고 눈을 영구히 망쳐버릴 가능성은 없다는 것이다. 따라서 환자가 그 필요성을 절실히 느껴서 수술을 원하게 될 때까지는 수술할 필요가 없다는 것이 저자의 의견이다. 물론 환자와 담당 안과전문의와의 충분한 대화 끝에 최종 결정을 내려야 할 것이다.

수술 후에는 어떻게 변하나?

패코 같은 수술은 수술도 간단하지만 경과도 빠르고 좋다. 수술만 잘 되었으면 수술 후 며칠 이내에 시력이 밝아지고 앞에 지적한 여러 가지 증세가 차차 없어진다. 전에 안경을 썼던 사람들은 새로 더 약한 안경을 맞추어야 하는 즐거운 번거로움을 접하게 된다. 매우 드문 일이겠지만 전에 안경을 안 썼었다면 수술 후에는 안경을 써야 한다. 소수의 환자가 염증, 출혈, 안질 등의 합병증을 일으키지만 그 치료에는 보통 큰 문제가 없다.

백내장은 어떻게 예방하나?

백내장이 "자연스러운" 노화현상의 일부라면 우리는 이 질환의 발전을 완전히 막을 수는 없을 것이다. 그러나 노화작용과 산화작용의 관계가 명백히 드러난 이상 항산화물질을 복용하지 않을 이유는 없다. 특히 백내장 등 눈의 건강에는 비타민 C의 유익한 역할이 여러 연구로 지적된 바가 있다(제20장 참조). 또 위험인자라고 인정되는 여러 병을 더 철저히 관리하고 해로운 생활습관을 고침으로써 이 현상이 우리에게 너무 일찍이 다가오는 것은 막을 수 있다고 본다. 전문가들은 또 균형 잡힌 식사, 채식, 많은 과일의 섭취 등도 이 병을 지연시키는 데 중요한 역할을 한다고 믿고 있고, 금연과 적당한 음주 그리고 햇볕이 강한 날에 색안경을 꼭 착용하는 것 등을 한결같이 권하고 있다.

2. 녹내장

녹내장이란 무엇인가?

안구 속에는 정상적으로 수은주를 10mmHg부터 22mmHg 사이의 높이로 올릴 수 있는 압력이 존재하고 있다. 이것은 안구 속에 적당한 양의 맑은 액체(방수)를 존재하게 함으로써 눈의 중요한 생리작용을 유지하고 시각에 중요한 역할을 하는 시신경, 망막 등 예민한 부분의 기능을 보존하는 데 필수적인 압력이다. 만일 그 압력이 없다고 생각해 보자. 마치 바람 빠진 풍선이 짜부라지듯이 안구 자체가 그 공 같은 모습을 유지하지 못 할 것이다. 안구가 짜부라진다면 그 중요하고 예민한 시각을 지탱하는 부분이 망가질 것은 뻔한 사실이다. 그런데 반대로 그 압력이 정상보다 훨씬 높아져도 시신경을 크게 다치게 되는 것이다. 눈 속 방수의 정상 배출통로가 막혀서 안구 속의 압력이 올라가 시각장치의 기능을 저하시키는 상태를 우리는 녹내장이라고 부른다(〈그림 11-B〉 참조).

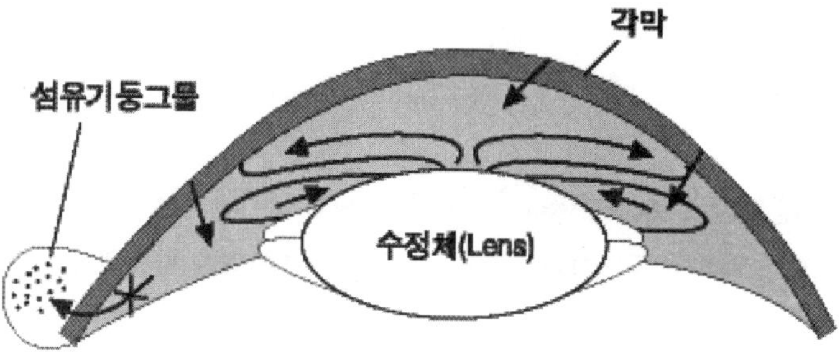

〈그림 11-B〉 눈 속 방수의 배수 구조

녹내장은 왜 생기나? 그리고 녹내장의 종류는?

아직 자세한 원인은 알려지지 않고 있다. 그러나 눈의 앞쪽에 있는 방수는 각막과 수정체에 영양을 공급하고 수분 속에서 쓸데없는 부스러기들을 모아서 눈알의 홍채(iris)와 각막(cornea)사이의 좁은 통로를 통하여 체 같은 역할을 하는 섬유기둥그물(trabecular meshwork)로 들어가서 정맥으로 빠져나간다. 그런데 나이가 들면서 그 배수장치에 고장이 나는 것이다. 앞에서 이야기한 좁은 통로가 열려 있는 상태에서 배수가 안 되면 "열린 각도"의 개방각 녹내장(open angle glaucoma), 만일 그 통로가 막혀서 배수가 안 되는 경우에는 폐쇄각 녹내장(angle closure glaucoma)이라고 부른다.

녹내장의 증세

녹내장의 증세는 대체로 점차 생기기 때문에 처음에는 환자가 시력을 잃고 있다는 사실 자체를 모를 때가 많다. 초기의 증세는 백내장과 비슷하여 광선 특히 밝은 빛이 눈에 부담이 간다. 밝은 것과 어두운 것을 분별하는 능력이 줄고 밤의 시력이 감소된다. 앞보다도 옆의 시각이 먼저 차질을 보인다. 백내장과의 큰 차이점은 백내장의 경우 시각 기능을 영구히 잃지 않는 반면에 녹내장은 시각 기능을 영구히 잃을 수도 있다는 점이다. 사실 안과의사가 안타까워하는 것은 녹내장을 처음 진단했을 때는 이미 많은 환자가 상당한 시각기능을 잃은 후라는 사실이다.

급성녹내장이란 무엇인가?

대개 저녁이 되어 어두워지기 시작할 때 동공이 크게 열린 상태에서 이 병의 증세가 나타나는 경우가 많다. 갑자기 눈이 잘 안 보이고 초점을 맞추기가 힘들어진다. 광선을 보면 달무리(halo) 같은 것을 보게 된다. 눈이 빨개지고 눈에 통증이 생긴다. 병이 난 눈은 손으로 눌러 보면 다른 눈보다 확실히 단단한 느낌을 준다. 두통이 심하고 욕지기, 구토를 일으킨다. 갑자기 열려있던 수분의 통로가 막혀 버린 것이다. 그리하여 안구의 압력이 갑자기 올라간 것이다. 동공이 커지고 수정체가 더 통통해지면서 그렇지 않아도 원래 좁은 배수로를 꽉 틀어막아 버린 것이다. 이것은 응급치료를 요하는 긴박한 상황이다. 당장 안과에 가서 치료를 안 받으면 그 눈의 시각기능을 1, 2 시간 이내에 잃어버릴 수 있기 때문이다.

녹내장의 진단은 어떻게 하나?

정확한 녹내장의 진단은 안구의 압력 측정과 시신경의 정밀검사로만 이루어질 수 있다. 안구의 압력이 23mmHg 이상인 경우에는 시신경의 정밀검사 등으로 녹내장의 진단을 밝히게 된다. 또 압력은 정상이지만 시각이나 시야의 결손이 있는 경우도 시신경 정밀검사로 저압력 녹내장이란 드문 상황의 유무를 확인해야 한다. 그렇기 때문에 전문가들은 45세 이후에는 적어도 2~3년에 한 번씩, 그리고 65세 이후에는 1년에 한 번씩 정기적으로 안과 검진을 받으라고 권하고 있다.

녹내장의 위험인자는?

• 안구의 압력이 23mmHg부터 30mmHg까지 올라간 사람들은 언제 녹내장이 시작할지 모르기 때문에 가장 위험한 인자를 소유하고 있다고 보아야 한다. 물론 담당 안과 전문의의 지시에 따라 자주 정기검사를 받아야 한다.

• 나이가 많으면 많을수록 녹내장이 생길 가능성이 높아진다. 50대에서부터 매 10년에 그 위험도가 두 배씩 늘어간다고 보면 된다. 80대가 되면 약 13%가 이 병을 가지게 되는 것이다.

• 인종에 따라서 위험도가 틀리다. 백인보다는 흑인이 훨씬 더 자주 이 병을 앓고, 동양인도 백인보다는 더 자주 이 병을 앓게 된다고 미국의 통계는 보여주고 있다.

• 당뇨병, 심장병, 고혈압 등을 지병으로 가진 사람의 위험도는 더 높다.

• 옛날에 타박상을 눈에 입었던 사람이 더 자주 이 병에 걸린다.

• 직계 가족 중 녹내장을 앓았으면 이 병을 가질 위험도가 높아진다. 부모의 경우에는 20%의 확률, 형제일 경우는 50%란 어마어마한 확률로 올라간다. 이 병에 유전자가 깊숙이 관련이 되어 있다는 증거라고 학자들은 믿고 있다.

• 근시인 사람이 그렇지 않은 사람에 비해 이 병에 걸릴 위험도가 훨씬 더 높다.

• 코르티손이란 약을 장시간 복용한 사람도 이 병에 걸릴 위험도가 높다.

녹내장의 치료

이 병의 치료기술도 지난 2, 30년 사이에 괄목할 만한 발전을 거듭해왔다. 한번 진단이 내려지면 안구의 압력을 정상으로 떨어트리는 것이 치료의 기본 목표이다. 여러 가지 안약이 개발되어 있어 그 치료는 비교적 어렵지 않다.

■ 안약

• 베타차단제: 안구의 수분(방수) 생성을 감소시킨다.

• 알파촉진제: 안구의 수분 생성을 감소시킨다.

• 카보닉 앤하이드레이즈 억제제(carbonic anhydrase inhibitor): 안구 내의 수분 생성을 감소시킨다.

• 푸로스타마이드(prostamides): 안구 내에서의 수분의 배수를 촉진시킨다.

• 푸로스타그랜딘 아날로그(prostaglandin analogue): 안구 내에서의 수분 제거를 촉진시킨다.

■ 먹는 약

안약만으로 압력이 충분히 안 내려올 때에는 안과 전문의가 먹는 약을 처방할 수도 있다. 이 약은 이뇨제로서 몇 십 년 전부터 사용되었던 약이다. 예를 들어 다이아목스(Diamox), 스토졸라마이드(Storzolamide), 넵타제인(Neptaxane) 등이 있다.

일반적으로 두 가지의 안약으로 치료는 시작된다. 수분의 생산을 줄이는 안약과 수분의 배출을 촉진시키는 안약이다. 두 약은 적어도 10분 내지 15분의 간격을 두고 점안하는 것이 좋다. 이 병에 쓰이는 안약은 전신에 부작용을 일으킬 수 있는 강력한 약이다. 그 부작용을 막고 또 되도록 안구 속에 약이 오래 있으면서 그 효능을 안구 속에서 최대한 발휘하게끔 하려면 누워서 약을 넣기 전에 코에 접해 있는 눈의 모퉁이를 약간 눌러 주어야 한다. 그리고 약을 넣은 후 눈을 감고 계속 약 1. 2분 간 눌러 준다. 이것은 눈물이 내려가는 조그만 관을 차단하기 위해서다.

녹내장의 수술

백내장의 경우와 비교하면 녹내장은 내과적인 치료에 치중하는 편이다. 특히 개방각의 경우는 더 그렇다. 물리적으로 막힌 곳이 없기 때문에 약이 잘 듣는 편이다. 안약과 먹는 약을 쓸 수 없을 때와 약이 효과를 못 낼 때에만 수술을 하게 된다. 수술은 제일 표면에 있는 섬유기둥그물의 조직체를 레이저로 오그라들게 하는 치료이다. 그러면 밑에 있는 섬유기둥그물이 늘어나서 안구의 배수를 촉진하게 된다는 원리이다. 수술은 무척 간단해서 10분 내지 20분에 끝나며 물론 입원은 필요 없다. 효율은 좋은 편이지만 3년 내지 5년 이내에 다시 막힐 수가 있는 것이 흠이다. 더 전통적인 수술은 눈꺼풀을 제치고 직접 눈알의 공막(흰자위)에 조그만 구멍을 만들고 그 구멍을 통하여 수술현미경하에서 섬유기둥그물(trabecular meshwork) 일부를 제거하는 수술이다. 요즘은 레이저 수술이 너무 편리하기 때문에 전통적인 수술은 레이저 수술과 약이 효과가 없을 때와 다른 특수한 경우에만 하는 편이다. 폐쇄각 녹내장의 경우에는 약이 듣지 않는 비율이 비교적 높은 편이어서 이 전통적인 수술(섬유기둥절제술)을 받아야하는 경우가 있다.

앞의 모든 치료가 안구의 압력을 충분히 그리고 단시간 내에 내릴 수 있어서 더 이상의 시각 상실을 방지할 수 있다는 것은 다행스러운 일이다. 그러나 이미 상실한 시각의 회복이 불가능하다는 엄연한 사실은 이 병의 조기진단의 중요성을 절실히 상기시키고 있는 것이다.

녹내장의 예방

녹내장을 예방할 수 있는 방안은 아직 없다. 정기적인 검진만이 이 병을 일찍 발견하여서 시각의 상실을 가능한 한 줄일 수 있는 유일한 길이다. 특히 앞에서 언급한 위험인자를 가진 사람은 65세 이후부터는 1년에 적어도 한번은 안구의 압력을 검사하며 제거할 수 있는 위험인자를 가능한 한 제거해야 한다.

• 안구의 상처를 예방하고 피한다. 위험한 작업을 할 때에는 안구의 안전을 도모하기 위하여 안구를 보호하는 보안경을 꼭 착용한다.

• 가능하다면 코르티손의 장기복용을 피한다. 녹내장을 일으킬 수 있는 다른

인자를 가진 사람은 더욱 그렇다. 예를 들어서 부모 중 녹내장을 앓은 분이 있었으면 본인이 이 병을 가지게 될 확률이 벌써 20%이다. 거기다가 코르티손까지 복용한다면 그 확률이 더 올라갈 것은 뻔한 일이다. 이런 경우 담당의사와 꼭 의논을 해 보아야 한다. 이 사정을 파악한 담당의사는 다른 약으로 대치할 방법을 찾을 것이고, 따라서 위험도를 줄일 수 있을 것이다.

제12장

너무 어렵게 발전하는 뇌기능 장애

치매

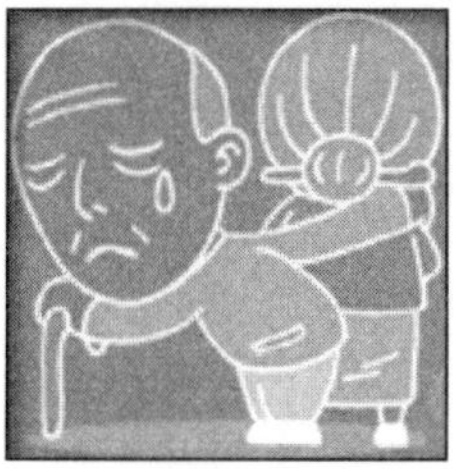

기가 막히는 어려움

치매만큼 우리를 괴롭히는 병도 많지 않다. 점점 많은 사람이 치매를 앓고 있는 환자를 집안에 두고 있기 때문이다. 병이 다 그렇지만 특히 치매는 옆에 있는 사람을 너무 안타깝게 만든다. 사랑하는 가족 어른이 식구들이 지켜보는 눈앞에서 어처구니없이 폐인이 되어 버리고 말기 때문이다. 엄청난 서러움에 시달리는 가족은 이 어처구니없는 병으로 고생하는 어른을 돌보아야 하는 무거운 책임마저 짊어져야 하므로 정말로 기가 막히는 어려움에 처하게 되는 것이다.

치매란 무엇인가?

치매란 뇌 구조의 발육이 원래 모자랐거나 발육이 완전했던 뇌가 퇴행하여 정상적인 인지기능과 행동기능이 작용을 못하게 되는 병이다. 1906년에 독일 의사 알츠하이머 박사가 처음 발견한 노인성치매를 우리는 요즘 치매라고 부르는데, 사실은 치매에는 다른 이유로 생기는 경우도 있다. 유아 치매 그리고 자각증세도 없이 경미한 뇌졸중(mini-stroke)을 긴 세월 동안 수 없이 연발하여 뇌세포가 많이 죽고, 뇌가 차차 그 맡은 기능을 못하게 되어 생기는 동맥경화성 치매(multi infarct dementia) 등도 꽤나 심각한 병이다. 후자는 주로 당뇨병과 고혈압을 함께 앓는 환자에게 생기는 합병증이기도 하다. 어느 이유 때문에 치매가 생겼든 간에 인지기능의 결핍과 행동기능의 저하는 모든 치매환자의 공통점이다. 노인성치매(이하 '치매' 라고 한다)가 그 숫자로 보든지 사회에 미치는 중요성으로 보든지 요즘 가장 심각한 문제로 부각되었다는 것은 틀림없다.

치매는 누가 걸리나?

60세 이후에 주로 생기는 병으로 65세와 74세 사이 노인의 약 3%가 이 병에 걸린다. 더 충격적인 것은 85세 이후 노인의 거의 반이 이 병으로 고생한다는 사실이다. 약 5%의 치매는 60세 훨씬 전에 일어나고 있고 극소수가 유전으로 이 병을 물려받고 있다. 거의 대부분은 유전성이 아니지만 집안에 치매가 있는 사람이 치매에 걸릴 가능성은 그렇지 않은 사람에 비해 훨씬 높다는 것도 매우 중요한 사실이다. 여자가 남자보다 치매를 앓는 비율이 더 높다. 한국 전체에 치매환자가 얼마나 있는지는 확실치 않으나 몇 십만은 되리라는 것이 미국의 숫자를 토대로 하여 계산한 결과이다. 사실 더 중요한 것은 앞으로 노인 인구가 증가함에 따라 치매인구는 천문학적으로 늘어날 것이다.

치매에 걸리는 위험인자들

지금까지 알려진 치매에 걸릴 위험인자(risk factor)는 다음과 같다.

① 고령

② 가족의 질병 역사

③ 높은 콜레스테롤

④ 애포(APO)E4 라는 유전자를 소유한 사람: 애포E4라는 유전자를 가진 사람이 치매에 걸릴 가능성이 상당히 높고, 또 병에 걸리는 시기도 상당히 빠르다는 사

실은 비교적 근래에 발견된 사실이다.

⑤ 경도 인지장애(Mild Cognitive Impairment · MCI)의 상태에 있는 환자: 이것은 위험인자라기보다는 위험지수라고 할 수 있는데, 이 환자의 40%가 수년 이내에 치매환자가 된다는 사실 때문에 많은 연구 대상이 되고 있고 뒤에서 더 자세히 설명될 것이다.

⑥ 기타: 6년 이하의 정식 교육만 받은 사실과 18세 이전까지 시골에서 성장한 사실도 위험인자가 된다는 보고가 있으나 더 철저한 연구가 필요한 상태이다.

치매는 왜 생기나?

아직도 안 풀리는 원인

결론부터 이야기하면 원인은 아직 찾아내지 못하고 있는 형편이다. 그러나 "범인" 혹은 "범인들"의 정체가 조금씩 그리고 확실히 드러나고 있다.

뇌세포 속에 두 가지 심상치 않은 일이 일어나서 그 세포를 결딴내고, 그 세포는 맡은 기능을 제대로 못하게 되어 뇌가 기능을 차츰 잃게 되는 것이다. 그 두 가지의 심상찮은 일이라는 것은 자세히 알려져 있다.

• 하나는 뇌세포 속에 아밀로이드라는 녹말 같은 물질이 생겨서 그 세포의 역할을 저지한다는 사실이고,

• 또 하나는 역시 뇌세포 속에 몹시 엉클어져버린 섬유성 물질이 생겨서 뇌세포 사이의 통신 수단을 망가트려 놓고 만다는 사실이다. 다른 세포와의 연락 통신이 안 되는 세포는 고립되고, 그렇게 된 세포는 그 기능이 정지되는 것이다.

백여 년 전에 괴상한 정신병을 앓다가 사망한 한 여자의 뇌를 해부하여 현미경으로 정밀 조사를 하던 알츠하이머 박사가 그 환자 뇌세포에서 두 가지의 비정상적인 변화를 발견했다. 그중 하나가 아밀로이드 물질이었고 또 하나가 엉클어진 섬유성 물질이었다. 그 많은 시간이 흘러간 오늘에 이르기까지 이 병에 대한 확실한 원인을 발견 못했다는 것은 부끄러운 일이다. 그뿐만 아니라 알츠하이머 박사

가 그 옛날에 그 구식 현미경으로 발견했던 이 두 가지 사항마저도 아직까지 완전히 터득을 못한 것 또한 실망을 안겨 주는 사실이다. 그러나 최근에 많은 연구가 뚜렷한 결과를 찾아내기 시작했기 때문에 일단 희망을 가져보아도 괜찮을 것 같다.

치매가 선진국의 커다란 사회적 문제로 떠오르면서 그 사회에 경종이 울리고, 정치인 등 힘 있는 사람들이 이 병의 완치를 재촉하기에 이르렀고, 따라서 정부는 이 문제의 연구를 위하여 막대한 금액의 돈을 쓰기 시작한 것이다. 이 병으로 안타깝게 10여 년 간 투병을 하다 2004년에 별세한 미국의 레이건 대통령을 여러 모로 숭모하는 미국의 많은 지도자들도 이 병의 퇴치를 위한 결정적인 연구 활동을 지원할 것이 분명해진 사실이다. 요즘 활발히 시행되고 있는 연구의 초점들은 대개 다음과 같이 요약할 수 있다.

- 정상적인 노화현상과 치매와의 관계.
- 치매환자의 뇌세포 속에서 발견되는 비정상적인 단백질 베타 아밀로이드의 정체.
- 치매환자의 뇌세포 속에서 발견되는 엉클어진 섬유성 물질(fibrillar tangle)의 정체.
- 애포E-4에 관한 연구.
- 경도 인지장애(MCI) 상태의 환자에 대한 연구.
- 아밀로이드 제거에 대한 연구.
- 아밀로이드를 방지하는 예방주사 개발에 대한 연구.
- 증세를 감소시키는 신약 개발(현재 5, 60종의 신약 연구 중).

학자들은 조만간 돌파구를 찾을 것이고 따라서 그 원인도 밝혀질 것이라는 희망을 일단 가져 보아도 좋을 것 같다.

치매환자의 초기증세

"오늘이 무슨 요일이냐?"

치매의 일곱 가지 경고

제일 먼저 본인이 느끼고 가족이나 친지가 알아차리는 증세가 간단한 건망증이다. 그 초기 건망증의 특징은 근래에 일어났던 일부터 잊어버린다는 사실이다. 몇십 년 전의 일은 생생히 기억을 하면서 며칠 전의 일은 제대로 기억을 못한다. 이 증세는 조만간 다른 현상을 불러일으킨다.

① 같은 질문을 여러 번 반복한다. "오늘이 무슨 요일이냐?" "오늘이 무슨 요일이냐?" "오늘이 무슨 요일이냐?" 물론 한 숨에 그렇게 여러 번 반복하는 것은 아니다. 그러나 불과 몇 십 분 사이에 같은 질문을 같은 상대자한테 수 없이 여러 번 되풀이한다는 말이다.

② 같은 이야기를 여러 번 반복한다. "그 사람 참 나쁜 사람이야" "그 사람 참 나쁜 사람이야" "그 사람 참 나쁜 사람이야" "……" "……" 역시 짧은 시간 내에 같은 사람한테 똑같은 말을 수 없이 반복하는 것이다.

③ 전에 아무 문제없이 곧잘 하던 간단한 일을 잘 못하게 된다. 예를 들어서 전기밥솥에 밥 짓는 것, 젓가락으로 반찬 집는 일, 전구 바꾸어 끼는 일 등 등.

④ 전부터 아주 낯익은 곳에서도 길을 잃어버린다. 집안에서 늘 쓰는 살림도구 등을 못 찾는다.

⑤ 전에 늘 하던 가계부를 쓰는 일을 못 하게 된다. 간단한 은행거래(입금, 송금, 출금 등)를 못 하게 된다.

⑥ 어떤 일을 안 하고도 했다고 우기며 목욕하기를 싫어한다. 마찬가지로 옷을 안 갈아 입으려한다.

⑦ 전에 자기가 으레 맡아서 내리던 결정들을 남에게 미룬다.

이상의 증세를 흔히 치매의 일곱 가지 경고라고도 말한다. 이러한 증세를 나타내는 노인들은 지체없이 전문의의 진단을 받도록 하는 것이 바람직하다. 위의 증세들은 환자가 인지장애(cognitive impairment) 상태에 돌입했다는 증거이다. 이것은 또 앞에서 이야기한 아밀로이드와 엉켜진 섬유성 물질이 두뇌 깊숙이 자리잡은 히포캠퍼스(hippocampus)의 뇌 세포에 나타났다는 표시이다. 최근의 일을 기억하는 것은 히포캠퍼스의 담당이기 때문이다.

치매 증세의 발전

환자에 따라서 상당한 차이는 있지만 일단 기억력을 상실한 후의 진행은 비교적 빠른 편이어서 2, 3년 사이에 두뇌의 다른 부분에 비정상적인 변화가 퍼지게 되는 것이다. 가장 흔히 손상을 입는 부분이 언어, 그리고 성격과 행동(behavior)을 관장하는 부분이다. 그 부분에 고장이 나면 의사소통을 하는 능력을 잃게 되고 여러 가지 비정상적인 성격과 행동이 나타나기 시작한다. 사실상 이 병을 앓는 과정 중 보호자를 가장 안타깝고 당황하게 만드는 단계인 것이다. 흥분상태, 노여움, 우울증, 불면증, 방랑, 그리고 공격적인 행동 등의 어렵고 위험한 증세를 보이게 되는 것이다. 그러면서 벌써 흐려진 판단력을 거의 완전히 상실하게 되므로 간병인이나 보호자가 늘 지켜보아야 하는 어려운 단계에 도달하는 것이다. 그 다음에 오는 단계는 모든 것을 완전히 다른 사람에게 의존해야 되는 그(녀)의 "식물인간"에 가까운 지경에 이르는 것이다. 치매환자는 이 기간 중에 폐렴 등의 열병을 이기지 못하고 어려운 마지막 고생을 끝마치고 별세하게 된다. 평균을 이야기한다면 "오늘이 무슨 요일이냐?"고 되풀이하던 날부터 약 8년 내지 10년이 되는 날에 숨을 거두게 되는 것이다.

치매의 진단

서둘러서 진단을 내릴 필요가 없다면 치매의 진단은 비교적 쉽다. 그렇게 뚜렷이 일정 기간 내에 악화하는 두뇌의 장애상태가 없기 때문이다. 간혹 치매와 혼동하는 경미한 뇌졸중으로부터 오는 뇌경색(multi-infarct) 때문에 생기는 장애는 뚜렷한 뇌기능의 악화가 없고 지병인 당뇨병과 고혈압의 진행에 의한 상태의 변화 때문에 쉽게 구별된다. 단순한 노화현상의 증세로 기억력을 상실하는 경우도 뇌의 다른 부분의 기능상실과 악화가 뒤따르지 않기 때문에 그 구별이 어렵지 않다. 그러나 문제는 서둘러서 치매의 진단을 내릴 필요가 있다는 데에 있다. 물론 완치하는 약은 아직 없지만 증세를 약화시키는 약이 있고, 또 그 약을 되도록 빨리 사용하여 병의 진행을 늦춘다는 데에 치료의 초점을 두어야하기 때문이다.

• 요즘 미국에서는 초기진단을 매우 강조하는 편이다. 물론 병이 시작하기도 전에 그 병을 앓을 가능성을 가진 화자를 찾아만 낸다면 그 병의 예방 또는 지연 방법을 더 철저히 연구 개발할 수 있기 때문이다. 그런 차원에서 소위 "경도 인지장애" (MCI · Mild Cognitive Impairment) 상태에 있는 환자에게 비상한 관심을 쏟아 붓고 있는 것이다. 이 환자는 아직은 치매의 초기 증세도 없는 사람이다. 약간의 기억력 결핍증만 나타내는 이 환자를 정밀한 인지기능 시험을 통해서 가려내는 것이다. 일단 MCI의 진단이 내려지면 그 중 40%가 3년 이내에 치매 증세를 나타낸다는 사실 때문에 그의 일거수일투족을 자세히 지켜보며 정기적으로 검사함으로써 뜻있는 연구도 하고, 또 이 환자의 조기 약물 치료도 가능하게 하는 것이다.

• 애포(APO)E-4라는 유전자를 가진 사람의 치매 발병률이 매우 높은 것으로 밝혀졌기 때문에 이 유전자의 유무를 감식하면 치매에 걸릴 가능성이 높은 사람을 찾아내게 된다. 아직은 연구 목적으로 이 검사를 하고 있지만, 앞으로 차차 조기진단의 차원에서 이 검사 방법이 쓰이게 될 전망이다. 멀쩡한 젊은 사람에게 무척이나 끔직한 딱지(레이블)를 붙여주게 될 이 검사의 보편화는 많은 윤리적인 문제가 따를 것이 분명하다.

• 앞의 경우를 제외하면 아직까지는 대부분의 환자가 상당한 병의 진전이 있은 후에 전문의한테 가서 진단을 확인 받는 매우 소극적인 진단 방식을 따르고 있는 것이 사실이다. 한편 전문의도 역시 확실한 조기진단의 수단을 가지고 있지 않으

므로 병이 시작된 직후에 검사를 해도 확실한 진단을 유보해야 될 경우도 많다. 물론 여러 가지 상황과 검사결과를 토대로 치매의 가능성이 높다는 진단을 할 수는 있다. 병의 역사(병력), 신체검사, 인지기능 검사, 그리고 MRI나 동위원소를 이용하여 뇌 조직체에서 일어나고 있는 상황을 매우 자세히 묘사해 줄 수 있는 PET 혹은 SPECT 같은 최신 진단 방법으로 내려지는 진단은 90% 이상 정확하다.

치매의 치료

확실한 원인을 모르는 현재 그 병을 예방하거나 완치할 약이 없다는 것이 불행한 현실이다. 요즘 미국 정부에서 정식으로 허가를 한 약 네 종류는 한결같이 인지기능을 증가시키는 약이다. 인지기능을 개선함으로써 병의 진행을 그만큼 늦춘다는 것이 이 약이 지향하는 목표이다. 마치 전류가 소통이 안 되는 전선이 중간에 있는 한 아무리 스위치를 넣어보아도 불이 안 들어오는 것과 마찬가지로, 신경세포가 제대로 구실을 하려면 신경 내에서 에너지와 신호가 막힘없이 흘러가서 목적지에 전달이 되어야 한다. 이 특수한 신경의 신호를 전달하는 기능은 아세틸콜린(acetylcholine)이라는 특수 화학물질이 넉넉해야 이루어진다. 그런데 치매환자의 신경 속 아세틸콜린의 양은 매우 부족한 상태인 것이다. 따라서 학자들은 이 화학물질을 없애는 효소를 감소시키는 약을 개발한 것이다. 이 약을 복용함으로써 아세틸콜린의 양이 다시 늘어나게 되고 환자는 어느 정도의 인지기능을 되찾게 되는 것이다.

• 레미닐(Reminyl): 욕지기, 구토와 설사 그리고 체중감소의 부작용을 일으킬 수 있다. 어떤 항 우울제와 같이 복용하면 레미닐 과다증을 일으킬 수 있어 주의를 요한다. 소염제의 사용도 주의해야 된다.

• 엑셀론(Exelon): 역시 욕지기, 구토와 설사가 문제될 수 있고 체중이 줄 수 있다. 근육이 약해질 수도 있다. 역시 소염제와 동시사용에 주의가 필요하다.

• 아리셉트(aricept): 이것 역시 욕지기, 구토와 설사를 일으킬 수가 있고 소염

제를 동시 사용할 때 조심해야 한다.

- 코그넥스(Cognex): 이 약은 제약사가 판촉을 중지하고 있는 상태이나 상품은 계속 나오고 있다. 다른 약과 똑같은 부작용이 일어날 수 있으며 간을 해칠 가능성도 안고 있다.

이 외에도 특별한 증세를 치료하기 위하여 알맞은 약을 처방 받아야 한다. 불면증, 흥분상태, 공격성 행동 등이 그 예다.

그 밖에 연구 대상이 되고 있는 약 몇 가지가 있다.

- 에스트로겐: 제15장에서 많이 거론될 여성호르몬이다. 치매 환자가 에스트로겐을 복용하면 병의 진행이 늦추어지나를 규명하려했던 여러 연구팀의 결과는 한결같이 실망을 안겨주었다. 그러나 치매가 없는 여성이 에스트로겐을 복용하여 치매를 방지할 수 있느냐는 문제는 최근까지 답이 안 나온 상태였다. 제15장에서 여성의 갱년기를 다루면서 자세히 설명이 될 WHI라고 불리는 대규모 여성건강에 관한 연구가 이것을 가려내려고 최근까지 그 연구를 계속하고 있었지만, 실망스러운 결과로 인하여 2004년 봄에 이 연구는 중지되고 말았다.
- 소염제와 항산화제: 정상적인 노화현상에서 관찰되는 인지기능 감퇴는 염증(inflammation)과 산화현상(oxidation process)과 밀접한 관계가 있다고 알려져 있다. 따라서 학자들은 소염제와 항산화제(antioxidant)의 복용이 치매 진전을 지연할 수 있는지를 가려내려고 많은 노력을 퍼붓고 있다. 아직까지의 결과는 그렇게 만족스럽지 않아 연구는 계속 되고 있다.
- 은행나무 잎을 추출하여 만든 깅코 빌로바(gingko biloba)라는 약이 기억력을 좋게 해 준다고 하여 치매가 없는 여러 환자가 이 약을 복용하고 있다. 혹시 이 약이 치매환자의 기억력을 되찾게 해 주는지를 알아내려고 많은 연구팀이 연구를 했지만 대개가 실망스런 결과를 보고하고 있다.

결론적으로 요즘 쓰고 있는 약의 효과가 기대했던 만큼 길게 지속되지 못하여 실망하고 있는 형편이다. 그러나 1년이나 2년 동안 환자의 비정상적인 행동을 없애주고 잃어버린 인지기능을 얼마만큼이나마 되찾게 하여 환자의 안전을 보완하고, 또 인간으로서의 존엄성을 되돌려 주었다면 절대로 실망할 일만은 아닌 것 같다. 가장 중요한 것은 되도록 환자의 병의 진행을 늦추어 더 좋은 약이 나올 때까지 가능한 한 길게 버티어 볼 수 있게 해야 된다는 사실이다.

치매의 장래

여러 각도에서 종합적으로 계산해보면 지금 한국에 적어도 몇 십만의 치매 환자가 있는데, 중요한 것은 이 문제가 앞으로 몇 년 동안에 훨씬 더 악화될 것이라는 사실이다. 통계청은 앞으로 15년 동안에 우리나라의 고령 인구(65세 이상)의 비율이 지금(7.2%)의 딱 두 배가되는 14.4%가 될 것이라고 전망하고 있다. 고령 인구가 늘면 늘수록 치매 환자의 수는 걷잡을 수 없이 늘어나는 것이다. 65세 이후 매 5년마다 그 연령의 치매환자 비율이 두 배씩 늘어간다는 사실은 사회 각계 지도자에게 경종을 울리고도 남는다. 지금이 바로 그들을 받아들일 전문적인 의료시설 확충과 그들의 가족을 도울 수 있는 능력을 보강해 줄 사회의 간접투자가 철저히 토론되고 계획되어야 할 때다. 물론 앞에서 이야기했듯이 불원간에 이 병의 원인이 규명되고 완치할 수 있는 약이 개발되리라는 것이 저자의 의견이지만 그렇게 될 때까지는 적어도 10년 이상은 걸릴 것이다. 우리는 우선 당장 우리 발등에 떨어진 불을 끄는 데 필요한 만반의 준비를 갖추어야 한다.

나이 서른다섯에 황혼기로 접어드는 뼈

제13장

골다공증

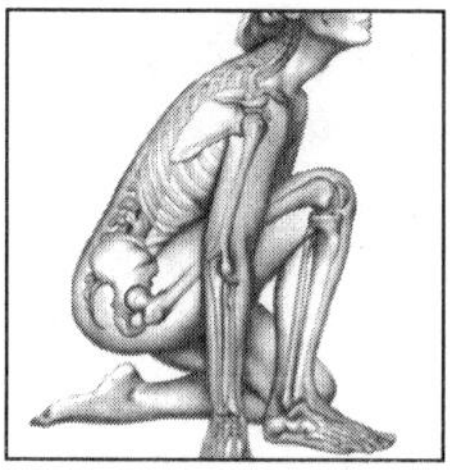

골다공증이란 무엇인가?

골다공증을 모르는 사람은 드물다. 미디어 등에서 자주 이 문제를 다루기 때문일 것이다. 다른 성인병에 비하면 꽤나 독특하다는 말부터 하고 싶다. 한국의 인구 전체를 고려해 볼 때 골다공증은 40년 전에 비교해 그 빈도나 임상적인 심각성이 훨씬 나아졌을 것이라고 잘라서 이야기할 수 있다. 이것은 다른 중요한 성인병에 비하면 매우 이례적인 이야기라고 할 수 있겠다. 당뇨병 고혈압 그리고 심장병에 비하면 정 반대의 소리를 하고 있기 때문이다. 그렇게 이야기하는 데에는 그만한 이유가 있다.

첫째 성장기 동안의 영양상태가 좋으면 좋을수록 몇 십 년 후에 앓는 골다공증의 빈도와 경중도(輕重度)가 낮아지기 때문이다. 다시 말해서 영양 상태가 양호하지 않았던 1940년 이전에 성장한 세대가 1960, 1970년대에 겪은 골다공증이 1980년대의 훨씬 양호한 환경 아래 성장한 세대가 요즘 치르기 시작하는 골다공증보다 빈도나 병의 경중도에 있어서 훨씬 심했었다는 말이다.

또 하나의 이유가 있다. 과체중과 비만 때문에 덕을 보는 경우가 있다면 바로 이 병이다. 과체중인 사람이 여윈 사람보다 이 병에 걸리는 경우가 훨씬 드물고, 설사

걸린다 해도 그 심각성이 현저히 낮은 편이어서 뼈의 골절로 이어지는 경우가 드물다는 이야기다. 물론 과체중과 비만은 제4장에서 이야기했듯이 3, 40 년 전에 비하여 요즘 훨씬 더 흔하고 심해졌기 때문에 이런 말을 하게 된 것이다.

그러나 골다공증에 대한 우리의 관심과 걱정을 결코 접어둘 수 있다는 말은 절대 아니다. 그 이유는 장수하는 인구의 비례가 점차 늘고 있고 또 골다공증의 유일하고 무서운 합병증인 골절사고가 70대 이후에 주로 일어난다는 사실 때문이다.

성장기와 뼈의 건강

뼈의 잠재력을 발휘시켜라

여기서 이야기하는 성장기란 초경 또는 사춘기 시작부터 35세까지의 약 20년을 뜻한다. 보통 사춘기가 13세에 시작한다면 약 6, 7여 년 간에 키는 거의 다 자라고 성적으로도 발달한다. 일단 성적 발달이 끝나면서 긴뼈의 뼈끝〔骨端〕이 나머지 뼈 몸통과 합쳐지기 때문에 나이가 20이 되면 뼈의 길이는 대체로 더 자라지 않는다. 그러나 그 후 약 15년 간 뼈는 그 무게와 크기를 늘리며 계속 자라는 것이다. 그렇기 때문에 사춘기의 시작부터 나이 35세까지의 20여 년 간이 뼈가 성장하는 기간이라고 보면 된다. 중년기의 독자한테는 이미 늦은 정보가 되겠지만 후손의 건강을 위하여 알아두어야 할 사실이 또 하나 있다. 모든 사람이 유전자의 결정으로 자기 자신 뼈의 크기, 생김새, 길이, 밀도 등의 잠재력을 받아 가지고 태어나는 것이다. 그리고 그 잠재력을 얼마나 충실하게 성취하느냐가 그 20여 년(성장기)에 결정되는 것이다. 더 자세히 말한다면 어느 정도로 자기 자신의 뼈에 주어진 잠재력에 가까운 크고 단단한 뼈를 만들 것인가는 성장기 동안 일어나는 여러 가지 상황에 달려있는 것이다.

성장기 동안 뼈의 발육에 영향을 끼치는 요인

- 균형 잡힌 영양소의 섭취.
- 충분한 칼슘과 비타민 D의 섭취.

• 뼈의 성장을 해 치는 약물의 복용.

• 적절하고 정기적인 운동을 하는 것.

키가 다 자라기 전에는 자기한테 주어진 잠재력이 허가하는 한도 내에서 되도록 길쭉한 뼈를, 그리고 키가 다 자란 후부터 35세가 되기까지에는 자기의 유전자가 허용하는 한 되도록 단단하고 튼실한 뼈를 형성시켜야 되는 이유가 두 가지 있다.

나이 서른다섯에 찾아오는 황혼기

① 첫째, 일생동안 더 이상의 큰 뼈를 가질 수 없는 것이다. 즉 나이 35세 경이야말로 그 사람 뼈의 전성시대를 뜻한다.

② 둘째는 성장기가 끝나자마자 뼈는 줄기 시작한다는 사실이다. 그렇게도 빨리 뼈가 줄기 시작한다는 이야기는 아마 믿기 어려울지 모르겠다. 35세의 나이에 뼈는 벌써 황혼기를 시작한다니 말이다. 하여간 이 나이부터는 약간씩이나마 매일 새로 만들어지는 뼈의 양(수입) 보다 없어지는 뼈(지출)가 더 많다는 것은 피할 수 없다.

새 뼈의 형성

여기서 뼈가 만들어지는 과정에 대하여 알아보자. 뼈는 간단히 이야기해서 단백질로 만들어진 바탕질(matrix)과 칼슘과 인산염(phosphate)으로 된 광물질(mineral)이 합쳐서 만들어진 조직체이다.

독자는 옛날에 미장이가 흰 회로 벽을 만드는 것을 본 적이 있는지 모르겠다. 우선 얇은 나무(욋가지)를 꽈서 외(lath)를 만들어 벽 속에 넣고 회를 걸쭉하게 반죽해 외 사이에 발라 넣고 난 후 흙손으로 다듬어서 벽을 만드는 것이다. 성인병을 이야기하다가 갑자기 미장이 이야기로 비약한다고 의아해 하겠지만 뼈를 만드는 것과 회로 벽을 만드는 것과 너무도 그 과정이 비슷하기 때문이다. 회를 반죽하여 빈 공간에 문지를 수 없듯이 칼슘과 인산으로 반죽이 된 광물질이 뼈 속의 바탕질이 없으면 도저히 뼈의 모양을 만드는 흉내도 못 낼 것이다. 일단 회를 발라 놓았다 해도 외가 없으면 그 부서지기 쉬운 회가 얼마 동안이나 거기에 붙어 있겠는가? 마찬가지로 뼈도 바탕질이 없다고 가정하면 하루에도 몇 번씩 부서질 것이다. 바탕질을 제공하는 단백질이 뼈의 형성에 매우 중요하다는 사실을 독자에게 납득시키기 위하여 약간 비약을 한 것이다. 이렇게 과학적으로 설계되어 잘 만들어진 우리 뼈가 35세의 전성시대까지 반짝한 후 차차 엉성하게 되어 중년 이후에는 여러 가지 건강문제를 일으키는 것이다.

뼈의 대사

끊임없는 리모델링 공사

뼈도 살아있는 존재인 만큼 매일 대사과정을 치르고 있고 따라서 노쇠해져 쓸모가 없어진 부분은 제거되고 새로 만들어진 뼈가 그 자리를 메우게 된다. 이 과정을 뼈의 리모델링(remodelling)이라고 한다. 아파트를 뜯어고치는 것과 같은 말이고 같은 개념이다. 차이점도 물론 있다. 아파트의 리모델링은 20년쯤에 한 번 시행되며 외형과 편리를 위한 투자인 대신 뼈의 경우는 항상 진행되고 있는 현상이고, 개량이나 발전보다는 현상유지가 급선무라는 점이다. 그러나 앞에서도 말했듯이 새로 만들어지는 뼈의 양이 제거되는 뼈의 양을 밑돌게 되어 전체 뼈의 양이 차차 줄게 되는 것이다.

이 현상은 여성에만 국한된 것이 절대 아니다. 남성의 경우도 거의 마찬가지여서 성장기가 끝난 후 지속적으로 매 해 뼈를 조금씩 잃게 된다. 단지 차이점은 여성의 경우에는 폐경을 한 후 여성호르몬을 복용 안 하면 5, 6년 사이에 모든 뼈 양의 무려 15%를 추가로 상실하게 되는 것에 비해, 남성은 그러한 정도는 아니다. 아마도 남성은 계속하여 식구를 "벌어 먹여야" 되고 또 집안에 적어도 한 사람은 힘든 노동을 맡아서 할 수 있어야 한다는 것을 인정하여 배려한 것 같다. 그렇잖으면 아담이 잘라 주었다는 그 갈비의 대가를 두고두고 받고 있는지도 모른다.

골다공증의 진단

그러면 골다공증이란 무엇을 뜻하는 것일까? 사실은 두 가지의 뜻을 가졌다. 첫째는 독자가 모두 알고 있으리라고 믿는 구멍이 많이 생겨 좀 엉성해진 뼈를 이야기한다(〈그림 13-A〉 참조). 즉 칼슘이 많이 빠져나가 세계보건기구(WHO)의 정의(백인 여성 뼈의 전성기에 비해 2.5 표준 편차 · S.D.〔Standard Deviation〕 이하)를 만족시킬 만큼 뼈의 광물질밀도(BMD)가 떨어진 뼈를 가리켜 골다공증이 생긴 뼈라고 한다. 광물질밀도는 특수 방사선 장비(DXA 또는 DEXA 등)를 이용하여 측정하는데 웬만한 종합병원에는 다 설치가 된 장비이다. 전문의들은 이 정의가 좀 부적절하다고 생각하는 편이다. 우선 표준으로 어느 특정 인종을 택하였다는 점, 그리고 임상적인 사실을 하나도 고려하지 않았다는 점 때문이다.

또 하나의 정의는 독자한테는 생소할 것이다. 뼈의 광물질 밀도를 포함한 여러 가지 상황을 고려하여 뼈가 부러질 가능성이 높다고 간주될 때 뼈가 골다공증을 가졌다고 한다. 좀 애매한 정의라고 생각할 것이다. 첫 번째 정의같이 무슨 객관적인 수치에 의하여 진단하는 것이 아니라 여러 가지를 참작하여 뼈의 골절 가능성을 짚어본다는 것이 좀 석연치 않을 것이다. 그러나 사실 전문의들은 둘째 정의를 훨씬 더 선호한다. 그 이유는 여러 가지다.

① 뼈의 광물질밀도가 낮다고 다 골절될 가능성이 있는 것이 아니다. 체중이 많이 나가는 사람이 골절할 가능성은 같은 밀도를 가진 여윈 사람에 비하여 훨씬 낮다.

② 나이가 많은(특히 80세 이상) 환자가 골절될 가능성은 같은 밀도를 가진 젊은 환자보다 훨씬 높다.

③ 여성 환자가 골절될 가능성은 같은 밀도, 같은 나이의 남성 환자보다 높다.

④ 여러 가지 약(특히 신경안정제)을 복용하고 있는 환자가 골절될 가능성이 약을 복용 안 하고 있고 다른 조건이 동일한 환자보다 높다.

⑤ 과거에 골절을 한 경험이 있는 환자가 다시 골절할 가능성은 밀도가 어떻든 언제나 높은 것이다.

⑥ 가장 중요한 이유는 골절을 안 당하면 골다공증이 별로 문제가 안 된다는 사실이다. 다시 말하여 골절의 가능성이 희박하다고 생각되는 경우 구태여 진단을 내려서 이러니저러니 하는 것은 환자한테 아무 도움이 안 된다는 것이 전문의들의

의견이다. 따라서 오로지 골 밀도 한가지에만 의존하여 진단 및 치료를 하는 것은 좀 생각해볼 일이다.

독자들도 다음의 골절 예방에 대한 부분을 읽고 나면 아마도 이 "애매한" 것 같은 골다공증의 정의가 더 합리적이라고 생각할지도 모르겠다.

엿장수의 교훈

미장이 이야기를 한 판에 옛날 엿장수 이야기도 해야겠다. 독자들은 물론 가락엿을 기억할 것이다. 엿장수가 그 크고도 둔하게 생긴 가위로 뚝 잘라 주던 그 엿말이다. 그 엿을 손으로 꺾으면 뚝 부러진다. 그리고 그 단면에 작고 큰 구멍이 잔뜩 보였다. 그때는 물론 몰랐지만 '다공증'에 걸린 엿이었음이 분명하다. 우리의 뼈가 다공증에 걸리면 그 단면이 바로 그 엿과 같이 조그맣고, 또 큰 구멍으로 가득 차게 되는 것이다.

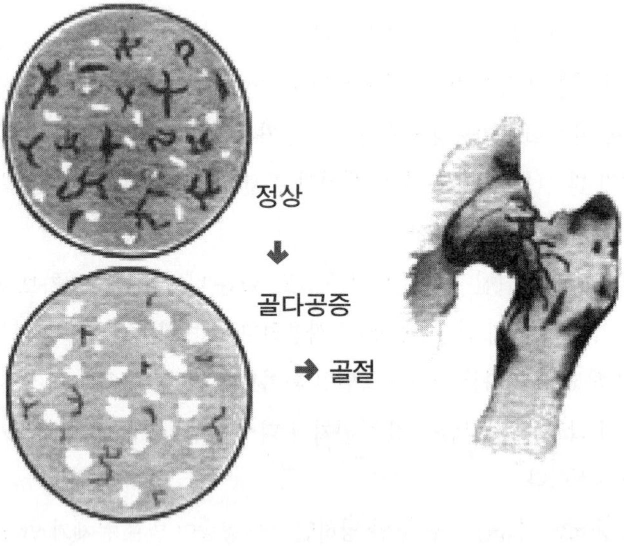

〈그림 13-A〉 골다공증

칼슘이 빠져나가고 수리가 안 되었기 때문에 구멍이 생겼다. 설상가상으로 칼슘이 녹으면서 그 중요한 뼈의 바탕질을 연결한 물질에까지 영향을 미쳐 골절의 위험을 더해주고 있는 것이다. 이렇게 되어 버린 우리의 뼈를 어떻게 하면 다시 단단하게 만들어서 골절을 피할 수 있겠는지를 살펴보자. 아니 어떻게 하면 이런 지경에까지 안 가게 할 수 있느냐를 먼저 따져 보자.

골다공증 예방 및 치료는 어떻게 하나?

1. 칼슘의 섭취

충분하고 지속적인 칼슘 섭취와 균형 잡힌 영양 상태가 건강한 뼈의 근본이다. 그리고 이것은 어렸을 때부터 시작되어야 하는 것이다. 우리 몸속 칼슘의 99%가 뼈 속에 존재한다. 뼈는 매일 대사의 과정을 치르므로 칼슘을 조금씩 잃게 되는데, 칼슘은 몸 안에서 전혀 생산이 안 되기 때문에 뼈가 필요로 하는 칼슘은 전부 외부에서 들여와야 한다. 그리고 몸에서 칼슘이 섭취되는 데는 충분한 비타민 D가 필요하기 때문에 비타민 D가 동반하지 않는 칼슘을 바람 없는 돛단배에 비유할 수 있다. 햇볕(자외선)이 우리 몸의 피부를 통해 몸속에 있는 비타민 D의 원료(precursor)를 비타민 D로 바꾸어 줌으로써 우리 몸이 필요로 하는 양을 넉넉히 충족시키지만, 햇볕을 적어도 하루에 2, 30분 동안 못 쪼이는 사람은 약으로 복용하는 것이 필수적이다.

콜라를 멀리한다

■ 유년기(3세부터 8세): 칼슘 800mg을 매일 섭취해야 된다. 그러나 필요한 칼슘과 비타민 D의 섭취는 하루에 세 번 식사를 하면 여러 음식물에 자연적으로 들어 있거나, 또는 인위적으로 음식물에 첨가된 각종 영양소를 섭취하는 것만으로도 넉넉하여 별도로 보충할 필요는 없다. 단 보호자가 특별히 관심을 가지고 아이의 식사와 간식을 감독할 필요가 있다. 아이로 하여금 우유를 멀리하게 하는 장본인은 바로 여러 가지의 콜라 종류의 음료수라는 것에 늘 유의해야 한다.

이것을 먹어야 키가 커지고 체격이 좋아진다

■ 9세부터 18세: 칼슘 1,300mg과 비타민 D 400 iu, 역시 우유, 시리얼 등을 충분히 섭취하면 문제가 없겠지만, 콜라, 햄버거, 그리고 여러 가지 과자나 캔디를 주로 찾는 이 세대의 약 75%가 칼슘과 비타민 D의 기본 필요량을 섭취 못하는 것으로 미국 보건당국이 측정하고 있다. 한국의 형편도 그것보다 결코 낫지 않으리라는 것이 저자가 걱정하는 바이다. 이 역시 보호자가 아침과 저녁때만이라도 직접 참견하여 우유 등을 마시게 하는 것이 가장 확실한 길이라고 생각한다. 한 가지 도움이 된다면 "뼈의 건강을 위하여 이것을 마시고 저것을 먹어라"고 말하는 것보다 "이것을 마시고 저것을 많이 먹어야 키가 커지고 체격이 좋아진다"고 말하는 것이 더 설득력이 있을 것이다.

■ 19세부터 35세까지: 칼슘과 비타민 D의 필요량은 더 늘지 않지만 뼈의 장래 건강을 위해서 아마 가장 중요한 15여 년이 바로 이 기간이라는 것을 다시 이야기해 둔다. 키가 거의 다 자란 20세부터 15년 동안 뼈가 내실을 기해서 든든한 밑천을 저축해 둘 수 있는 유일한 기간인 것이다. 아직은 뼈를 잃지 않기 때문에 그때 축적된 뼈는 장래를 위하여 저축이 되기 때문이다. 1일 필요량은 칼슘이 1,200mg, 비타민 D가 200 iu이다. 음식물에서 이 두 가지를 넉넉히 섭취할 자신이 없으면 확실히 하기 위하여 추가로 칼슘과 비타민 D를 복용하는 것을 추천하고 싶다. 필요량 이하의 섭취가 가져다주는 손해가 그만큼 크기 때문이다.

■ 성년기(35세부터 50세, 또는 여성 폐경기까지): 35세가 되면 뼈의 지출이 집어넣는 것보다 조금 많아져서 우리는 그때부터 조금씩이나마 매일 뼈를 잃게 되는 것이다. 칼슘과 비타민 D의 1일 필요량은 젊은 성년기와 다름이 없으나 아무리 많이 칼슘을 섭취해도 저축은 안 된다. 그러나 상실되는 뼈를 되도록 많이 보충하기 위하여 필요량의 섭취가 절대로 필요한 것이다.

■ 노년기 초반(51세부터 70세): 여성은 폐경과 더불어 5, 6년 동안에 전체 칼슘의 15%를 추가로 상실하는 변화를 겪는다. 1일 필요량은 칼슘이 1,200mg, 비타민 D가 400 iu로 올라간다. 뼈의 건강을 위하여, 또 넘어짐을 방지하기 위하여

지속적인 운동이 절실히 요구되는 기간이다. 또 갱년기에 여성호르몬을 복용 안 하기로 결정한 여성들은 다른 약을 복용하는 것을 고려해야 되는 기간이기도하다.

■ 노년기 후반(71세부터): 비타민 D의 1일 필요량이 600 iu로 올라가지만 칼슘은 1,200 mg으로 충분하다. 골다공증 궁극의 피해를 당하는 어려운 시기가 시작되는 나이다. 즉 골다공증 때문에 생기는 골절사고가 가장 많이 일어나는 시기라서 많은 사람의 황혼기를 유린하는 때인 것이다. 칼슘과 비타민 D의 복용은 필수이다. 그러나 그것보다 더 중요한 것이 적절하고 지속적인 운동과 안전대책을 세우고 실천하여 넘어지는 것을 방지하는 것이다. 대부분의 골절사고가 일어선 자세에서 균형을 잃고 주저앉거나 넘어짐으로써 발생하기 때문이다.

2. 운동의 중요성

무슨 일이 있어도 넘어지면 안 된다

① 튼튼한 뼈를 길러서 유지하는 데에 칼슘과 비타민 D 다음으로 중요한 것이 적절하고 지속적인 운동이다. 운동은 어떤 것이든 근육을 박력 있게 움직이는 것이면 도움이 된다. 걷는 것, 조깅, 기계체조, 수영, 역기, 라켓, 테니스 등이 좋은 예다. 사실은 몇 가지를 정기적으로 하면 더 좋다. 오른팔을 집중적으로 써야하는 운동만 하면 오른쪽 팔 뼈가 왼쪽에 비하여 현저히 크게 발육을 해서 평생 좌우의 대칭을 잃게 될 수 있기 때문에 주의를 필요로 한다. 이런 현상만 보더라도 키의 성장이 끝나고 약 15년 간, 그러니까 20세부터 약 35세 사이 동안의 운동이 뼈의 발육을 확실히 돕는다는 것은 틀림없는 사실이다.

② 넘어지지 않는 다. 골다공증은 골절사고 때문에 무서운 병이다. 그런데 골절은 거의 언제나 넘어져서 생기는 사고이기 때문에 넘어지지만 않으면 골다공증은 무서울 것이 없다는 이야기도 될 수 있다. 골다공증 때문에 골절사고가 일어나는 것은 노인이 가장 자주 넘어지는 70세부터이다. 넘어지는 이유는 여러 가지이지만 균형을 잃어서 그리고 다리가 약하여 휘청거려 넘어지는 것이 아마 가장 중요한 이유일 것이다. 다행히 이 두 문제가 다 적절한 운동으로 개선될 수 있다는 점

은 분명하다.

그리고 다리의 근육을 튼튼히 해주는 것이 제일 중요하다. 우선 다리가 튼튼해지면 걸음걸이가 든든해지고 따라서 휘청거리지 않고 또 어지러움도 많이 좋아진다. 그러나 담당의사의 도움을 받아 혹시 복용하고 있는 약 때문에 균형을 오래 유지하지 못하는 것이 아닌가를 점검도 해 보아야 한다. 신경안정제, 혈압 약, 항히스타민제, 진통제가 가장 문제를 일으킬 수 있는 혐의자들이다. 맞지 않는 안경이나 보청기 때문에 시력과 청력이 좋지 않아도 균형을 잃을 수 있다는 점도 유의해야 된다. 균형을 잡게 해 주는 소뇌를 자극하여 균형을 바로잡는 데 큰 공헌을 하는 운동들이 있다. 이것을 전문으로 취급하는 재활 전문 의사나 치료사, 또는 운동 전문가한테 도움을 청해보는 것도 좋을 것이다. 그 밖에도 넘어지는 노인 대부분이 집안에서 미끄러져서, 그리고 무엇인가에 발이 걸려서 넘어진다. 그렇기 때문에 다음 몇 가지를 점검해 보고 적절한 조치와 설비를 갖추어 집안에서 넘어지는 것을 예방하는 것이 바람직하다.

- 집안에 거추장스러운 것이 널려져있지 않은지를 확인해서 제거한다.
- 집안에 걸려서 넘어질 만한 것, 예를 들어 돗자리나 양탄자(카펫)가 깔린 곳에 돗자리 또는 양탄자의 끄트머리가 말려 올라오지 않았는지 등을 확인해 고친다.
- 밤에 조그마한 불을 침대와 화장실 사이에 비치해 두는 것도 현명한 방법이다.
- 욕조 바닥에 미끄러지지 않게 껄껄한 접착물을 붙인다.
- 욕실에서 일어날 때 붙잡을 손잡이를 벽에 설치한다.
- 샤워나 욕조에서 나와 지나가야 할 화장실이나 그 근접 공간의 바닥이 젖어서 미끄러우면 매우 위험하다는 사실을 기억한다.
- 노인은 가능한 한 층계를 오르내리는 것을 피한다.

그리고 신발에 대하여 다음 사항을 기억한다.

• 중년 이후의 하이힐은 금물이다. 다행히도 최근 플랫 힐(flat heels)이 유행한다니 골다공증의 견지에서 볼 때 무척 반가운 소식이 아닐 수 없다.

- 남녀(특히 여성)의 구두창은 고무로 댄 것이 좋다.
- 산책할 때나 소풍을 갈 때는 발에 잘 맞는 가볍고 편한 운동화를 신는다.

3. 뼈를 잃게 하는 약과 습관을 피하자

장기간 복용하면 뼈를 잃게 하는 약이 몇 가지 있다. 담당의사와 의논하여 다른 약으로 바꿀 수 있는지를 고려해 보는 것이 좋다. 특히 골다공증에 걸릴 가능성이 높다고 판단될 때는 더욱 그렇다.

- 코르티손 계통 약 전체.
- 다일랜틴 등 발작을 막기 위한 약.
- 갑상선 약을 필요 이상의 양으로 복용할 때.
- 흡연.
- 술을 하루에 두 잔 이상 마실 때.

4. 뼈를 잃는 것을 방지하는 약

- 남성에게는 정상(생리적인) 수치의 남성호르몬과 여성에게는 정상 수치의 에스트로겐은 뼈의 상실을 방지하는 데에 매우 중요하다. 따라서 남성이 수술로 인하여, 혹은 매우 드문 일이지만 갱년기(?) 현상의 하나(제16장 참조)로 남성호르몬의 수치가 보통 이하로 떨어지는 경우에는 보통 이상의 뼈를 상실하게 된다. 여성의 경우는 폐경을 하고 에스트로겐을 복용 안 하면 상당한 양(전체의 약 15%)의 칼슘을 추가로 잃게 된다. 그러므로 이런 경우에는 남성호르몬과 에스트로겐이 남성, 그리고 여성 각각의 뼈를 잃는 것을 방지해 주는 약이 된다. 영국에서 시행된 "백만 명 부녀자의 연구"(The Million Women Study) 라고 불리는 대규모의 연구결과(2004년 미국의학협회학술지, JAMA에 발표)에 의하면 폐경 후 여성호르몬을 복용한 사람의 골절상 유발은 약을 복용 안한 사람에 비해서 69%나 적었다.
- 포사맥스와 액토넬은 바이포스포네이트(bisphosphonate) 종류의 약으로 에

스트로겐을 복용 못하는 사람이 복용하면 뼈의 상실을 현저히 방지해 준다. 식도와 위장에 부작용이 많은 편이어서 복용 후 적어도 30분에서 한 시간 동안은 똑바로 앉아 있어야 하는 불편이 있다. 따라서 부작용 때문에 복용 못하는 사람이 적지 않다.

• 에비스타는 써어음(SERM: 특정 작용만 하는 에스트로겐) 종류의 약으로 뼈를 살리는 데에는 에스트로겐만큼 효과가 있으나, 안면홍조 증상(hot flash)을 더 심하게 하고, 피하 깊은 곳에 있는 정맥 속에서 피를 응결시키는 부작용을 일으킬 수 있다.

5. 골다공증을 특별히 걱정해야할 사람들

노년기 초반 이후에 뼈가 엉성해지지 않는 사람은 드물다. 그렇지만 뼈가 좀 엉성해졌다고 해서 모두가 골다공증을 얻는 것은 아니다. 그러나 다음의 경우에 속한 사람은 담당의사와 적어도 한번은 이 병에 대해서 의논을 해 보아야 한다.

- 나이가 많을수록 골다공증이 생길 가능성이 높다.
- 여성일 경우 골다공증에 걸릴 가능성이 높다.
- 폐경을 한 후에 에스트로겐을 복용 안하는 사람.
- 뼈대가 작은 사람이 큰 사람 보다 골다공증에 더 자주 걸린다.
- 몸무게(BMI)가 낮은 사람이 몸무게가 많은 사람보다 골다공증에 더 자주 걸린다.
- 친 가족 중 다른 병 없이 골절을 쉽게 당한 사람이 있으면 골다공증을 가질 가능성이 높다.
- 성장기와 20대에 별로 운동을 안 한 사람.
- 어렸을 때 그리고 20대에 영양 관리를 소홀히 한 사람.
- 난소나 고환을 수술로 제거한 사람.
- 초경이 유난히 늦었던 사람.
- 폐경이 유달리 빨리 찾아온 사람.

- 흡연을 한 사람.
- 평균 하루에 술을 두 잔(맥주 두 컵, 소주 두 잔, 와인 두 컵) 이상 마시는 사람.
- 코르티손, 다일랜틴, 갑상선 약을 장기 복용한 사람.
- 현재 운동을 전혀 안 하거나 자리에 오래 누워있는 사람.

누구나 오래 살면 가질 수 있는 병이 바로 골다공증이고 보면 아무도 안심할 수 있는 병이 못 된다. 그러나 우리는 이 병에 대해 많은 지식과 이해를 가지고 있는 편이어서 현명하게 이 병을 예방할 수 있다. 요즘 의료진이 이 병을 다루는 추세는 골절 방지에 초점을 맞추고 있기 때문에 매우 고무적이라고 저자는 생각한다. 골절이 없는 한 골다공증은 우리를 두렵게 하지 못하기 때문이다.

제14장 마르고 닳아서 결딴나는 관절

관절염

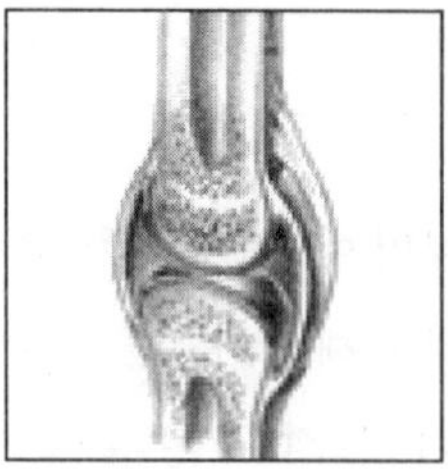

나이가 중년으로 접어들면서 우리 몸의 여러 부분에 고장이 나게 마련인데 그 중의 하나가 관절이다. 뼈와 뼈가 마주 닿는 곳마다 관절을 이루고 있으니 우리 몸에는 관절이 많기도 하다. 눈에 잘 보이는 손, 팔, 발, 다리, 무릎 등 그리고 목에도 관절이 있지만 눈에 안 보이는 가슴, 등뼈 그리고 깊숙이 들어앉아 있는 엉덩이 등에도 여러 개의 관절이 있다. 그 관절에 염증이 오는 병이 관절염이다.

퇴행성관절염이란 무엇인가?

관절염을 몇 그룹으로 구별한다면 주로 젊은 세대에 유발하는 류마티즘형 관절염, 그리고 요산 등 화학물질의 대사과정에 이상이 생겨서 생기는 통풍 같은 관절염, 그리고 성년기에 생기는 퇴행성관절염으로 나눌 수 있다. 요즘에는 퇴행성이란 용어 대신 뼈, 또는 골이란 말을 대신 써서 뼈관절염 또는 골관절염이란 술어를 자주 쓰는 경향이 있다. 전체의 50%가 퇴행성이라고 보면 된다. 고령인구가 앞으로 훨씬 더 늘어남에 따라서 이 그룹의 관절염도 몇 년 이내에 50%를 훨씬 넘어설 것이다.

퇴행성관절염은 누구에게 생기나?

• 고령과 유전자: 60세 이상의 나이에 숨진 환자를 검시해 보면 100%의 시신에서 관절 속 연골이 상해 있는 것을 발견한다고 한다. 즉 60세 이상의 사람은 누구든지 퇴행성관절염을 가질 신체적 여건을 갖추었다고 보아야한다는 말이다. 그러나 60대와 70대를 조사해 보면 사실상 무릎에 관절염을 가진 사람이 60~70%에 불과하다. 나머지 30~40%는 관절염의 유전자가 없어서 임상적인 관절염이 없다고 보아야 하겠다. 따라서 가족 중에 관절염을 가진 사람이 있으면 그 직계 가족이 관절염을 앓을 가능성은 매우 높다고 보아야 한다.

• 고령과 유전자 다음으로 이 병을 앓게 하는 중요한 위험인자가 바로 과체중이다. 다음에서도 거론이 되지만 불과 몇 킬로의 차이가 관절염이 생기느냐 안 생기느냐를 판가름하는 것이다.

• 직업 때문에, 그렇지 않으면 취미 생활 때문에 몸의 한 부분을 계속적으로 되풀이하여 사용하는 사람은 그 부분에 관절염을 유발할 수 있다. 주유소에서 일하는 직원의 손목, 축구선수의 무릎, 골프광의 허리, 어깨 등이 그 예이다.

퇴행성관절염은 왜 생기나?

마르고 닳아서 생긴다

"닳고 찢어져서" 생긴다고(wear and tear) 서양학자가 몇 백 년 전부터 이야기해 왔지만 그 말은 아직도 퇴행성관절염이 생기는 과정을 잘 묘사해 준다고 생각한다. 뼈와 뼈가 이어지는 관절 속에는 세 가지의 특수 장치가 있다. 하나는 양쪽 뼈의 끝 표면에 붙어있는 연골이다. 우리가 곰탕이나 갈비탕을 먹을 때 씹히는 그 오돌오돌한 것이 바로 관절에서 나온 연골이다. 딱딱한 뼈가 서로 맞닿으면 뼈가 깎일 것이니까 그것을 방지하기 위하여 설치된 쿠션이라고 생각하면 된다. 두 뼈가 더 원활하게 접촉을 하려면 충분한 활액(滑液)이 필요하다. 그 활액은 마치 자동차의 기아 박스를 감싸주는 가죽 주머니 같이 관절을 감싸고 있는 활액막이 분비해 주는 것이다. 나이가 들면 관절의 연골이 차차 상하고 활액막이 고장이 난다. 그리하여 활액의 점도(粘度)가 줄어 활액이 덜 매끈매끈하게 되어 버린다. 거기에다가 설상가상으로 뼈가 드디어 서로 닿게 되는 것이다. 닿지 않아야 할 것이 서로 닿아서는 절대로 좋은 일이 생기지 않는다. 뼈가 서로 마찰을 하게 되면 뼈의 끄트머리에 비정상적인 뼈가 마치 닭의 며느리발톱처럼 툭 튀어나오게 됨으로써 사태는 점점 더 어려워진다. 실제로 퇴행성관절염 대부분의 문제가 뼈의 마찰에 기인하는 것이다. 그렇기 때문에 미국 학계에서 요즘 퇴행성(degenerative)이란 말 대신 뼈〔라틴어로 Osteo〕라는 말을 쓰자고 주장하는 학자가 늘고 있다. 결국은 서로 닿아서 마찰하는 뼈는관절 속에 염증을 일으키게 되고, 염증의 필수 증세(아프고, 빨갛고, 그리고 붓는)가 관절에 나타나게 되는 것이다. 그러니까 (활액이)마르고 (뼈가)닿아서 관절염이 점점 심해지게 되는 것이다.

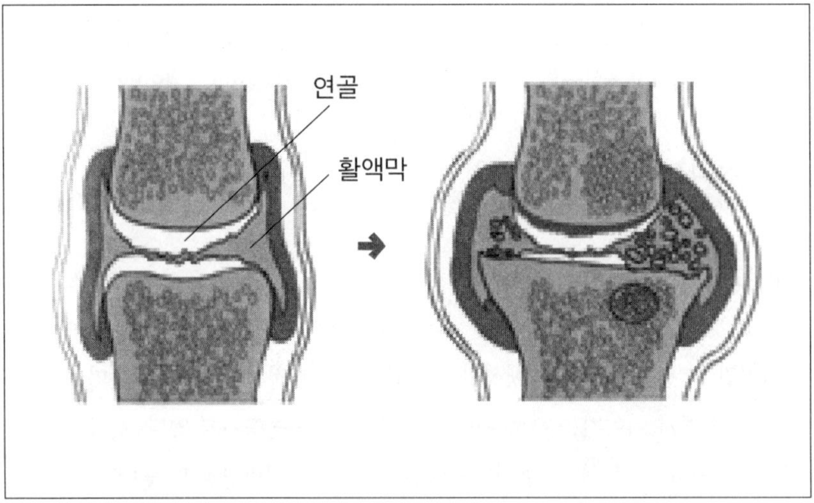

〈그림 14-A〉 관절염의 진행과정

퇴행성관절염은 어떻게 예방할 수 있나?

• 제일 중요한 예방법은 체중이 정상 이상으로 늘지 않게 하는 것이다. 무거운 몸무게를 장기간 동안 견딜 수 있는 튼튼한 관절은 아무에게도 없다. 특히 하반신에 있는 관절은 몸무게의 부담을 가장 많이 담당해야 되기 때문에 더욱 그렇다. 그 중에도 무릎이 가장 큰 피해자이다. 따라서 미리미리 체중관리에 신경을 써서 나이가 든 다음에 이 어려운 병을 가지지 않도록 해야 된다. 특히 집안에 관절염의 병력이 있는 사람은 각별한 결심과 인내를 통하여 정상의 체중을 유지해야 되겠다.

• 적절하고 지속적인 운동이야말로 관절염 예방에 꼭 필요한 요소이다. 중요한 관절 양쪽으로 자리 잡은 근육을 수축하고 풀어주는 그러한 운동을 해야 된다. 관절에 염증이 있어서 통증이 심하지만 않다면 이런 운동을 매일 적어도 15분내지 20분씩 하면 좋다. 근육을 움직이지만 뼈도 같이 운동을 하게 되고, 운동하는 뼈는 혈액순환이 좋아지고 광물질 상실이 줄어든다. 그리고 단단하고 튼튼한 뼈는 튼튼한 관절과 연결이 되는 것이다.

• 관절의 부상을 피해야 한다. 물론 부상을 미리 계획하는 사람은 없지만 많은 부상이 부주의와 방심과 관련이 있다는 것을 부정할 수 없다. 부상을 입은 관절이 훗날에 관절염을 일으키는 일이 많기 때문에 의식적으로 "내가 나의 관절을 보호해야 된다"는 마음가짐을 유지할 필요가 있다. 관절의 부상은 주로 비교적 젊었을 때 제일 많이 일어나지만, 중년 이후에도 여러 가지 이유로 이런 부상이 계속 일어나고 있는 것이다.

• 몸의 한 부분을 어느 정도 재빠르고 강력히 그리고 반복하여 움직여 주어야 하는 직업이나 취미생활이, 그 행동에 사용되는 근육을 이어주는 관절의 건강에 좋지 않다는 것을 늘 명심해야 된다. 이런 관절이 관절염을 일으키는 것은 흔한 일이기 때문에 그런 사람은 전문의와 상담을 해 볼 필요가 있다. 골프선수 타이거 우즈가 스물다섯의 젊은 나이에 무릎에 고장이 나서 벌써 수술을 받았다는 사실을 우리 보통 사람도 일종의 경고로 받아들여야 한다.

퇴행성관절염은 어디에 생기나?

세 가지 그룹으로 나누어진다.

① 온몸에 생기는 경우: 어떤 사람은 손가락 마디와 엉덩이뼈, 척추, 그리고 무릎 등 '온몸'에 관절염의 변화를 일으킨다. 사실은 온몸은 아니지만 편리상 전체(generalized)라고 과장하는 것이다. 이 환자는 독특한 유전자를 가졌다고 학자들은 생각하고 있지만 아직 그 유전자를 발견한 것은 아니다. 가족 중에 병력이 있는 사람과 일란성 쌍둥이가 함께 이런 관절염을 가지는 경우가 많으므로 유전을 의심하는 것이다. 이 환자는 대개 맨 처음 양손의 손가락 마디가 커지므로 전체적으로 퇴행성관절염이 퍼질 가능성을 미리 암시하고 있는 것이다. 손가락 관절 외에도 그들은 흔히 손목과 엄지손가락의 아래 관절 사이에 있는 관절이 붓고 아프므로 그 숨은 관절도 한 번 확인해 보아야 한다. 이 그룹에 속하는 환자는 여성이 훨씬 더 많고 중년기에 제일 많이 발병한 후 더 고령층이 되면 발병률이 오히려 줄어드는 것이 또한 특징이다.

② 다음 그룹이 무릎과 엉덩이 등 큰 관절에만 염증이 생기는 경우이다.

③ 그리고 마지막이 손가락 관절의 연골 바로 다음에 있는 뼈가 부식(erosion)하는 종류인데 매우 드문 그룹이다.

비슷비슷한 환자들을 구태여 이렇게 셋으로 갈라놓고 복잡하게 만드나 하고 의아해할 독자도 있을 것이다. 거기에는 중요한 이유가 있다. 이 세 그룹 환자의 관절염 형성과정이 조금씩 다르다는 것이 학자들의 주장이다. 지금은 아직 가능하지 않지만 언젠가는 이 세 그룹의 환자에게 각각 알맞은 약을 개발하여 치료의 효능을 훨씬 더 올려 보겠다는 것이 현대 학자들의 바람인 것이다.

퇴행성관절염의 증세는?

• 우선 염증이 있는 관절과 그 아래위에 있는 근육이 뻑뻑해진다. 이것은 아침에 일어나서 짧게는 5분, 길게는 약 30분가량 계속된다. 그러나 이 증세는 일어나서 움직이면 차차 없어진다.

• 두 번째 증세가 통증이다. 관절을 쓸 때만 아픈 경우가 가장 심하지 않은 통증이고, 관절을 쓰지 않아도 아픈 경우는 그것보다 좀 심한 통증이다. 가장 심한 통증은 밤에 잘 때도 아픈 경우이다.

• 관절이 붓는다. 염증의 심한 정도에 따라 얼마나 많이 붓느냐가 정해진다. 그러나 통증은 늘 붓는 정도에 비례하지는 않는다.

• 심하게 결딴이 난 관절은 보통 형태를 벗어나 비정상적인 모양이 되어버린다.

• 심한 염증을 겪은 관절은 손가락으로 누르면 마치 내부 조직 사이에 공기가 들어있는 것처럼 우지직우지직하는 느낌마저 줄 수 있다.

퇴행성관절염의 진단은?

이 관절염의 진단은 대개가 임상적으로 쉽게 할 수 있다. 다른 종류의 관절염과 쉽게 구별되기 때문이다. 류머티즘형의 관절염은 보통 중년 이전에 시작하고 독특한 변화를 관절에서 찾아 볼 수 있기 때문에 퇴행성관절염과 혼동하기가 오히려 힘들다. 신진대사의 잘못으로 생기는 관절염 역시 독특한 병의 역사가 있고 놓치기 어려운 비정상적인 혈액검사의 결과를 수반하므로 혼동할 수 없다. 균에 감염되어서 생긴 관절염 또한 구별하는 데 별 문제가 없다. 퇴행성관절염의 독특한 변화(손가락 관절이 둥글게 붓고 아픈 것)도 있으므로 구별하는 데에 도움이 되지만 중년 이상의 환자한테 손, 무릎, 엉덩이, 척추 등에 관절염이 생겼으면 우선 퇴행성이라고 가정해도 되겠다. 물론 앞에 열거한 다른 병들을 가능한 한 리스트에서 제거할 수 있으면 퇴행성관절염의 진단은 거의 100% 정확하게 될 것이다. 간혹 활액을 바늘로 빼내어 현미경으로 검사를 하거나, X-선이나 MRI 촬영으로 정밀검사를 해보아야 진단이 확실히 나올 때도 있지만 그런 경우는 흔하지 않은 편이다.

근래 많은 진전을 보고 있는 진단수단이 화학적인 표지자(marker)를 검사하는 것이다. 어느 특수한 화학물질(예를 들어 keratin sulfate)을 혈액, 활액, 소변 등에서 측정하여 병의 진단은 물론이거니와 그 진전도, 종류, 그리고 나아가서는 "온몸에 생기는 관절염" 그룹의 환자를 병이 생기기 전에 알아낼 수도 있는 것이다. 이런 검사는 지금 당장에는 별로 큰 도움이 되지 못하고 있지만 머지않은 장래에 그룹별 맞춤 치료가 가능하게 되어 조기진단이 필수가 되면 크게 한 몫을 할 것이다.

퇴행성관절염의 치료

물리치료

병의 초기 환자는 걷는 운동, 고정자전거 운동 등을 관절염이 없는 사람들과 똑같이 하루에 30분 정도, 적어도 한번씩 함으로써 몸 전체의 근육을 움직여 주고, 심장도 약간의 과로를 하게 함으로써 운동을 시키는 것이 바람직하다. 운동을 정규적으로 함으로써 물론 과체중을 피하게 되어 관절염의 진전을 늦추게도 되는 것이다. 한 연구에 의하면 몸무게를 5킬로 가량 줄임으로써 그 후 10 년 동안 관절염을 유발할 비율을 반으로 줄이게 된다니 비교적 적은(?) 노력으로 많은 득을 보는 것이라고 말할 수 있겠다. 과대한 몸무게는 우리 하반신에 있는 관절을 과로하게 하여 앞에서 이야기한 "닳고 찢어지는" 과정과 "마르고 닳는" 과정을 현저하게 촉진시키는 것이다.

일단 병이 많이 진행되면 운동하기가 어려워진다. 통증도 문제이지만 관절이 약해지고 균형을 잃기가 쉽기 때문이다. 따라서 특별한 주의와 감독이 필요해지는 것이다. 특수 프로그램이 있는 재활센터나 의료시설을 찾아야 할 것이다. 혹시 헬스클럽이나 공공시설 중 관절염 환자를 위한 특별한 프로그램이 있느냐를 알아볼 필요가 있겠다. 물 속에서의 몸무게는 사실상 몸무게의 7분의 1 밖에 안 되므로 물 속에서 걷는 것은 밖에서 걷는 것보다 훨씬 수월하기 때문에 수영장이 있는 곳을 찾으면 좋겠다. 준비운동이 끝난 후에 수영을 일정시간 동안, 그리고 정기적으로 하면 많은 도움이 된다. 이렇게 매일 운동을 하는 것은 대부분의 환자한테는 어려운 일이다. 하루걸러 하거나 그렇지 않으면 1주일에 두 번 정도 해도 괜찮다. 초음파로 열을 깊숙이 투입하는 치료(diathermy)를 운동하기 직전에 받으면 힘줄과 근육을 유연하게 해주므로 운동하는 데에 큰 도움이 될 수 있다. 또 이 치료는 운동을 안 할 때에도 통증을 덜하게 해주는 요법으로 사용되기도 한다.

약물치료

대부분의 경우 결국은 통증 때문에 약을 쓰게 된다.

• 캡사이씬(capsaicin)이란 약은 매운 고추로 만든 크림으로 통증의 감각을 뇌로 보고하는 과정을 방해함으로써 통증을 피하게 하는 약이다. 원래는 당뇨병의 신경통 때문에 개발된 약인데 요즘은 아픈 곳에는 어디에나 바르고 있는 약이다. 바를 때 피부가 뜨거운 감각을 느끼지만 그것도 잠깐이고 부작용은 별로 없는 편이다.

• 타일레놀은 한국에서도 널리 쓰이는 진통제이다. 부작용이 별로 없어서 아스피린보다 더 많이 쓰이고 있는 약이다. 단점으로는 소염(消炎) 능력이 없는 것과 하루에 일정량(4,000mg)을 초과하면 간에 해로울 수가 있다는 것이다. 그래도 역시 부작용이 가장 적은 편이어서 이 병에서도 되도록 이 약으로 가능한 한 견디어 보도록 하고 있다.

• 비스테로이드성 소염진통제(Non-Steroidal Anti-Inflammatory Drug · NSAID)는 요즘 흔히 쓰이고 있는 소위 "신식" 소염제인 모트린, 나프록센, 쎌레브렉스, 그리고 2004년 가을에 심장병과 뇌졸중 발생을 촉진한다는 연구결과 때문에 판매가 정지된 바이옥스 등 모두가 여기 속한다. 전문의가 이 약보다 타일레

놀을 우선 선호하는 이유는 세 가지이다. 첫째는 이 관절염은 류마티즘성에 비하여 활액막에 염증이 훨씬 적다는 점과, 둘째로는 이 약이 특히 노인들의 신장에 해로울 수 있다는 점이다. 그리고 마지막으로 이 약이 연골 리모델링을 방해할지도 모른다는 사실이다. 그러나 요즘 새로 나오는 소염제는 연골 바로 내부의 뼈가 튀어나오는 현상을 줄여준다는 주장을 하고 있어서 시간을 좀더 두고 보아야 할 일이다. 여하튼 타일레놀은 진통제로서 한계를 가진 약이기 때문에 대부분의 환자가 결국은 새로 나온 소염제를 복용하게 되는 것이 현실이다.

• 코르티손은 오래 전부터 쓰여 온 효력이 증명된 확실한 소염제이다. 충분한 양을 써야하는 이 약은 퍽 심각한 부작용을 일으킬 수 있는 약이어서 전문의가 선뜻 처방하기를 꺼려하는 약이기도 하다. 간혹 주사로 관절에 직접 투입하기도 하지만 일년에 두 번 이상 같은 관절에 투입하면 연골 재생의 과정을 방해할 수 있다.

• 테트라싸이클린(tetracycline)은 잘 알려진 항생제이다. 그러나 이 약이 관절염에 쓰이는 것은 관절이 감염되어서가 아니다. 이 약이 연골의 분해를 방지한다는 것이 알려졌기 때문이다. 예를 들어 독시싸이클린을 하루에 40내지 80mg을 복용하여 연골의 분해를 상당히 감소시켰다는 연구가 발표된 바 있다. 아마 머지않은 장래에 항생제의 기능이 없는 테트라싸이클린이 개발되어 관절염 환자 치료용으로 시판될 것이라고 믿는다.

• 비타민 C는 잘 알려진 항산화제이다. 항산화제가 넉넉해야 연골의 끊임없는 생산이 가능하다는 것은 잘 알려진 사실이다. 비타민 C가 특히 유용하다는 것이 최근 연구에서 입증된 바 있다. 비타민 C를 하루에 적어도 150mg을 복용한 사람이 무릎의 관절염을 일으킬 가능성을 1/3로 줄어든다는 연구는 많은 사람들을 고무시키고 있다. 관절염을 피하고 싶은 사람은 적어도 비타민 C만은 매일 복용할 필요가 있다고 저자는 생각한다.

글루코사민(Glucosamine)**과 콘드로이틴 황산염**(Chondroitin Sulfate)

요즘 미국과 한국을 비롯하여 여러 나라에서 비교적 활발히 판매되고 있는 관절염 대체 · 보조치료제 두 가지가 있다. 하나는 글루코사민이고, 또 하나는 콘드로이틴 황산염이다. 글루코사민은 아미노당의 하나로 주로 새우, 게, 바닷가재 등의 껍질에서 생산된다. 한편 콘드로이틴은 단백질 분자의 일부로 연골의 신축성을 촉진하는 장본인이기도 하며, 동물의 기관(숨관 · 氣管) 조직, 또는 상어의 지느러미 등 연골의 조직체에서 생산된다. 이 물질은 우리 몸 연골의 세포 속에도 당연히 존재한다. 그리고 이 물질이 연골생산에 필요한 것임은 분명한 사실이다.

이 약이 여러 나라 많은 제조업자에 의하여 제조 판매되고 있고, 또 일부 의사는 이 제품을 퇴행성관절염에 권장하고 있다. 그 이유는 다음과 같다.

① 퇴행성관절염은 연골의 점차적인 상실로 인하여 뼈와 뼈의 마찰 때문에 생기는 질환이기 때문에 연골의 상실을 방지하는 물질은 관절염의 방지를 끌어낼 수 있을 것이라고 일부 학자는 기대하고 있다.

② 이 두 물질은 연골의 상실을 방지할 뿐만 아니라 연골 재생도 촉진할 것이라고 일부 학자는 믿고 있다.

③ 이 물질이 소염제와 진통제의 역할도 어느 정도 감당한다는 것을 보여준 임상 관찰연구가 있었다.

④ 이 물질이 연골의 파손을 어느 정도 지연시킨다는 것을 보여준 임상 관찰연구도 있었다.

그러나 아직 대부분의 전문의들과 학자들은 이 약 사용의 권장을 유보하고 있는 것이 현실이다. 혹시 권장을 한다고 해도 매우 미온적인데 그 이유는 다음과 같다.

① 이 물질이 연골 대사에 중요하다는 것은 인정되지만 복용 후 연골 속으로 흡수되어 동화한다는 증거, 다시 말해서 이 물질이 복용 후 연골을 실제로 생산시켰다는 증거는 아직 없다.

② 관절염의 증세를 줄여줄 수 있다는 관찰은 아직까지는 전문분야의 주류 학계에서 인정을 받지 못하고 있다는 것 역시 사실이다. 그 이유는 두 가지다. 하나는 그 관찰연구의 규모가 비교적 작다는 점과, 또 하나는 제15장에서 비교적 자세히

설명되는 임상 관찰연구방법이 본래 안고 있는 한계점 때문이다.

이 약품은 또한 의약품이 아닌 보조식품(food supplement)으로 분류되어 있는 물질이다. 그렇기 때문에 의사의 처방을 필요로 하지도 않지만, 다른 의약품과 마찬가지로 당국의 철저한 감독을 받지도 않는다. 따라서 소비자의 각별한 주의를 필요로 하며 소비자는 다음 사항에 유의해야 한다.

① 되도록 유명회사의 제품을 사용한다.

② 대량 생산이 쉽지 않기 때문에 값이 비교적 비싸다. 또 비싼 것을 살 때 늘 그렇듯이 가짜에 주의해야 된다.

③ 소염제와 진통제의 대체약품으로 사용하는 경우 글루코사민은 하루에 평균 1,500mg, 콘드로이틴의 경우에는 하루에 평균 1,200mg을 복용한다.

④ 6주 내지 8주간 사용한 후에도 기대했던 효과가 없을 때는 더 이상 이 물질을 사용하는 것은 도움이 안 된다.

⑤ 그러나 이 물질을 사용하여서 얻는 효과가 소위 전통적 비스테로이드성 소염진통제(모트린, 쎌레브렉스 등)를 복용하여 얻는 효과와 비슷하든지 더 양호하다면 이 대체치료제의 복용을 고려해 보아야 된다. 이 물질이 일으킬 수 있는 부작용은 전통적인 소염진통제 때문에 생길 수 있는 부작용보다 훨씬 경미하기 때문이다.

⑥ 이 물질을 사용하기 전에는 반드시 담당의사와 상담하고 그의 의견을 따른다.

⑦ 전에 의사 처방에 따라서 복용하던 관절염 약이 있으면 반드시 의사의 지시에 따라서 그 약을 중지하든지 계속하든지 해야 된다. 의사의 지시가 있기 전에는 그 약을 중단하면 안 된다.

⑧ 글루코사민은 일종의 당이다. 따라서 당뇨병을 가진 사람의 혈당을 올릴 수가 있기 때문에 주의해야 된다.

⑨ 콘드로이틴은 쿠마딘이나 헤파린 같은 항응고제의 효력을 증가시킬 수 있기 때문에 각별한 주의가 필요하다.

⑩ 이 물질은 소화기관 내의 가스를 생산하고 대변을 묽게 할 수 있다.

⑪ 갑각류나 어물 알레르기가 있는 환자는 글루코사민 사용에 주의를 해야 한

다. 그런 환자의 대부분이 어물의 살 때문에 알레르기가 있지만 극소수의 환자는 껍질에도 알레르기가 있기 때문이다.

이 대체 · 보조치료제의 효율을 신빙성 있게 평가하기 위하여 대규모의 임상시험연구가 미국에서 2004년 후반에 시작되었다. 이 연구는 무릎에 퇴행성관절염을 가진 1,588명의 환자를 대상으로 전국 13개 의료센터에서 미 국립보건원(National Institute of Health)의 감독아래 18개월 간 시행될 예정이다. 이 연구 결과가 2006년 중에는 글루코사민과 콘드로이틴이 퇴행성관절염 치료에 사실상 얼마만큼의 가치가 있느냐는 의문점을 결정적으로 밝혀 줄 것을 기대해 본다.

기타치료법

• 요즘 점차 보편화 되어가고 있는 것 중 정기적으로 활액을 보충해 주는 치료(viscosupplementation)가 있다. 이 역할을 해 줄 수 있는 화학물질이 새로 개발되었기 때문에 이 치료가 가능해진 것이다. 이 치료는 활액을 더 매끄럽게 해 주는 것이 아니라 묽어져 버린 활액의 점도(粘度)를 높여줌으로써 뼈의 직접적인 접촉을 되도록 피하고 더 자유롭게 움직이게 해 주는 역할을 하는 것이다.

• 내과적 치료가 한계에 도달했을 때 망가진 관절을 제거하고 인공 관절로 대치하는 외과 치료가 있다. 경험 있는 외과의사가 수술을 맡고 철저한 재활치료가 뒷받침해주면 좋은 결과를 기대할 수 있다. 사용되는 인공 부품도 그야말로 우주공학에서 얻은 지식의 덕분으로 첨단적인 발전을 거듭하고 있는 것이 사실이다. 현재 수많은 중년과 노년 초기의 환자가 망가진 관절을 인공관절로 교체하여 통증과 동작 결핍에서 오던 모든 어려운 문제를 완전히 털어 버리고 정상 생활을 하고 있다. 더 고령인 환자의 문제는 이 어려운 수술을 70대와 80대의 노인이 얼마나 잘 감당할 수 있으며, 또 수술 후에 재활 과정을 얼마나 견뎌내 줄 것이냐 하는 데 있는 것이다.

갱년기에는 호르몬약을 꼭 먹어야 하나?

제15장

갱년기의 건강관리

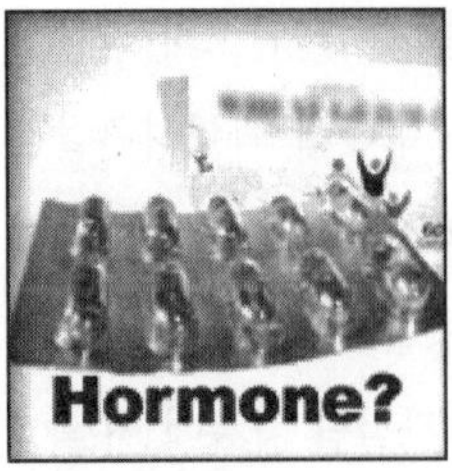

갱년기란 무엇인가?

여성의 몸은 대략 45세가 넘으면 생식기능이 끝나게 된다. 따라서 약 30년 간 오로지 후손 번식만을 위하여 매 달 되풀이해오던 몸의 율동적인 호르몬의 변화에 점차적인 변화가 오기 시작하는 것이다. 선풍기의 전원이 끊기고도 얼마만한 시간이 지나야 선풍기의 날개가 완전히 정지하는 것과 마찬가지로, 일단 시상하부(hypothalamus)라는 호르몬 기능의 최고 사령부에서 폐경을 하라는 명령이 떨어지고 사실상 폐경이 이루어지기까지, 짧게는 몇 달 그리고 길게는 1, 2년이 걸리는 것이다. 이 과도기간과 폐경 후 몸이 어느 정도 새로운 상황에 적응하는 데 필요한 1, 2년을 모두 합한 2년 내지 4년간을 통틀어 갱년기라고 한다.

갱년기가 가져오는 가장 중요한 변화는 엄청난 생식호르몬의 결핍상태이지만 그것에 의하여 생기는 신체적인, 그리고 정신적인 증세는 심각하고 다양할 수 있어서 많은 환자를 괴롭히는 경우가 많다. 좀 편견적인 관찰일 수도 있겠지만 저자는 갱년기를 극복하는 많은 여성 환자를 치료하며 그들의 엄청난 참을성에 몹시 경탄하곤 했다. 만일 남성이 이런 고초를 겪어야 했다면 그들은 여성에 비해서 훨씬 그 어려움을 잘 참아내지 못했을 것이라고 회의(懷疑)적인 상상도 많이 해 보았다.

호르몬의 변화

소녀가 나이 열서넛에 초경을 경험하는 것은 그의 몸이 임신하여 아기를 낳을 수 있는 기간(생식기간)에 돌입했다는 징조이다. 물론 옛날에는 월경만 시작하면 서둘러서 시집을 보냈을 것이다. 생식기간의 난소는 난자를 한 달에 한 번씩 나팔관 속으로 내보낸다. 그것을 배란(ovulation)이라고 한다. 배란을 준비하는 약 두 주 간 난소는 에스트로겐을 점차 많이 생산하여 배란 직전에 에스트로겐의 혈중 수치는 절정에 달한다. 배란 후에 꼭 수정 상태가 일어나리라고 확신하고 기대하는 시상하부의 배려이다. 물론 배란된 난자가 곧 들이닥칠 정자를 만나기 위해 나팔관 속을 무사히 여행하는 데에도 많은 양의 에스트로겐은 필수적이다. 배란 직후 수정에 성공했을 것이라는 판단 아래 시상하부는 에스트로겐의 생산을 멈추고 소위 두 번째 호르몬인 황체호르몬, 또는 프로게스테론(progesterone)을 생산하기 시작한다. 수정 직후 태아를 길러주고 보호해 줄 태반 형성에 없어서는 안 되는 호르몬이다. 이 호르몬은 난자가 성장하는 동안 난자를 감싸주며 에스트로겐을 생산했던 난자의 난포(follicle)가 배란 이후 난소에 남아 노랗게 변하여 생겨난 황체(corpus luteum)가 생산한다.

시상하부가 수정 여부를 확실히 가려내는 데는 약 두 주가 걸린다. 아마도 시상하부는 만약의 경우에 대비 신중을 기하려고 두 주씩이나 기다리는지 모른다. 여하튼 두 주 후에 수정이 안 된 것을 확인하고는 시상하부는 매우 실망한다. 그리고 수정과 태반형성을 위하여 열심히 준비해 놓은, 툭 터질 정도로 충혈된 자궁내의 조직체를 일단 벗겨버리고 밖으로 내보낸다. 이것을 우리는 월경이라고 한다. 며칠 뒤 월경이 끝나면 시상하부는 끈질기게도 또 새로운 주기(cycle)를 시작하도록 명령하여 위에 설명한 모든 일이 다시 반복되는 것이다. 이러한 율동적인(rhythmic) 변화를 매 달 삼십 여 년이나 치러 낸 여성의 몸은 그 리듬에 완전히 익숙해 버린다. 물론 이 두 호르몬이 오르락내리락하며 여러 가지 불편한 증세를 일으키는 것은 사실이다. 사람에 따라 많이 다르지만 매 달 상당한 증세를 경험하는 사람도 적지 않다. 그러면서도 모든 여성은 이러한 변화에 적응하며 정상적인 생활을 하고 있는 것이다. 그러나 갱년기에 배란이 끊기는 상황에서의 호르몬의 분비는 전에 비하여 턱없이 모자라는 것이다. 저자는 어느 환자가 갱년기의 어려움을 "200만원 받던 생활비가 몇 달 사이에 20만원으로 줄어 버린 상황에서 오는 주부의 어려움"에 비유하며 그녀의 고통스러움을 호소하던 일을 아직도 생생히 기억하고 있다.

갱년기의 증세와 치료

■ 월경불순 : 아마도 제일 먼저 찾아오는 갱년기의 징후는 월경의 불규칙함일 것이다. 처음에는 보통보다 자주, 그리고 진하게 치르는 일이 가장 흔하다. 거의 치료를 안 받고도 넘어갈 수 있지만 너무 오래 끌든지 또는 양이 감당할 수 없을 정도면 부인과 전문의를 찾아보아야 할 것이다. 보통은 이 기간을 몇 달 만에 넘기고 차차 월경 사이의 기간이 길어지고 월경의 양이 줄어드는 기간을 거치게 된다. 그 다음에 오는 변화는 완전한 폐경이다.

■ 화끈거림 : 불규칙한 월경이 시작할 때 덩달아 거의 나타나는 증세가 화끈거리는 안면홍조(hot flash) 증세이다. 상반신의 중심부와 얼굴에 주로 나타나는 이 증세는 많은 환자를 몹시 괴롭힌다. 아무 이유 없이 몸이 화끈거린다. 그러다가 갑자기 냉각상태로 들어가기도 한다. 밤에 잘 때 식은땀을 흘리며 깨어나기도 한다. 심한 사람은 하루에도 이런 고생을 수십 번씩 치른다. 심지어는 백 번 이상 치르는 사람도 있다. 반면에 이런 고생을 거의 안 하고 갱년기를 넘기는 환자도 있다. 아마도 유전자가 챙겨 준 체질의 차이 때문일 것이다. 이 증세는 확실히 에스트로겐이 모자라 일어나는 혈관 내벽을 조정하는 자율신경기능의 이상 때문이라고 학자들은 믿고 있다. 따라서 에스트로겐을 적당량 복용하면 증세는 100% 제거된다. 메주콩에 포함되어 있는 식물성 에스트로겐(photoestrogen)을 많이 복용하면 이 증세가 상당히 줄어든다는 것도 여러 나라에서 관찰되었기 때문에 두부나 두유 등을 많이 복용해 보도록 많은 의사들은 권하고 있다. 이 밖에도 혈압약 중

적어도 두 가지(clonidine과 methyldopa)가 화끈거리는 증세를 치료하는 데 쓰이고 있지만 그 결과는 별로 좋은 편이 못된다.

■ 질의 건조함 : 역시 에스트로겐의 결핍에서 오는 증세로 적지 않은 갱년기 환자를 불편하게 하고 있다. 질이 너무나 말라 성교 때 통증을 가져온다. 흔히 성교 후 질의 출혈을 일으키며 어떤 때에는 성적 접촉이 없이도 출혈을 할 만큼 심할 때도 있다. 이것 역시 에스트로겐을 복용하면 100% 치료가 된다. 에스트로겐을 크림으로 질에 직접 투입을 해도 증세는 제거되지만 화끈거리는 증세는 없어지지 않는다.

■ 방광의 작용이 예민해져서 소변을 더 자주 본다든지 갱년기 이전에 있던 요실금의 증세가 악화될 수가 있다. 에스트로겐 복용은 증세를 상당히 호전시킬 수는 있지만 갱년기 이전에 있던 증세는 거의 변하지 않는다.

■ 정신건강이 갱년기 동안 악화되는 경우는 드문 일은 아니지만 심각한 상태로 이어지는 일은 흔하지 않다. 대개가 화끈거림 때문에 일어나는 스트레스와 수면부족과 관계가 있다. 거기다가 질의 증세까지 생긴다면 그 스트레스는 감당하기 어렵게 될 수도 있을 것이다. 정신건강을 치료하기 전에 우선 환자를 괴롭히는 증세를 하나씩 제거해 보는 것이 바람직하다. 그러나 자신이 늙어간다는 확실한 증거가 몸을 여러 모로 괴롭히는 증세와 함께 엄습했을 때 많은 여성은 그만 우울해지고 만다. 그렇기에 갱년기 정신건강에 중요한 또 하나는, 갱년기란 여성이라면 모두 다 겪어야 하는 자연 현상이며 갱년기를 경험한다고 여성으로서의 인간 가치가 저하되는 것이 절대로 아니라는 것을 본인이 확실히 믿는 것이다.

갱년기 이후에 닥쳐오는 또 다른 건강 문제들

■ 심장병 : 갱년기 이전에 여성이 심장병을 앓는다는 것은 무척 드문 일이다. 그러나 갱년기 이후에는 달라진다. 여성의 심장병 발생률은 남성과 똑같아지고 심장병이 여성 제일의 사망 원인으로 부상하게 되는 것이다. 학자들은 오랫동안 이

런 돌연한 변화가 역시 에스트로겐의 결핍에서 기인되는 것이라고 믿어 왔다. 그러한 믿음을 확인해 주는 임상적인 관찰 결과도 발표가 되었었다. 사실은 1990년대 말엽에 미국의 산부인과 전문의와 내과 전문의가 똘똘 뭉쳐서 확연한 하자가 없는 한 모든 갱년기 여성의 내과적 질환을 방지하기 위하여 에스트로겐을 꼭 복용하게 하자는 운동이 한창이었다. 이 운동이 어느 정도의 추진력(momentum)을 모아가고 있던 2002년 여름에 너무나도 기대하지 않았던 연구 발표가 미국 국립의료원에 의하여 발표된 것이다. 소위 "부녀자 건강을 위한 연구", WHI(Women's Health Initiative)라는 대규모 연구의 중간발표였다. 갱년기 여성의 호르몬 치료방침을 하룻밤 사이에 180도 바꾸어 놓은 것이다. 이것은 대단히 중요한 발표인 만큼 뒤에서 좀더 자세히 다루기로 한다.

■ 골다공증 : 당장 본인이 느끼는 증세는 없지만 갱년기의 뼈는 비상한 변화를 겪고 있는 것이다. 갱년기 이후 5, 6년 동안에 뼈의 전체 광물질의 무려 15%를 상실하는 곤욕을 치르게 되는 것이다.

■ 뇌졸중 : 이것 역시 갱년기 이후에 뚜렷하게 부각하는 문제이다. 그러나 원래 뇌졸중은 50여세 이전에 일어나는 일이 비교적 드물기 때문에 이것이 꼭 에스트로겐 결핍과 관련되어 있다고 잘라 말하기는 어렵다. 2, 30년 전부터 학자들은 혹시 에스트로겐을 복용하면 이 문제가 방지될 가능성이 있지 않을까 하고 여러 연구를 거듭해 왔었다. 그리고 어떤 연구는 그러한 가능성에 꽤나 고무적인 결과를 발표했었다.

■ 치매 : 이 병은 노년기의 여성에게 특히 흔한 병으로 학자들이 오랫동안 에스트로겐과의 관계에 초점을 맞추어 왔다는 사실은 당연한 일이라고 하겠다. 여러 연구가 시행되었으나 속시원한 결과는 얻어내지 못하고 있는 것이 현실이다. 단지 뇌졸중의 경우와 같이 가끔씩 고무적인 결과가 발표되어 학자들의 희망을 조금이나마 유지해 주고 있는 상태이다. 2003년 여름에 발표된 WHI의 한 중간 발표는 에스트로겐 복용이 갱년기 이후 여성의 치매 발생률에 아무 도움이 안 될 뿐만 아니라 두뇌의 인지기능을 조금이나마 저하시키는 것 같다는 실망스런 결과

를 공개했다.

호르몬치료가 해롭다고 증명했다는 WHI 연구란 도대체 무엇인가?

이 대규모 연구는 161,000명의 건강한 갱년기 여성을 연구 대상으로 하고 전국의 40개 의료 센터에서 미 국립의료원의 지원과 감독하에 1991년에 시작되었던 야심찬 프로젝트다. 사상 가장 규모가 크고, 계획과 디자인이 치밀하고 포괄적이어서 이상적인 연구 프로젝트라는 평가를 받는 그러한 연구였다. 이 연구는 세 종류의 임상연구 방식을 다 수용하였다.

임상연구란 무엇을 어떻게 하는 것인가?

임상연구에는 관찰연구(Observational Study), 지역사회 예방연구(Community Prevention Study), 그리고 가장 까다롭고 돈이 많이 드는 임상시험(Clinical Trials)의 세 종류가 있다. 그 세 종류의 중요한 차이점을 비교해 보자.

① 관찰연구 : 가장 흔하고 하기 쉬운 연구방법이다. 예를 하나 들어 보자. 200명의 비대증 환자 중 백 명에게 W라는 약을 주고 다른 백 명에게는 X라는 약을 준다. 그런 다음 일정 기간 동안 정기적으로 관찰하는 것이다. 연구 기간이 끝난 후 결과를 분석한다. 예를 들어 W 약을 복용한 사람들의 체중은 평균 1 킬로가 줄었고, X약을 복용한 사람들은 1 킬로가 늘었다는 결과를 발표하게 된다. 표면으로 보면 결과가 너무나 확연한 차이를 보여주기 때문에 그 결과를 의심할 나위가 없을 것 같다. 모든 환자들은 W라는 약을 복용해야 마땅하다는 주장이 나올 것이다. 또 사실상 그럴 가능성은 물론 있다. 그러나 그 결과가 터무니없이 틀렸을 가능성도 있는 것이다. 만일 W를 복용한 환자들을 더 자세히 조사해 보니 60명이 50세 이하, 그중 관절염 환자는 하나도 없고 60명이 헬스클럽 회원이다. X를 복용한 사람들을 분석해 보니 70명이 55세 이상, 헬스클럽 멤버는 불과 6명이고, 그 100명 중 무려 30명이 퇴행성관절염으로 운동은커녕 잘 걷지도 못하는 사람이란 것을 발견했다면 독자들은 아직도 그 "명백한" 결과를 믿겠는가? 설명을 하려고 예를 좀 과장했지만 사실상

관찰 연구가 안고 있는 문제점이 바로 이러한 것이라는 사실은 피할 수 없다. 여기서 이야기하고 싶은 것은 과거에 시행된 에스트로겐에 대한 여러 연구를 포함한 많은 연구 대부분이 관찰연구였다는 사실이다.

② 지역사회 예방 연구(community prevention study) : 이것은 연구라기보다는 일정한 지역사회의 전체 인구에게 이로운 건강습관을 계몽하며 동시에 그러한 습관의 효율성을 관찰을 통해서 확인하는 방법이다. 예를 들어보자. 어느 군(郡)의 B 면(面)인구 중 50세 이상의 전 여성으로 하여금 매 2년에 한 번씩 유방 X-선(mammogram) 검사를 받게 한다. 10년 이후 B 면의 인구와 유방 X-선 검사를 정기적으로 받지 않은 같은 군의 A 면 인구의 유방암 발생률을 비교하여 주기적인 유방 X-선 검사의 가치를 확인하는 일석이조식의 보건 술책이라고도 할 수 있는 연구 방법이다. 선진국의 중요한 건강 유지를 위한 검진, 종류와 방법 그리고 그 검사의 빈도 등이 거의 이러한 연구에 의해 정해지고 또 필요에 따라 수정되는 것이다.

③ 임상시험 연구(clinical trials) : 가장 까다롭고 노력과 재원이 제일 많이 드는 이 방법은 따라서 가장 신뢰도가 높은 연구결과를 내놓는다. 앞의 관찰연구 방법의 예를 이용하여 이 두 방법의 차이점을 찾아 보자. 약을 주기 전에 우선 그 200명을 구체적으로 분석한다. 나이를 따져 보아 A그룹과 B그룹에 동등하게 나눈다. 퇴행성관절염 환자가 전체적으로 38명이 있으면 A에 19명, 그리고 B에 19명씩 들게 한다. 교육 정도도 마찬가지로 두 그룹이 되도록 똑같이 나눈다. 헬스클럽의 회원인 환자도 A그룹에 33명, 그리고 B그룹에 33명을 할당한다. 다른 약을 복용하는 사람이 있으면 그것도 똑같이 나눈다. 성별과 종족도 마찬가지로 똑같이 쪼갠다. 두 그룹을 통틀어 비교해 볼 때 차후에 문제가 될 일이 하나도 없어야 한다. 그 다음에 둘 중 한 그룹에 시험해보려는 약, 예를 들어 앞의 W라는 약을 복용하게 하는 것이다. 약을 안 먹게 된 그룹은 시험하는 약과 똑같이 생긴 위약(僞藥 · "가짜약" · placebo)을 복용하게 된다. 두 그룹의 균형은 치밀한 조절하에(controlled) 약 먹을 그룹을 뽑는 것은 닥치는대로(randomized) 하되, 연구를 하는 사람과 연구 대상이 되는 사람 양 쪽 다 무엇을 어느 환자가 복용하느냐에 대하여 알지도, 그리고 보지도 못하게 해야

된다(double-blind). 연구결과는 제3자가 수시로 분석하며 연구가 끝난 다음 결과를 그룹별로 종합하여 두 그룹의 차이점을 측정하여 어느 약이나 치료법의 효과를 평가함으로써 연구가 끝나는 것이다. 이 방법(controlled, randomized, double-blind study)이야말로 가장 고급스런 연구방법인 것이다.

WHI의 시행

WHI는 3개의 임상시험적 연구를 시행했다.

① 갱년기에 복용하는 호르몬약과 심장병, 골다공증 때문에 생기는 골절상, 직장암과 대장암 등과의 관계를 측정하는 연구

② 식이요법(diet)과 심장병, 골다공증 때문에 생기는 골절상, 직장암과 대장암 등과의 관계를 측정하는 연구.

③ 비타민 D와 칼슘 복용과 심장병, 골다공증 때문에 생기는 골절상, 직장암과 대장암 등과의 관계를 측정하는 연구.

그 중 갱년기의 연구는 다시 둘로 갈라졌다.

1) 16,608명의 50세부터 79세의 자궁이 제거되지 않은 상태의 갱년기 여성이 연구대상이었다. 그들은 앞에 설명된(controlled, randomized double-blind study)대로 두 그룹으로 나뉘어졌다. 한 그룹은 에스트로겐 0.625mg과 황체호르몬(medroxyprogesterone) 2.5mg이 배합된 약 프렘프로(prempro)를 하루에 한 정씩 복용했다. 둘째 그룹은 프렘프로와 똑같이 생긴 "가짜 약"을 매일 한 정씩 복용하였다. 물론 연구원(의사나 간호사)도 환자 본인도 누가 무엇을 복용하는지 전혀 몰랐다(double-blind). 이 연구는 2005년까지 계속되기로 되어 있었다. 그러나 놀라운 결과가 확인되자 연구가 시작된 지 11년이 지난 2002년 7월에, 그러니까 연구 종료 예정일을 3년쯤 앞당겨 WHI의 이 부분은 중지가 되고 만 것이다.

2) 갱년기 호르몬 복용에 관한 두 번째 연구는 자궁이 제거된 상태의 10,739명의 환자를 2등분하여 한 그룹은 에스트로겐을 복용하게 하고 나머지 그룹은 역시

"가짜 약"을 복용하게 했다. 이 연구는 앞에 설명된 WHI의 이 부분이 2002년 7월에 중지가 되고도 약 2년간 더 계속되었다. 그러나 2004년 3월에 미 보건원은 드디어 연구의 이 부분마저도 중단하고 말았다. 중지한 가장 중요한 이유는 다음과 같다. 에스트로겐을 복용한 65세 이상의 환자 가운데 뇌졸중과 치매 증세를 나타낸 사람이 "가짜 약"을 복용한 사람보다 각각 37.1%와 31%의 증가를 보였다는 실망스런 결과였다.

WHI의 결과

여성호르몬과 황체호르몬을 복용한 환자는 복용하지 않은 환자들과 비교해서:

- 유방암이 26% 증가
- 뇌졸중이 41% 증가
- 동맥경화증에 의한 심장병이 29% 증가
- 다리와 폐의 응혈(피 뭉침)이 100% 증가
- 직장암 대장암은 37% 감소
- 엉덩이뼈의 골절상은 34% 감소
- 전체적인 사망률은 별 차이가 없음.

WHI의 결과는 무엇을 의미하나? 연구방법이 앞에서 설명한대로 나무랄 데 없으니 그 결과는 마땅히 받아들여야 한다. 분명히 에스트로겐과 황체호르몬을 혼합하여 장기간 복용하면 이와 같은 결과를 기대할 수 있고, 또 그런 각오를 하여야 한다는 소리가 된다. 한 가지 위안이 되는 일은 위의 숫자(26%, 29%, 41% 등)가 보여주듯이 그렇게 막대한 차이는 결코 아니라는 이야기이다. 그것은 유방암, 심장병, 뇌졸중 등의 발생률 자체가 전체 인구를 포괄적으로 생각해 볼 때 극히 작은 숫자라는 데에 그 이유가 있다. 연봉 1억원을 받는 사람의 월급이 25% 오르는 것과 피자집에서 아르바이트하며 한 달에 20만원 버는 사람의 월급이 25% 오르는 것과는 비교도 안 되는 그 가치의 차이가 있듯이, 유방암의 26% 증가가 뜻하는 것은 매년 10,000명의 환자 중 약을 먹는 사람이 안 먹는 사람들보다 고작 여덟 명이 더 유방암에 걸린다는 계산이 나온다. 그것은 연구대상 환자 중 호르몬약을 안 먹고 위약을 복용한 환자 10,000명 중 30명만이 유방암에 걸렸기 때문이다(30×26%=7.8).

이것을 전국의 인구를 기반으로 하여 계산해 보자. 한국에서 갱년기에 혼합호르몬을 복용하는 환자의 수를 넉넉히 70만으로 잡아 보았을 경우 약을 먹어서 생기는 유방암은 1년에 전국에서 560여명이 된다는 계산이 나온다. 그리 많은 숫자는 결코 아니다. 그러나 심장병, 뇌졸중 등 다른 병을 다 합한다면 약 때문에 덤으로 생기는 환자 수는 1년에 7,000명이 된다는 이야기가 된다. 4년 간 더 계속해서 약을 복용한다면 전국에 35,000명의 피할 수 있었던 환자를 배출하게 된다는 중요한 국가적 보건 문제로 부상하게 되는 것이다.

독자들이 단도직입적으로 "그러면 갱년기의 호르몬은 꼭 끊어야 되느냐?" 고 물어 온다면 대답하기가 결코 쉬운 일은 아니다. 어느 연구든 그 결과는 어디까지나 확률과 가능성을 이야기하는 것이지 개개인 환자의 숙명을 말하고 있지 않기 때문이다. 조금 더 자세히 설명한다면 독자 개개인은 아마도 16,608명의 연구 대상자 중에서 자기와 똑같은 사람을 하나도 찾아 낼 수 없을 것이다. 물론 약을 먹어서 병을 얻은 환자 중에도 자기와 똑같은 사람은 없을 것이다. 그렇기 때문에 만일 동일한 방법으로 똑같은 수의 다른 연구 대상자를 모아서 같은 연구를 다시 한 번 시행한다면 전과 똑같은 결과를 얻어낸다는 것은 불가능할 것이다. 새 결과가 전의 연구결과와 비슷한 방향을 보여 줄 가능성은 높으나 새 결과가 훨씬 더 나쁠 수도 있겠고 좋을 수도 있을 것이다. 그러나 앞의 16,608명과 다른 유전자를 가진 다른 16,608명의 연구결과는 결코 같을 수가 없다.

혼합호르몬의 장기복용에 대한 충고

일반적으로 저자는 갱년기에 장기적으로 혼합 여성호르몬을 복용하는 것은 피하는 것이 마땅하다는 의견이다. 해로운 일이 일어날 가능성이 이로운 일이 생길 가능성을 훨씬 능가한다는 사실이 WHI연구에서 입증되었기 때문이다.

■ **다음에 속하는 환자는 장기 혼합호르몬 복용을 피할 것을 강력히 권고한다.**

• 심장병이나 뇌졸중과 치매를 피하기 위하여 호르몬약을 먹겠다는 사람들이다. WHI 연구가 장기 혼합호르몬을 복용하는 것이 심장병과 뇌졸중에 해롭고 뇌의 인지기능을 감소시킨다고 입증한 만큼 약을 계속 복용하는 것은 이치에 맞지 않는다.

• 집안에 유방암 때문에 고생하거나 고생했던 가족이 있으면 갱년기의 호르몬을 피하는 것이 현명하다. 여기서 집안이라면 모친, 이모, 고모, 조모, 자매와 딸을 말하고 있다.

• 응혈을 일으킬 수 있는 조건을 가진 사람은 약을 피하는 것이 좋겠다. 당뇨병, 전에 응혈을 경험한 사람, 흡연을 하는 사람 등이 여기에 속한다.

• 가족 중에 심장병으로 고생한 사람이 있거나 본인이 심장병을 가지고 있으면 갱년기의 호르몬을 피해야 된다.

• 집안에 확연한 뇌졸중의 내력이 있는 사람이나 당뇨병과 고혈압을 함께 가진 사람은 장기 호르몬 복용을 피하는 것이 마땅하다.

■ **여성호르몬을 계속 복용해도 괜찮을 수 있는 사람**

• 만일 앞의 사항에 하나도 해당되지 않는 환자가 골다공증을 예방하고 갱년기의 여러 증세를 제거하기 위하여 약을 복용하겠다면 계속해서 약을 복용하는 것을 결정하는 것은 개개인의 최종 선택에 따를 수밖에 더 좋은 방법이 없다.

• 결장암을 앓은 식구가 가족 중에 있어서 결장암을 예방하고 싶은 사람.

• 골절상 예방에 남다른 노력을 기울여야 할 처지에 있는 사람.

• 그러나 약의 장기복용을 결정하는 사람은 약이 가져올 수 있는 심장병, 유방암, 뇌졸증, 치매 그리고 응혈의 위험을 분명히 이해해야 된다. 그리고 그 병들을 예방할 수 있는 모든 생활습관의 실천과 정기검진을 소홀히 하지 않는 동시에 그 병들을 촉진할 수 있는 몇 가지 생활습관과 다른 요인을 철저히 제거할 각오가 되어 있어야 하겠다.

• 약의 복용을 결정하는 사람은 되도록이면 그 복용 기간을 짧게 해 보려고 노력하는 것이 바람직하다.

• 약을 끊든 계속하든 그 결정은 자기를 잘 아는 담당의사와 의논한 후에 둘이 함께 하는 것이 제일 바람직하다. 그 전에 환자가 이 문제에 대해서 되도록 상세하게 이해를 한다면 더 현명한 결정을 내릴 수 있을 것이다. 또 결정을 내린 다음의 정기적인 진료도 매우 중요하다. 그리고 후일 약을 중단하고 다른 수단으로 골다공증 예방, 갱년기 증세의 치료 등을 결정하는 데 담당의사의 도움이 절실히 필요하다는 것은 더 말할 나위도 없다.

월경도 안하는 남성이 폐경을 하다니!

제16장

남성 갱년기

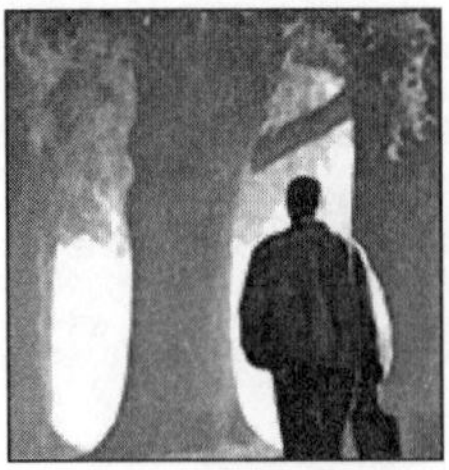

여성의 갱년기는 여성의 생식기능에 종지부를 찍어주는 확연한 생리적 이정표이며, 난소를 가진 여성 중 한 명도 피할 수 없는 엄청난 변화인 것이다. 갱년기라는 것이 그렇게 격렬한 변화를 가져오는 것이고 한 명도 빠지지 않고 모두가 다 겪어야 하는 것(universality)이라면, 남성들의 갱년기는 존재하지 않는다. 그러나 갱년기가 중년 이후에 오는 성호르몬의 감소와 심리적인 타격을 뜻한다면 많은 남성도 갱년기를 겪는다는 주장이 절대로 엉뚱하지 않다.

학계의 논쟁

끝날 줄 모르는 논쟁

"남성의 갱년기가 있느냐? 없느냐?" 하는 문제를 둘러싼 학자들 사이의 열띤 논쟁은 저자가 의대에 다닐 때에도 자주 있었는데, 그 학자들의 아들이나 손자뻘이 될 현대의 학자들도 아직 똑같은 논쟁을 계속하고 있다. 수천 년 계속 되고 있는 아랍인들과 유태인들과의 싸움같이 둘 중 하나가 옳고 다른 하나가 글러서가 아니라 아마도 양편이 다 서로 합의를 안 하기로 작정을 했기 때문에 합의를 못하는 것 같기도 하다. 가만히 그들의 논쟁을 살펴보면 양쪽 다 자기들 이론에 일리가 있는 것이 분명하다.

남성갱년기가 있다는 학파의 주장

중년 이후와 노년기 남성들의 호르몬을 정밀히 측정해보면 적어도 70%의 인구가 남성호르몬이 결핍하다는 것이 분명하다. 재래식으로 측정하면 모르지만 소위 프리 테스토스테론(자유로운 남성호르몬 · free testosterone)을 재보면 그 결핍을 확실히 밝힐 수 있다. 남성호르몬은 크게 나누어 두 가지의 형태로 존재한다. 하나는 단백질에 묶인 상태(bound testosterone)로 순환하는 호르몬이고, 또 하나는 소위 자유로운 호르몬이다. 어디에도 묶이지 않은 상태로 순환하는 호르몬이다. 묶이지 않았기에 자유롭고, 또 언제나, 그리고 어디에서나 작용할(쓸) 수 있는 그러한 자유를 뜻한다. 주머니에 있는 현금과 적금 속에 묶여있는 돈의 차이와 비슷하다고 생각하면 이해하기가 쉽다.

노년기에 들어서서는 마음대로 쓸 수 있는 남성호르몬이 부족한 것이다. 그렇기 때문에 성욕도 수그러지고, 또 성기의 발기도 전보다 시원치 않다. 기운도 많이 떨어지고 근육의 크기와 단단함도 줄어든다. 뼈도 많이 잃게 되어 키도 줄어 버린다. 매우 소수의 남성이 경험하는 일이지만 얼굴이 화끈거리고 더운 땀, 식은땀을 번갈아 흘리는 것은 여성 갱년기의 안면홍조증세와 다를 바 없다. 나아가서 이들을 남성호르몬으로 치료를 하면 그 증세들이 많이 없어진다. 물론 이 학파들은 이런 환자들을 진단하여 되도록 빨리 치료를 해야 한다는 주장을 한다. 그들은 또 남성호르몬이 부족한 많은 환자들이 대사증후군과 당뇨병을 일으키기 때문에 이런 환자에게 남성호르몬을 복용케 하면 당뇨병, 고지혈, 심장병 등 나쁜 질환을 예방, 또는 제거할 수 있다는 새로운 연구결과(Laaksonen, Diabetes Care, May, 2004)도 들고 나오고 있다.

남성 갱년기는 없다는 학파의 주장

갱년기라는 것은 희랍어로 메노포오즈(menopause)라고 하는데 그 말 자체가 월경(meno)을 중지(pause)한다는 말이다. 월경도 안 하는 남자들이 어떻게 폐경을 하느냐? 하며 원색적인 반박으로 그들은 시작한다. 노년기가 되면 남성호르몬의 양이 줄어든다는 것을 부정하는 것은 아니다. 그러나 노년기에 있는 대부분의 남성의 성호르몬은 그가 가끔 일을 치르기에 충분한 양이다. 그의 성욕이 감퇴하는 것은 나이가 가져오는 자연현상이다. 그 사람이 일을 제대로 치르지 못하는 것은 그의 남성호르몬의 결핍에서 오는 것이 아니라 오랜 시일에 걸쳐 지방질을 많이 먹고 담배를 오래 피워서 동맥 속에 플라크가 생겼기 때문이다. 근육과 키가 줄어드는 것은 나이 탓이지 호르몬 탓이 아니다. 그리고 무슨 갱년기의 변화가 그렇게 차차, 그리고 오랫동안 일어나느냐? 하고 반박을 하고 나선다.

아랍 측과 유태 측들이 그렇듯 양쪽 다 일리가 있는 것 같지 않은가? 사실 그렇다. 남성의 갱년기는 없다고 보아야 옳다고 한다면 적어도 많은 남성이 중년기에서 노년기에 이르기까지 호르몬의 감소가 몰고 오는 중요한 변화에 부딪치게 된다는 것은 인정해야 된다. 그러나 그것을 여성의 갱년기와 비교를 하면 안 된다. 둘은 확실히 틀리다. 여성의 경우 그것은 확연하고 계획된 격렬한 변화이다. 여러 해 동안의 어려운 공로를 치하하며 무거운 책임과 의무에서 풀어 주는 그런 거대한 이벤트임에 틀림없는 것이다. 한편 남성의 경우는 완연히 틀리다.

늙은 남자가 왜 여자에게 잘 보여야하나?

종자의 영속과 번식의 책임은 젊은이가 물려받는 것이 바람직하다고 본다면, 늙은 남자는 여자한테 멋있어 보일 필요도 없고 여성하고 일을 꼭 치러야 할 이유도 없어지는 것이다. 또 바깥일을 할 나이도 아니고 보면 차차 근육이 약해지고 키가 작아지는 것도 당연한 일일지도 모른다. 그렇기 때문에 남성은 나이 35세부터 차차 테스토스테론의 혈중치가 줄어들기 시작하는지 모른다. 40세 이후부터 매 10년마다 전체 프리 테스토스테론의 10%가 줄어들어서 70대에 이르면 20~30대 수준의 약 반으로 줄어버리는 것이다.

중 · 노년 남성에게 오는 변화

대부분의 남성은 40대에 도달하면서 남성호르몬 양의 감소에 당면하게 된다.

물론 하룻밤 사이에 일어나는 일이 아니어서 본인 자신도 변화를 쉽게 인식할 수 없다. 그러나 몇 년 후에 돌이켜 보면 여러 가지 변화가 일어나고 있었던 것을 쉽게 회상할 수 있는 것이다. 남자만의 신체적, 그리고 정신적인 특징이 조금씩 그리고 차차 줄어드는 것이다. 왕성한 원기, 의욕, 진취성, 공격성, 용기, 대담함, 낙관주의적 성격, 힘 있는 근육, 거의 항상 존재하는 성욕과 발기기능 등이다. 이런 모든 변화를 일으키는 가장 중요한 장본인이 남성호르몬의 감소라는 사실에 동의하지 않는 학자는 극히 드물다. 중년기 이후에 차차 줄어드는 중요한 호르몬이 또 하나 있다. 바로 성장 호르몬이다. 이 호르몬도 남성이 나이가 들면서 겪어야하는 많은 변화의 중요한 부분과 관련이 있을 것이라고 생각하는 학자도 많다(제22장 참조).

중 · 노년기의 위기

이러한 변화가 일어나고 있는 와중에 많은 남성들은 또 다른 변화에 부닥치게 된다. 바로 그의 생애나 직업과 관련이 있는 심리적인 갈등이다. 간단히 이야기하여 직업인으로, 또는 어떤 특정한 생애를 열심히 추구해 왔던 사람으로 이제는 모든 것이 끝났구나하는 허탈감을 가질 때 오는 변화이다. 이런 변화가 반드시 은퇴나 명퇴를 할 때 그 시기와 조건이 섭섭하고 억울해서만 생기는 것은 아니다. 예를 들어 그 전에라도 자기 자신이 희망했던 승진이 이루어지지 않고 그 자리가 다른 동료나 후배한테 가 버렸을 때, 자기가 하고 있는 일에 싫증이 나서 "내가 이 일을 생전 할 수 있을까?" 하는 의문이 제기될 때, 자기 상사가 자기의 공로를 인정해 주지 않는 듯한 눈치를 챘을 때, 자기가 자신의 능력 한도를 스스로 느꼈을 때 등에서 오는 "이제부터는 내리막길에 들어섰구나. 나의 끝이 시작 되는구나" 하고 느낄 때도 그런 허탈감은 생기는 것이다. 역시 남성이 제일 서러울 때는 자기는 힘이 없는 사람이라는 것을 깨달았을 때다. 그리고 그 치욕적인 사실을 사랑하고 아끼는 사람에게 감출 수 없을 때 더욱 서러운 것이다.

이런 엄청난 실망과 갈등이 몸속에서 일어나고 있는 여러 가지 물리적 변화와 뒤범벅이 될 때 많은 남성은 걷잡을 수 없이 위기의 골자기로 빠져 들어가고 말 수가 있는 것이다. 어떤 학자는 남성의 호르몬 감소에서 오는 신체적 변화가 중·노년기의 심리적인 위기감과 함께 일어날 때 남성 갱년기(male climacteric)라고 부르자고 제의하고 있다. 바로 그것이 저자가 사용하는 남성 갱년기의 정의이기도 하다.

남성 갱년기의 증세와 치료

■ **증세** : 의욕이 없다, 말이 없다, 어디에 가기를 싫어한다, 사람 특히 친한 사람을 만나고 싶어 하지 않는다, 전에 좋아하던 취미 활동을 안 한다, 결정짓기를 꺼려한다, 늘 기운이 없다, 식욕도 준다, 과거 특히 자기 직업이나 생애에 관해 이야기하기 싫어한다, 성생활에 관심이 멀어진다.

■ **치료** : 이런 환자한테 가장 도움이 될 수 있는 사람은 그의 친지이다. 우선 식구가 집안의 남자가 그런 "위기"와 싸우고 있다는 것을 인식하여야 한다. 가족 특히 배우자의 지극한 이해와 인내를 필요로 하는 "위기"라는 인식이 먼저 앞서야 한다. 사랑하는 남편이 왜 이런 상태에 도달했나를 우선 이해해야 한다.

남편이 실패한 사람이라는 잠재의식에 시달리고 있다는 것을 파악하고 그 잠재의식을 낳게 해준 근본원인을 제거하는 데 노력해야 한다. 진심에서 우러나는 남편에 대한 감사의 표현은 남편으로 하여금 자기의 고생이 헛되지 않았다는 것을 알게 하므로 기운을 되찾게 할 수 있다. 그와의 대화에서 그의 수고가 집안에 얼마나 큰 도움이 되었나, 그의 능력이 얼마나 많은 사람한테서 인정을 받고 있나, 그가 그의 근무처에 얼마나 값진 공헌을 했나를 "알만한 사람은 다 알고 있다"는 등의 말을 자주 언급함으로써 그가 잃었던 자존심과 자신감을 되찾게 하는 것이다. 또 남편한테 힘든 일을 강요하지 않는 것도 바람직하다. 성관계도 되도록 그가 다시 자신이 생기고 마음의 준비가 되었을 때까지 기다리는 것이 상책이다. 자신 없는 일을 하게 하여 실패의식을 다시 심어주면 안 되기 때문이다. 경과에 진전이 없으면 담당의사와 의논하여 약물치료를 고려해야 한다. 이런 환자한테 정신 안정제는 좋지 않다. 우울증을 더 심하게 만들 수 있기 때문이다. 정신건강 계통의 약을 써야 된다면 항우울제가 차라리 더 합리적이다. 예를 들어(물론 담당의사와 의논한 다음에 결정지을 일이지만) 프로잭(Prozac) 같은 약을 하루에 20mg 정도 수주일 가량 복용하면 많이 좋아질 수 있다.

남성호르몬 치료는?

중년이나 노년의 남성을 남성호르몬으로 치료하는 데 있어서는 학계나 전문의들 사이에 상당한 의견 차이가 있다. 세인트루이스 대학교 의대 노인학과 교수 모올리(Morley)박사 같은 사람은 중년, 노년의 환자가 남성호르몬 부족으로 인한 여러 가지 증세로 말미암아 고생하고 있는 것이 입증되면 적절한 양의 남성호르몬으로 지체없이 치료를 해야 한다고 주장하며, 그런 의견을 뒷받침하는 상당한 연구결과를 제시한다.

한편 런던의 미들섹스 병원 생식 내분비과 명예과장 제이콥스 박사 같은 사람은 정 반대의 의견이다. 중 · 노년기의 환자에게 남성호르몬을 프리 테스토스테론(free testosterone)의 혈중치가 20세 청년의 수치에까지 끌어올릴 만큼 넉넉한 양을 투약한다면 환자는 상당한 부작용에 시달릴 수도 있다고 했다. 모올리 교수 같은 학자가 사용하는 양은 "가짜 약(placebo)"의 구실밖에는 하지 못할만한 양이기 때문에 그의 연구결과는 신빙성이 부족하다며 반박하고 있다.

현재 학계의 의견을 종합해 보면 테스토스테론(남성호르몬)을 이런 환자한테 투약하는 것에 대하여는 상당히 회의적인 의견이 아직도 지배적이다. 단 노화현상 이상의 증세를 나타내는 환자, 즉 고환, 성기, 그리고 피부가 뚜렷한 남성호르몬 결핍 증상(hypogonadism)을 보이는 환자 중, 남성호르몬 혈중치 역시 그런 진단을 뒷받침할 때, 그런 환자를 적절한 양의 테스토스테론으로 치료해야 된다고 하는 데에 이견을 가진 학자는 하나도 없는 상태이다. 이런 환자는 충분한 양, 즉

200mg의 테스토스테론을 근육주사로 한 달에 두 번 정도 맞는 것이 제일 효과적이다. 그리고 남성호르몬이 자극하여 전립선이 크게 자랄 수 있고 적혈구의 수치가 보통 이상으로 올라갈 수가 있기 때문에 이 약을 장기복용하는 사람은 정기검사를 받는 것이 필수적이다.

남성호르몬 사용의 장래

몇 년 전부터 남성들이 의욕을 잃고 정력이 전 같지 않으면 "늙어서 그러려니" 하고 가만히 앉아서 당하고만 있을 수는 없다는 의견이 대두하기 시작했다. 그런 환자에게는 남성호르몬을 고려해야 한다는 주장이 상당한 설득력을 가지고 소비자들의 마음을 휘어잡고 있는 상황이다. 거기에 장단이나 맞추듯 사용하기에 편리한 패치형과 피부에 바르는 젤형의 테스토스테론이 개발되었다. 여기에 매혹된 소비자들은 이러한 남성호르몬약을 여러 채널을 통해서 구입하고 있다. 일부 의사도 간혹 이런 경향에 휩쓸려서 이 약의 복용을 장려하기도 했다. 그런 움직임이 한참 확산을 더하고 있던 2002년 여름에 WHI 연구의 중간발표에서, 여성 갱년기 환자의 에스트로겐 등 여성호르몬 장기복용이 기대하지 않았던 불미한 결과를 자아냈다는 충격적인 보고를 한 것이다.

그 보고가 나온 이후에 남성 노년의학의 지도층 학자와 의사들은, 남성호르몬의 장기 복용이 빚어내는 부작용 등을 정확하게 밝혀줄 WHI 같은 대규모의 믿을 만한 연구를 해야 한다고 주장하고 나섰다. 그들은 나아가서 그러한 믿을 만한 임상시험 연구가 완료될 때까지 의사는 남성호르몬을 처방하는 것을 자제해야 되며, 또 환자를 교육하여 그들이 인터넷 같은 수단을 통하여 주먹구구식으로 검사를 받고 약을 구하여 복용하는 것을 막아야 한다고 충언하고 있다. 그러나 WHI 같이 규모가 큰 연구는 시간이 많이 걸리고 비용도 상당히 많이 든다. 따라서 앞으로 몇 년 이내에 그런 연구를 시행할 가능성은 매우 희박하다고 보아야 한다.

그러나 노인 인구가 전례 없이 증가하고 있고, 또 그들의 전체적인 건강이 점차 개선되고 있기 때문에 노화로 쇠퇴한 정력을 되찾으려는 갈망은 점점 열렬해질 것이다. 전에 여성 환자가 그랬듯이 의사의 처방으로 남자도 매일 남성호르몬을 피부에 문질러 바르는 날이 머지않은 장래에 올지도 모른다.

절대로 망측하지 않은 노년기 성생활

제17장

노인의 성생활

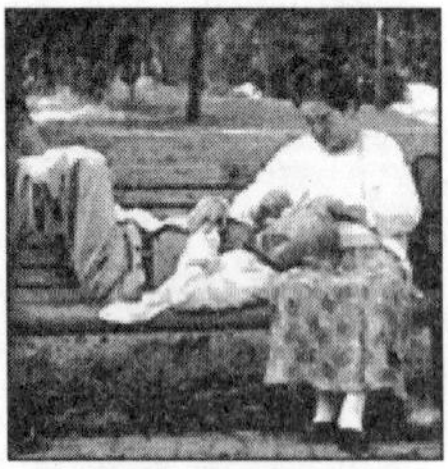

노인들이 성생활을 한다면 젊은 사람들은 대개가 의아해한다. 아니 분노하는 사람도 있을 것이다. 사실 동서고금을 막론하고 할머니 할아버지가 밤에 자리를 함께 한다면 망측스런 일이라고 생각하는 것이 보통이었다. 노년기의 사람이 성 문제 때문에 여러 가지 갈등에 처해 있으니 나라나 사회가 그들의 이 문제를 도와야 한다고 말하면 귀담아 듣는 사람이 그리 많지 않다. 귀찮은 존재들이 또 망측스런 말을 하고 있다는 태도임에 틀림없다. 의과대학이나 간호대학에서도 이런 문제를 다루려고 하지 않는다. 그 결과 점점 늘어나고 있는 노인층의 인구 중에 이 문제를 가지고 벙어리 냉가슴 앓고 있는 이들이 점점 많아지고 있는 것이 현실이다. 젊은 의사와 간호사는 이 문제에 대하여 별로 아는 것이 없는 동시에 매우 회의적이다.

최근 미국의 어느 양로원에서 자위행위를 했다는 이유로 어느 환자가 매일 밤 수면제를 강제로 먹어야 했다는 에피소드는 지각 있는 여러 의료인에게 큰 충격을 준 바 있다. 한국에서도 몇 년 전에 노년층의 성생활을 묘사한 영화가 개봉되어 많은 논쟁을 일으켰었다. 여러모로 볼 때 많은 노년층 사람들이 성생활을 계속하고 있고, 성생활을 계속하고 싶은 욕망을 가지고 살고 있는 것만은 분명하다.

노인들 성생활의 실상은 무엇인가?

1996년 스쿠그(Skoog)란 스웨덴 의사가 환자 321명을 조사한 결과 그 중 15명이 정규적으로 성생활을 하고 있다는 것을 발견했다. 이 보고서는 관심 있는 사람들 간에 제법 중요한 화젯거리로 부상했었다. 그 이유는 다름 아니라 321명 전원이 85세 이상이었던 것이다. 불과 5% 뿐이지만 그 나이까지도 성생활을 정규적으로 계속하고 있다는 것은 그 나이에도 잠재력은 있다는 것을 보여 준 조사 결과라 하겠다. 1999년에 시행된 미국은퇴자협회(AARP)가 실시한 대규모 조사는 이 문제를 더 심도있게 다루었다.

조사대상자였던 45세 이상의 남녀 1,384명이 응답한 조사결과의 핵심은 다음과 같다.

■ 성생활의 횟수는 나이가 들면서 감소되지만, 75세 이상 노인의 노익장 과시는 괄목할 정도이다.

- 45세~59세 남자 62%가 1주 1회의 성생활을,
- 45세~59세 여자 61%가 1주 1회의 성생활을,
- 75세 이상 남자 26%가 1주 1회의 성생활을,
- 75세 이상 여자 24%가 1주 1회의 성생활을 한다고 진술했다.

■ 고령이 되면서 점점 성생활의 상대자가 없어지는 것으로 나타났다.

- 45세~59세 남자 84%가 상대자가 있다고,
- 45세~59세 여자 78%가 상대자가 있다고,
- 75세 이상 남자 58%가 상대자가 있다고,
- 75세 이상 여자 21%가 상대자가 있다고 대답했다.

■ 성생활의 만족도는 젊은 사람보다 높으면 높았지 절대로 낮지 않다.

• 남자의 64%와 여자의 68%가 그들의 만족도를 "굉장히" 그렇지 않으면 "웬만큼" 높은 것으로 대답하였다.

■ 성생활이 얼마나 중요한 것이냐는 질문에는 세대 차이와 성의 차이가 나타나는 듯 하였다.

• 45세~59세 남자 71%가 중요하다고 했고,

• 45세~59세 여자 48%가 중요하다고 했고,

• 75세 이상 남자 35%가 중요하다고 했고,

• 75세 이상 여자 13%가 중요하다고 대답했다.

■ 나이가 들면서 건강상태가 성생활에 미치는 영향은 역시 크다.

• 아무 병이 없는 사람들의 51%가 1주 1회의,

• 우울증이 있는 사람의 29%가 1주 1회의,

• 그리고 다른 중요한 병이 있는 사람의 32%가 1주 1회의 성생활을 하고 있다고 대답했다.

■ 무엇이 당신의 만족도를 개선하는 데 가장 중요한 역할을 할 것인가? 라는 질문에는

• 남자 30%가 자기 건강의 개선, 22%가 자기 상대자의 건강, 20%가 스트레스 감소, 19%가 시간적 여유를 들었고,

• 여자는 20%가 스트레스의 감소, 19%가 상대자의 건강, 16%가 자기 자신의 건강, 그리고 15%가 상대자를 구하는 것을 꼽았다.

■ 남자의 상당수가 성기능장애의 증세를 가지고 있다

• 26%가 자기는 성기능장애의 증세가 있다,

• 그 중 41%가 그것 때문에 병원을 찾았고,

• 그 중 25%가 정력제를 복용했고,

• 15%는 비아그라를 복용했다고 대답했다.

▩ 나이가 들면서 상대방에게의 호감이 더 두터워진다.

• 남자의 59%가 자기 파트너를 매력적,

• 남자의 40%가 자기 파트너를 흥분적 (exciting)

• 남자의 39%가 자기 파트너를 낭만적,

• 여자의 53%가 자기 파트너를 매력적,

• 여자의 33%가 자기 파트너를 흥분적,

• 여자의 30%가 자기 파트너를 낭만적이라고 표현했다.

• 45세~74세 남성의 59%가 자기 파트너를 매력적이라 묘사했고,

• 75세 이상 남성의 63%가 자기 파트너를 매력적이라 묘사했다.

• 45세~59세 여성 중 52%가 파트너를 매력적이라고 묘사했고,

• 75세 이상 여성의 57%가 파트너를 매력적이라고 묘사했고,

• 45세~59세 여성의 29%만이 파트너를 낭만적이라고 묘사한 반면,

• 75세 이상 여성 중 53%가 자기 파트너가 낭만적이라고 묘사했다.

이 미국은퇴자협회의 조사결과도 다른 많은 연구결과와 같이 노년층의 성적 관심이 나이가 들면서 없어지지 않고, 사정과 환경이 허락만 한다면 그들도 적당한 성생활을 계속하고 싶은 의향이 충분히 있다는 것을 잘 반영해 주었다. 이 연구에서도 나타났지만 노년기의 성생활은 성적인 욕망을 채우는 데에도 중요하지만, 나날이 점점 외로워지는 사람에게 더욱 필요해지는 친근한 인간관계를 계속하기 위한 최고의 수단으로서도 퍽 중요하다고 보아야 한다. 그런 점에서 볼 때 노년기의 성생활은 망측스러운 행동도, 또 사회가 창피해 하고 낮간지럽다고 무시할 일도 절대 아니다.

노인층 성생활의 생리적 문제점

생리적으로 중 · 노년기의 성생활에는 문제도 많다. 아마도 생식의 의도가 없으면 성교는 할 명분이 전혀 없다는 차원에서 우리 몸의 생리가 설계되었다고 믿는 사람이 옳은지도 모른다.

불을 꺼버린 꽃집

특히 여성의 경우 너무도 많은 변화가 갱년기 이후에 들이닥친다. 물론 서서히 일어나는 일이기는 하지만 대음순, 소음순과 외음문이 모두 위축이 된다. 에스트로겐의 결핍이 가져오는 변화이다. 마치 몇 십 년 간 붐비던 꽃집이 외등을 끄고 문을 닫아버린 것과 마찬가지라고 어떤 학자는 이 변화를 묘사했다. 질 속의 변화도 상당하다. 흥분상태에 도달했는데도 윤활제가 전같이 분비되지 않는다. 파트너의 만족도에 큰 몫을 하던 질 속의 물결 같은 주름들도 차차 덜 뚜렷해진다. 여자의 오르가즘의 질(質)을 결정해 주는 기본 변화, 즉 질의 전반 부분이 충혈로 두툼해지면서 나타나는 소위 오르가즘의 플랫폼 형성이 엉성해진다. 따라서 전에 비해서 오르가즘의 강도와 지속시간이 짧아지는 것이다. 설상가상으로 어떤 여성의 경우는 오르가즘에 도달했을 때에 한없는 쾌감을 가져다 줘야하는 질과 자궁의 경련 같은 신축이 쾌감은 둘째 치고 상당한 통증을 느끼게 하는 것이다.

오그라들어 버린 남성

남자도 나이가 들면서 수많은 변화를 맞이한다. 우선 관계를 가지고 싶은 욕망이 많이 줄어든다. 이것은 분명히 남성호르몬 양의 감소와 직접 관계가 있다. 제16장에서도 나왔지만 소위 자유로운 테스토스테론이 충분해야 욕망(libido)이 왕성한 것인데, 노년기에 들어서 그 수치가 2, 30대의 반쯤밖에 안 된다. 또 간신히 욕망이 생기면 발기가 시원치 않다. 그것은 대체로 호르몬의 결핍보다는 혈관 속에 생겨난 플라크의 탓이다. 욕망－발기－시행의 세 박자가 맞아떨어져 주어야 일을 잘 치르게 되는데, 그 박자를 맞춘다는 것이 나이가 들면서 점점 어려워지는 것이다. 시행의 마지막을 장식하는 오르가즘과 때를 같이하게 되는 사정도 용두사미 식으로 약하고 뚜렷치 않다. 정액의 용량과 근육 신축의 강도가 모조리 오그라들어 버린 탓이다.

그렇게 힘든 일을 왜 계속하나?

우리 몸의 생리가 생식을 위주로 디자인 되었다는 말을 앞에서 했다. 사실상 그럴 가능성이 상당히 높은 이론이다. 그러나 그 디자인에서 한 가지가 잘못 되어 있다. 테스토스테론의 분비이다. 그 디자인이 완벽했더라면 여자는 폐경과 함께, 그리고 남자는 50세쯤에 테스토스테론을 완전히 꺼 버려야 했다. 물론 그렇게 하지 않은 데는 그만한 이유가 있다. 테스토스테론은 단백질의 대사에도 긴요한 호르몬이기 때문이다. 여하튼 사람의 성적 욕망이란 거의 전적으로 테스토스테론에 의하여 관리가 되는 것이다. 물론 과거 경험의 기억도 한 몫을 하지만 테스토스테론이 없이는 별 일이 생기지 않는다. 이것은 남자와 여자가 똑같다.

남자의 테스토스테론은 여자의 20 배나 되어서 늘 여자를 따라 다니게 디자인이 되어 있고, 여자는 남자가 치근덕거리는 것이 귀찮지 않고, 그리고 일이 일단 벌어지면 생식을 위하여 남자를 기꺼이 받아들일 정도의 욕망을 부추길 수 있는 양을 조금 웃도는 만큼의 테스토스테론을 부여받은 것이다. 남자의 테스토스테론은 나이가 들면서 상당히 감소되었지만 가끔씩 엉뚱한 생각을 할 수 있는 양은 생전 꾸준히 가지고 있게 되는 것이다.

여성의 경우는 좀 다르다. 여성의 테스토스테론은 난소가 아닌 부신에서 생성되는 안드로스틴디온이라는 비교적 약한 남성호르몬을 몸이 화학 변화를 통해 테스토스테론으로 바꾼다. 그러므로 난소의 작용이 없어진 폐경 이후에도 여성의 테스토스테론의 생성은 별 변화가 없는 것이다. 또 나이가 들면서 테스토스테론이 약간은 감소되지만, 테스토스테론의 반대 역할을 한다고 학자들이 믿고 있는 황체호르몬을 더 이상 분비 안 함으로써, 사실상 테스토스테론의 영향은 감소되지 않는다고 학자들은 믿고 있다. 따라서 여성의 욕망은 나이가 들면서 그렇게 쉽게 수그러들지 않는 편이다. 그렇기 때문에 중년 후반부터는 부부관계를 가지고 싶어하는 욕망은 안쪽이 바깥쪽보다 더 강한 경우가 그 반대인 경우보다 훨씬 더 많다고 보아야 한다. 여성이 욕망을 잃는 것은 대개 정사 도중의 통증 등 나쁜 경험과 파트너의 부재나 병 등 불행스런 일 때문에 단념을 하기 때문이다. 남자는 욕망의 쇠퇴, 발기불능, 나쁜 건강, 행위 중 실패, 파트너의 부재나 나쁜 건강 때문에 단념하게 된다.

여기서 한 가지 확실하게 해두어야 할 일이 있다. 지금 성생활에 종지부를 찍어버린 채 사는 중 · 노년기 부부 중에, 남편의 발기가 시원치 않아서 몇 번 시도해보다가 성공을 못하고 여러모로 심기가 좋지 않아 집어치운 사례가 많을 것이다. 그 후에는 이 문제에 관하여 양자가 일언반구 없이 지내는 상태이다. 서로 할 말이 있을 리가 없다. 비아그라를 어디서 얻어서 한두 번 실험을 해 보았으나 별로 차이가 없었다. 그 약이 진짜인지 가짜인지도 모른다. 그 실험을 할 때 술을 많이 마셨을 가능성도 매우 높다고 보아야 하겠다. 약을 제대로 적절히 복용했는지도 미지수이다. 그런 사람은 멀쩡한 파트너를, 또 멀쩡한 자기 자신을 쓸데없이 금욕의 사슬로 묶어 놓고 살고 있을 가능성이 있다. 적어도 한 두 번은 비아그라를 제대로 술을 안 마신 상태에서 공복에 복용해 보는 것이 바람직하다는 말을 하고 싶다. 명분 없는 금욕은 오히려 건강을 해칠 수 있기 때문이다.

노년기의 성생활의 전망

앞으로도 세상 사람들이 무어라 하더라도 중년 후반기 사람들의 성생활은 계속될 것이다. 아니 더 활발해질 것이다. 여러 가지의 이유를 들 수 있다.

• 앞으로 노인의 건강은 점점 나아질 것이다. 건강한 사람의 성생활은 더 활발하기 마련이다.

• 비아그라가 벌써 그랬듯이 앞으로도 계속 그러한 약이 보편화될 것이다. 지금도 비아그라를 복용하고 싶은데 안 하는 사람 중 많은 사람들이 그 약의 가격과

약 효과의 소요시간을 이유로 든다. 그 두 이유는 시간이 지나면 대체로 해결될 문제이다. 벌써 유럽과 미국에서는 두 가지(레비트라와 씨알리스)의 신약이 비아그라와 치열하게 경쟁을 시작했다. 경쟁이 있으면 값이 내리고 질이 향상된다는 사실은 의약품도 마찬가지이다. 이런 수단으로 앞에서 이야기한 둘째 박자에 문제가 있는 사람의 거의 80% 정도는 그 문제를 해결하게 된다.

• 앞으로 노인들이 오래 살게 되면서 그의 사회적인 교제와 연락망이 상당히 발전할 것이다. 상대자가 없는 노인의 비율이 지금보다 훨씬 줄게 되리라는 것이 저자의 예측이다. 점차 자손들의 이해의 폭도 넓어질 것이고, 따라서 건강한 노인이 오랫동안 홀로 사는 경우가 더 드물어질 것이다.

그들은 테스토스테론을 복용해야 할까?

지금 형편에서는 단지 욕망(libido)을 늘려 보려고 테스토스테론을 복용한다는 것은 적절치 않다고 본다. 그러나 노화현상이 가져다주는 변화보다 훨씬 심각한 결핍 증세가 입증되면 달라진다. 그런 환자는 다른 남성호르몬 결핍증 환자와 마찬가지로 적절한 양의 호르몬으로 치료를 받아야 한다. 혈액 검사를 하니까 소위 프리 테스토스테론의 수치가 젊은이에 비하여 훨씬 낮게 나왔다는 것 자체만으로는 테스토스테론으로 치료할 이유가 못 된다.

2004년 5월, 권위 있는 유럽의 비뇨기과 저널에 실린 이탈리아 아베르사(Aversa) 교수의 연구보고에 의하면, 비아그라를 복용하고 효과를 못 보는 환자 중 많은 사람은 비아그라를 남성호르몬과 병용하면 좋은 결과를 얻어낼 수 있다고 주장하고 있다. 아직은 더 지켜보아야 할 보고이지만 일단은 좋은 소식이라고 생각한다. 여자의 테스토스테론 치료도 마찬가지다. 가끔 욕망은 있는데 오르가즘에 도달을 못 하는 여성 환자가 테스토스테론을 복용하고 좋은 결과를 얻는 경우는 있다. 그런 경우에 이 약을 처방하는 것은 경우에 따라 적절하다고 본다. 또 상대방을 위하여 욕망을 되찾고자 하는 환자한테도 사정에 따라 테스토스테론이 적절하다고 생각한다.

앞으로 남성노인들이 자신들의 테스토스테론 수치에 걸맞지 않을 정도로 건강해지는 날이 머지않은 장래에 올 것이다. 그때가 되면 더 많은 환자가 테스토스테론을 찾고 또 복용하게 될 것으로 전망한다. 그러나 결국 노인은 어디까지나 노인이다. 신체의 기능이 많이 제한되어 있다는 것을 잊어서는 안 된다. 절대로 오기로 정사를 치르려고 하면 안 된다. 과거로 돌아가는 기분으로 치러서는 더욱 안 된다. 아무리 성생활이 좋더라도 그로 말미암아 건강을 위험으로 몰고 가게끔 행동해서는 절대로 안 된다.

발기기능장애(erectile dysfunction)에 쓰이는 최신 약들의 비교

비아그라 (Viagra)

가장 유명한 약 중 하나인 비아그라는 벌써 시판된 지 몇 년이 지났기 때문에 그 약의 효능, 가능성, 그리고 부작용 등이 잘 알려진 약이다.

■ **약의 활동기전** : 약은 충분히 증명된 어느 특별한 변화를 통하여 치료목표를 달성한다. 이것을 전문인들은 약의 활동기전이라고 부른다. 남성이 성적으로 흥분되면 성기의 근육조직체에 몇 가지 화학 반응이 일어남으로써 성기 내의 근육(평활근육)이 이완된다. 이렇게 풀린 평활근육은 다량의 혈액이 근육 사이로 들어올 수 있게 함으로써 근육과 성기를 더 크고 단단하게 만들어서 발기의 상태를 이루는 것이다. 발기 기능장애의 경우 혈관이 협소해져 혈액의 진입이 불충분하거나, 또는 일단 혈액이 근육 사이로 진입한 후 근육의 이완상태를 방해하는 효소(PDE 5)의 작용으로 말미암아 들어온 혈액이 빠져나가게 되어 발기상태에 종지부를 찍게 되는 것이다. 비아그라는 그 효소를 억제하여 근육의 이완상태를 촉진하고 유지하게 하여, 발기상태를 이룩하고 유지하는 것을 돕는다.

■ **이 약의 제한점** : 비아그라 종류의 약은 발기상태를 이룩하고 유지하게 하는 것 외에는 아무 도움을 주지 않는다. 즉 이 약은 성에 대한 욕망을 촉진하지 못한다. 또 성생활의 정력을 강화하지도 못한다. 이 약은 절대로 최음제가 아니기 때문이다.

■ **사용법** : 의사의 처방에 따라 50mg 내지 100mg을 자리에 들기 약 한 시간 전에 복용한다. 약을 씹어서 혀 밑에 물고 있으면 10분만 기다리면 된다는 것은 틀린 이야기는 아닐지 몰라도 임상적 안전성이 전혀 입증이 안 된 무모한 방법이 아닐 수 없다. 만일 그러한 사용법이 안전하다고 증명된다면 머지않은 장래에 이 약을 그렇게 복용하도록 특별히 제조하여 판매할 것은 뻔한 일이다. 그리고 이 약을 복용할 때 술을 많이 마시지 말아야 한다. 약 먹기 전 두 시간 이내에 맥주 두 잔(맥주잔으로)이나 소주 반 병 이상이면 많은 양이다. 약을 복용하고 나서는 적어도 일이 끝나기 전까지는 음주를 삼가야 한다. 그 중요한 이유로는 첫째, 술은 이 약의 부작용을 불러일으킬 수 있고, 둘째로는 취중에 복용한 이 약의 효능이 임상적으로 증명된 바가 없다는 사실이다.

■ **부작용** : 가장 흔한 부작용은 역시 두통이다. 약을 사용한 다음날 아침까지 머리가 아플 수도 있지만, 대체로 진통제를 복용해야 할 정도로 심하지는 않다. 약간 어지럽거나 얼굴이 후끈거리는 증상도 그리 드물지 않다. 코가 막히는 증상도 나타난다. 이 모든 증상은 혈관이 팽창하는 현상에 기인한 것으로 약의 효과가 없어지는 4~5시간 이후에는 대개 전부 사라진다. 그리고 소위 청색시각(blue vision)이란 부작용은 이 약의 독특한 부작용으로 잠시 모든 것이 청색으로 엷게 물들인 것같이 보이는 현상이다. 자세한 이유는 밝혀내지 못하고 있다. 비아그라가 청색이기 때문에 그런 일이 생긴다는 이야기는 물론 우스갯소리에 지나지 않는다. 매우 드문 부작용으로 프라이피즘(pripism)이라는 현상이 있다. 발기가 오랜 시간이 지나도 수그러들지 않는 증세를 뜻한다. 이런 현상이 4시간 이상 지속되면 성기가 영구적으로 훼손을 입을 수 있는 긴박한 상황이므로 비뇨기과 전문의의 응급치료를 받아야 한다. 부작용은 약의 양이 많으면 많을수록 더 심해지고 자주 생긴다. 많은 양의 술을 마신 상태에서 이 약을 복용하면 부작용이 더 심할 수 있다는 이야기는 앞에서 이미 했다.

■ **이 약을 먹으면 안 되는 사람** : 협심증으로 고생하는 사람은 대부분 협심증을 예방 또는 치료하기 위하여 약을 복용하는데, 그들 약 중 많은 약이 질산염

(nitrate) 계통의 약이다. 이런 약을 복용하는 사람은 비아그라 종류의 약을 먹어서는 절대로 안 된다. 비아그라가 질산염과 병용되면 혈압이 위험한 수준 이하로 떨어질 수 있고, 생명도 위험할 수가 있기 때문이다.

레비트라 (Levitra)

2003년 후반에 시판이 시작된 이 약은 비아그라와 같은 종류의 약으로 두 약은 별로 틀린 점이 없다. 따라서 앞에 설명한 비아그라의 활동기전, 약의 제한점, 사용법 등은 레비트라에도 적용된다. 차이점을 구태여 지적한다면 복용 용량이 비아그라보다 훨씬 적은 10mg 내지 20mg이라는 점, 65세 이상의 사용자는 약효가 몸에서 서서히 빠져나가기 때문에 5mg 내지 10mg으로 충분하다는 것과, 또 같은 이유로 에리트로마이신(erythromycin) 같은 항생제를 복용하는 사람은 5mg 이상을 넘지 않는 것이 좋다는 점 등을 들 수 있다. 이 약을 복용하면 안 되는 사람은 비아그라와 마찬가지로 질산염을 함유한 모든 협심증 약을 복용하는 환자와, 그 외에 알파 차단제(고혈압과 전립선비대증 치료제)를 복용하는 모든 환자가 포함된다. 역시 함께 두 약을 복용하면 위험한 정도의 저혈압을 일으킬 수 있기 때문이다.

제조 판매회사(바이엘)는 "발기의 질(quality of erection)"을 강조하는 멘트를 홍보에 많이 사용하며, 다른 약보다 훨씬 더 "쓸모 있는" 발기를 이룩해 준다는 강한 암시를 노골적으로 던지고 있다. 아직은 일방적인 주장으로 보아야 하겠으나, 이 두 약을 모두 사용해 본 소비자가 앞으로 많아질 것이 분명하기 때문에 그들 주장의 정당성은 불원간 판가름이 날 것이다.

씨알리스 (Cialis)

세 약 중에 가장 늦게(2003년 말) 시판이 시작된 약이다. 역시 비아그라와 같은 부류에 속하는 약으로서 앞의 두 가지 약과는 공통점이 차이점보다 훨씬 많은 것이 사실이다. 가장 중요한 차이점은 이 약이 다른 두 약에 비해 훨씬 더 오래 작용한다는 점이다. 비아그라와 레비트라의 효과가 평균 네 시간 동안 지속되는 반면 씨알리스는 36시간이란 오랜 시간 동안 그 효력을 지탱한다는 특징을 가지고 있다. 예를 들어서 금요일 저녁에 이 약을 복용한 후 금요일 밤부터 일요일 아침까지는 어느 때나 시간의 구애를 받지 않고 두 파트너의 무드가 동시에 고조에 달해버린, 그 가장 "적절한 순간(the right moment)"에 행동을 시행할 수 있는 장점을 갖고 있다는 주장이다. 물론 약 한 번 먹고 이틀 연거푸 자리를 함께 할 수 있는 가능성도 제공하고 있는 것이다.

"어떤 사람은 복용 후 30분 이내에 약의 효과를 만끽한다."는 회사측 주장의 신빙성은 아직은 미지수로 남아있다.

레비트라의 경우와 같이 질산염을 함유한 모든 협심증 약을 복용하는 환자와 플로맥스(Flomax: 알파 차단제의 하나)를 제외한 모든 알파 차단제를 복용하는 환자는 이 약을 복용하면 안 된다. 씨알리스도 레비트라와 같이 10mg 내지 20mg이 평균 복용 용량이다.

이와 같이 세 약은 비슷하면서도 약간의 차이점이 분명히 있다. 소비자와 그들을 위하여 이 약을 처방하는 의사가 셋 중에 하나를 선택할 수 있는 여유를 가지게 되었다는 것은 매우 중요한 발전이다. 그러나 소비자한테 더 큰 이익은 제약업체의 경쟁이 빚어내는 가격의 인하다. 그들의 특허 유효기간이 끝나기 훨씬 전에 비교적 비싼 이 약의 가격은 분명히 내릴 것이라는 기대를 해도 좋을 것이다.

제18장

알고 보면 풀기 쉬운 고지혈증의 문제

콜레스테롤 이야기

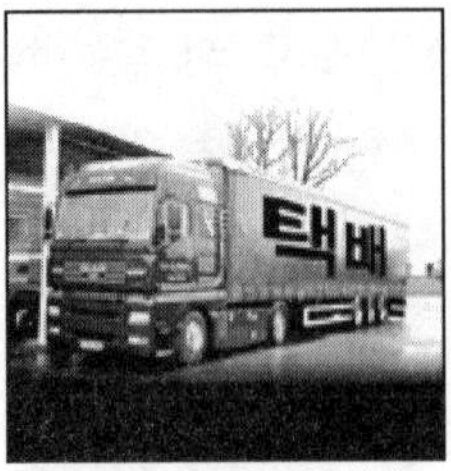

콜레스테롤은 있어서는 안 될 존재인가?

우리 몸속에서 콜레스테롤만큼 오해를 받고 있는 물질도 없다.

경제가 어느 정도 발전한 사회에 사는 사람 치고 콜레스테롤이 몸에 매우 나쁜 것이라고 생각하지 않는 사람은 아주 드물다. 그런 사람 중에 콜레스테롤이 우리 몸에 없으면 우리 몸속의 세포가 전부 파괴되어서 우리 생명 자체를 유지할 수 없게 된다는 것을 아는 사람도 드물 것이다. 사실 저자가 처음 우리 몸에 대하여 공부할 때만 해도 콜레스테롤이란 우리의 세포막을 형성하고 유지하는 데에 없어서는 안 될 매우 중요한 화학물질이라고 배웠다. 그렇기에 콜레스테롤은 우리가 매일 일상생활을 하는 데 없어서는 안 되는 귀중한 물질이고, 또 우리가 살아가는 동안에 부딪치는 여러 가지 위기를 무사히 이겨나갈 수 있게 하는 코르티손이라는 중요한 화학물질의 모체이기도 하다. 나아가서 또 하나의 중요한 사실은 남녀의 모든 성 호르몬은 콜레스테롤 없이는 조금도 생산이 안 된다는 점이다. 우리가 소주와 더불어 먹는, 그야말로 콜레스테롤이 듬뿍 든 기름기 있는 고기 안주를 소화하는 데 없으면 안 되는 담즙도 콜레스테롤이 없으면 생산이 안 된다는 사실은 퍽이나 아이러니라 할 수 있겠다.

그러면 우리가 소주의 안주를 먹을 수 있게 하고, 매일매일 생활하는 데에 모든 위기에서 우리를 보호하고, 우리의 남녀관계를 자연스럽게 유지하여 우리 후손을 번영시키고, 나아가서 우리 몸의 세포를 보호하여 생명 자체의 유지를 가능하게 해주는 일등공신 콜레스테롤이 우리 몸에 있어서는 안 될 나쁜 존재라는 누명을 쓰게 된 이유는 도대체 어디 있을까? 모든 이유가 콜레스테롤이 택배회사를 잘못 택한 탓이라고 한다면 독자들은 놀랄지 모르겠다.

콜레스테롤의 운반

무책임한 택배회사

콜레스테롤은 일종의 지방질로서 앞에서 설명했듯이 우리 몸에 없어서는 안 될 중요한 존재이다. 대부분의 콜레스테롤은 간에서 만들어지고 약 15% 내지 20%의 콜레스테롤만이 음식물을 통하여 밖에서 섭취된다. 일단 간을 떠나서 몸속 여러 곳에 있는 기관과 조직체의 세포가 있는 행선지로 이동을 하려면 교통수단이 필요하다. 그것은 콜레스테롤이 그대로 혈액에 용해가 안 되기 때문이다. 이 교통수단에 쓰이는 방법은 두 가지가 있는데, 하나는 저밀도 지방단백질(LDL · low density lipoprotein)이라고 하는 단백질로 둘러싸인 조그마한 캡슐이고, 또 하나는 고밀도 지방단백질(HDL · high density lipoprotein)이다. 이 캡슐을 타고 행선지에 가서 콜레스테롤은 캡슐에서 내려서 세포 속으로 들어가 자기가 맡은 중요한 임무를 수행하게 된다. 문제가 생기는 것은 세포 속에 콜레스테롤이 벌써 넉넉히 존재하고 있기 때문에 콜레스테롤이 더 이상 필요하지 않은 경우, 세포가 콜레스테롤의 배달을 거절하고 받아들이지 않을 때 시작된다.

LDL의 악행

목적지에서 배달을 거부당한 콜레스테롤을 다시 발송지인 간으로 돌려보내야 됨에도 불구하고 LDL이라는 "택배회사"는 그렇게 하지 않고 맡은 짐(콜레스테롤)을 길(혈관 속)에다가 마구 버리는 것이다. 일단 이렇게 LDL한테서 버려진 콜레스테롤은 LDL이 이미 건드려서 껄껄하게 상한 혈관의 내벽에 달라붙게 된다. 또 다른 LDL에 의하여 버려진 콜레스테롤이 합세하여 시간이 지나면 마치 더께가 앉듯이 플라크(plaque)를 형성하게 된다. 상수도 파이프 속에 여러 가지 작은 입자들이 장시간 동안에 엉겨 붙어서 파이프의 직경을 감소시켜 수압을 떨어트리듯이, 이런 플라크가 형성된 혈관 역시 혈액의 통과를 점점 어렵게 해서 혈액순환을 방해한다(〈그림18-A〉 참조).

이런 플라크가 심장근육의 영양공급을 맡은 작은 혈관(관상동맥) 속에 생기면 협심증을 일으키게 되고, 만일 이런 현상으로 그 혈관 중 하나라도 완전히 막혀버리면 심근경색이라는 아주 어렵고 위험한 심장병(제8장 참조)을 일으키게 되는 것이다. 한편 이 현상이 두뇌 속에서 일어나면 뇌졸중을 일으키게 된다는 것은 제8장에서 이야기했었다. 플라크가 혈관을 완전히 틀어막지 않는다 해도 플라크에서 부스러기 하나가 떨어져 나가 동맥을 타고 올라가서 그 부스러기의 크기보다 직경이 작은 동맥에 도달하면 그 작은 동맥을 완전히 막아 버리게 되며 이 역시 심근경색이나 뇌졸중을 일으키게 되는 것이다.

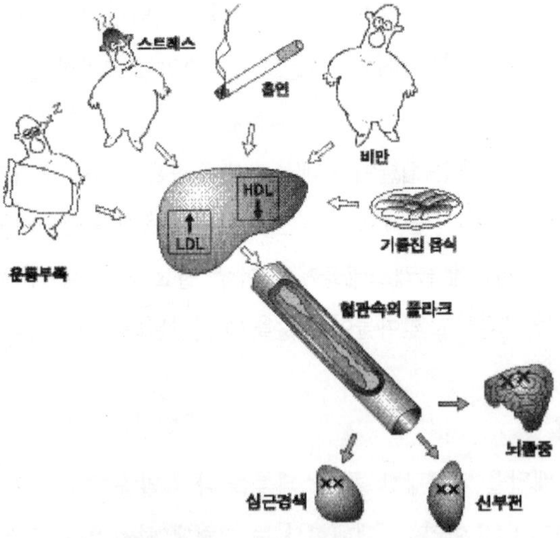

〈그림 18-A〉 콜레스테롤과 플라크 형성

HDL의 선행

모범 택배회사

한편 HDL은 지시한 대로 배달이 안 되어 거절당한 콜레스테롤을 정성껏 간으로 되돌려 운반해 줌으로써 과잉 콜레스테롤이 "길거리"에서 "추태"를 부리는 일이 없게 하는 것이다. 한 걸음 더 나아가서 HDL은 LDL의 악행을 조금이라도 무마해 보려고 노력한다. 즉 HDL은 LDL이 동맥 내벽에 일으켜놓은 염증을 어느 정도 소멸시키는 것으로 학자들은 믿고 있다. 더 중요한 것은 HDL은 LDL의 플라크 형성 자체를 방해한다는 것이다. 그러나 LDL에 비하여 훨씬 양이 적은 HDL이 LDL이 저질러놓은 그 모든 악행을 막는 데에는 역부족이라 불행히도 앞에 설명한 LDL의 해로운 행동은 계속되는 것이다.

좋은 콜레스테롤과 나쁜 콜레스테롤

독자들은 앞의 설명을 읽고 왜 우리가 콜레스테롤을 좋은 것과 나쁜 것으로 구별하나를 아마 짐작했을 것이다. 택배회사를 잘못 만나 LDL에 실려졌던 소위 LDL 콜레스테롤에는 나쁜 콜레스테롤이란 낙인이 찍혔고, 반면에 HDL을 이용하여 행선지로 떠났던 콜레스테롤은 좋은 콜레스테롤로 불리게 된 것이다. 그러나 이미 설명했듯이 콜레스테롤 자체에는 둘이 틀린 것이 하나도 없다. 차이점은 어디까지나 그들이 실려 가는 교통수단에 국한된 것이다.

지방질과 관련된 다른 용어들

우리는 조금 전 까지만 해도 생소했던 많은 용어를 알았다. 콜레스테롤, LDL, HDL, 좋은 콜레스테롤, 나쁜 콜레스테롤 등등은 이제는 생소하지 않을 것이다. 이 시점에서 지방질과 관련된 나머지 용어들을 알아보자.

■ 지방산 : 모든 지방의 기초가 되는 화학물질로 지방의 모체가 된다.

■ 포화지방 : 지방산의 화학 구조식(formula)에 이중 결합이 없는 지방을 가리켜 포화된 지방이라고 그러는데, 중요한 것은 모든 포화지방이 몸에 들어가서는 콜레스테롤을 다량 생산한다는 사실이다. 포화된 지방질은 보통 실온에서 고체로

남아 있다. 버터, 고기의 비계 등이 좋은 예이다.

■ 불포화지방: 지방산의 화학 구조식에 이중결합이 있는 지방을 말한다. 이런 지방은 보통 실내 기온 아래에서 액체의 상태로 남아있다. 이 지방질은 콜레스테롤이 없기 때문에 포화지방 대신 음식으로 섭취를 하면 콜레스테롤의 혈중치를 감소하는 데 큰 도움이 된다. 대부분의 식물성 기름이 여기에 속한다.

■ 트랜스지방산(trans fatty acid): 원래는 액체로 되어 있는 불포화지방을 고체로 만들려고 수소화(hydrogenation)하는 과정에서 생기는 지방으로 일단 몸에 들어가면 LDL을 올리고 HDL을 내리는 해로운 지방이다. 감자 프라이, 도넛 등 기름으로 튀긴 식품에 많이 쓰이기 때문에 주의가 필요하다. 마가린은 고체화 된 식물성 기름이어서 트랜스지방일 경우가 많다.

■ 중성지방(triglyceride): 몸에 저장된 대부분의 지방질이 바로 이 화학물질 형태로 되어 있고 음식이 우리 몸에 들어와서도 그 중 상당량의 지방질이 이 형태로 림프관을 타고 직접 간으로 운반된다. 간혹 여러 가지 이유로 비정상적으로 높은 양(200mg 이상)의 중성지방이 혈관을 타고 우리 몸을 순환하게 되는데, 그러한 경우에 중성지방은 심장병과 뇌졸중을 일으키는 동맥경화 형성에 일조한다고 학자들은 믿고 있다. 혈중치가 매우 높을 때에는 심한 복통, 건염(腱炎 · 힘줄의 염증)을 일으킬 수도 있다.

■ 오메가-3 지방산(Omega-3 fatty acid): 주로 생선에 있는 지방으로 성인 심장병에 유익하다는 연구결과가 몇 년 전 발표된 후 학자들의 적극적인 추천을 받고 있는 기름이다. 연어나 고등어같이 기름기가 비교적 많은 생선이 이 지방의 좋은 원천이지만, 카놀라유, 아마씨(flax seed)유, 메주콩 등 식물성 물질도 오메가-3 지방을 풍부히 공급해 준다.

미국 심장협회(American Heart Association)에 의하면 오메가-3 지방산은 다음 여섯 가지 이유로 성인 심장병 예방을 돕는다.

① 심장 박동(rhythm)의 비정규화를 막아서 돌연사를 방지한다.

② 혈전(thrombus)의 형성을 방지한다.

③ 중성지방 혈중치를 내린다.
④ 동맥 내 플라크의 증대를 막는다.
⑤ 동맥의 노쇠를 지연시킨다.
⑥ 혈압을 내려준다.

콜레스테롤 수치

우리 몸에서 콜레스테롤을 측정한다는 것은 혈액 속(혈중)에 순환하고 있는 콜레스테롤을 측정하는 것이다. 간 속에 있는 콜레스테롤과 세포 속에 들어가 있는 콜레스테롤은 측정이 되지 않는다. 아주 이상적인 혈중 콜레스테롤의 수치는 1cc에 200mg이다. 그중 130mg이 LDL에 의하여 운반되고 있는 중의 콜레스테롤이고, 45mg이 HDL에 의하여 행선지를 향하여 옮겨지고 있는 콜레스테롤이다. 나머지 25mg은 위장에서 금방 섭취가 되어서 카일로마이크론(chylomicron)이란 물질(차량)에 실려서 간으로 향하고 있는 콜레스테롤이다. 콜레스테롤의 수치가 이 이상이어도 나쁘고 또 이것보다 훨씬 밑이라도 우리 몸의 건강과 정상적인 생리과정을 유지하는 데에 차질이 생긴다.

위험한 콜레스테롤의 수치는 다음과 같다.

• LDL 콜레스테롤이 160mg 이상,
• HDL 콜레스테롤이 35mg 이하,
• 그리고 전체 콜레스테롤이 240mg 이상이다.

아무리 전체 콜레스테롤 수치가 높다고 해도 LDL과 HDL의 비례를 계산하기 전에는 그 전체 수치가 얼마나 해로운가를 알기는 힘들다. 그것은 물론 HDL 콜레스테롤의 수치는 다다익선이기 때문이다.

예를 들어서 전체 수치가 235mg, LDL이 170mg, HDL이 65mg라면 큰 문제가 되지 않는다. 전체 수치는 위험 수준에 거의 도달했고 LDL도 적정 수치를 어느 정도 넘어섰지만 HDL의 수치가 적정 수치보다도 훨씬 높기 때문에 일단 안심을 해도 괜찮겠다. 불지르는 놈(LDL)의 수도 평소보다 많지만 소방관(HDL)의 수가 평소보다 훨씬 더 많기 때문이라고 생각하면 이해하기 쉬울 줄 믿는다. 그렇기 때문에 콜레스테롤의 수치를 검사할 때는 꼭 LDL/HDL의 비율을 알아야 한다. 이 비율은 LDL 콜레스테롤을 HDL 콜레스테롤로 나누어서 간단히 알아낼 수 있다. 이상적인 비율은 3 이하, 위험한 비율은 5 이상이다.

반대의 예를 하나만 더 들어보자. 전체의 수치가 200mg, LDL이 180mg, HDL은 불과 20mg이란 결과가 나왔다. LDL/HDL 비율을 계산하니 적정 수치의 3배나 되는 9란 어마어마한 수다. 조금 과장되어 있는 예이지만 전체 수치만 보면 이상적이라고 축하할만한 범위지만 자세히 들여다보니까 아주 위험한 사태에 도달해 있는 환자인 것이다.

콜레스테롤은 어디서 오나?

75~80%는 간에서 생산되고 나머지는 대부분 동물성지방에서 온다.

• 고기 속에 있거나 곁에 붙은 지방이 주범이다. 불행하게도 우리 대부분이 맛있다고 즐겨 먹는 불고기, 갈비구이, 삼겹살, 곰탕, 갈비탕 등이 콜레스테롤의 대부분을 우리에게 공급하고 있는 것이다. 이러한 고기류에서 오는 지방을 가리켜 포화지방(saturated fat)이라고 하고, 바로 이것이 콜레스테롤의 원천인 것이다. 이런 포화된 지방질은 육안으로도 쉽게 가려낼 수 있다. 요리하기 전에 육안으로 보이는 하얀 비계는 전부 포화지방이다. 또 요리하고 나서 냉동을 시켰을 때 위에 굳은 하얀 기름도 전부 포화지방질이다.

• 새우, 바닷가재, 달걀 노른자위, 닭 껍질, 버터, 우유, 치즈, 요구르트 등도 포화지방을 많이 가지고 있다. 그리고 생선과 닭고기는 소량의 콜레스테롤을 포함하고 있다.

• 코코넛, 코코넛 기름, 야자 기름, 아보카도 등 식물도 포화지방을 가지고 있다.

• 마가린 등 식물성 기름을 버터같이 단단한 고체로 만드는 과정에서 소위 트랜스지방질을 만들게 되는데, 바로 이 트랜스지방질이 체내에서 콜레스테롤이 된다는 사실이 최근 발견되어 미국 식약청(FDA)에서 여러 가지 행정조치를 취하고 있는 중이다. 조만간 트랜스지방질의 함유량을(미국은 2006년부터) 상품에 꼭 명시하게끔 될 전망이다. 벌써 튀김 스낵(프리토스, 레이스 등) 메이커, 프리토 레이(Frito-Lay) 같은 회사는 자기네 상품에는 트랜스지방이 없다는 것을 패키지에 강조하고 있다. 따라서 그렇게 하지 않는 회사의 제품에는 아직 트랜스지방질이 들어있을 가능성이 아주 높다.

콜레스테롤 수치는 왜 높아지나?

선천적 이유

많은 사람들이 선천적인 이유 때문에 높은 수치의 콜레스테롤을 가지게 된다. 이런 사람은 아무리 먹는 것을 조심하고 몸무게를 빼도 높은 콜레스테롤 수치가 좀처럼 내려가지 않는 경우가 있다. 특정 유전자의 비정상적인 배열로 말미암아 간이 LDL을 과잉 생산하거나, HDL을 부족하게 생산하는 데에서 일이 벌어지기 시작하기 때문이다. 이런 환자에는 여러 가지 중요한 공통점이 있다.

• 첫째, 젊은 나이에 시작하기 때문에 안전을 위하여 혈액검사를 어린 나이에 한 번 하고, 또 젊은 성년기에 한 번 더 해볼 필요가 있다. 특히 집안에 높은 콜레스테롤 때문에 문제가 있었다는 것이 알려졌으면 더욱 그렇다.

• 둘째, 이 환자는 몸무게가 비대하지 않은 경우가 많다.

• 셋째, 이들 집안에 젊은 나이에 심근경색을 앓은 사람이 있는 경우가 드물지 않다.

• 넷째, 이들은 아무리 음식을 조심하여도 콜레스테롤 수치가 안 내려가는 경우가 많다.

• 다섯째, 이들은 대개 약을 복용해야 콜레스테롤이 정상수치로 내려간다.

• 그리고 마지막으로 이들은 이 선천성 질환 때문에 대개가 동맥경화를 젊은 나이에 일으킬 수 있기 때문에 되도록 빠르고 철저한 치료를 받아야 한다.

• 후천성 환자

앞에서 이야기한 선천성 환자를 뺀, 그러니까 콜레스테롤 수치가 높은 대부분의 환자는 포화지방질을 너무 많이 섭취하여 콜레스테롤 수치가 높아진 것이다. 그 중 거의 전부가 기름진 고기를 많이 먹어서 콜레스테롤 수치가 올라갔다고 생각하면 틀림없다. 이것이야말로 경제적 발전이 가져다주는 몹쓸 생활습관 때문에 생기는 또 하나의 나쁜 병이다. 선천성과 비교해서 이들은 과체중을 가진 사람이 많고, 운동을 정규적으로 하지 않는 사람도 많다. 따라서 이들은 생활습관을 바꿈으로써 정상적인 콜레스테롤 수치를 되찾을 수 있는 경우가 많다. 즉 운동을 정규적으로 하고 고기를 피함으로써 체중을 정상으로 되찾으면 콜레스테롤 수치가 정상으로 돌아갈 수 있다. 그러나 이들 중에도 약을 복용해야만 콜레스테롤 수치가 안전한 범위 내로 되돌아오는 경우도 적지 않다. 그렇지만 고지혈증 진단 후 곧바로 약을 시작하는 것보다는 우선 생활습관을 바꾸어 보는 것이 바람직하다.

포화지방질 이외에 콜레스테롤 수치를 올리는 요인

기름진 고기가 물론 콜레스테롤 수치를 올리는 제일의 주범이지만 그 밖에도 주범을 돕는 여러 가지 위험요인이 있다.

방조범인 혐의자 명단

■ **운동부족** : 많은 사람은 운동의 건강 가치를 과소평가한다. 그러나 운동은 확실히 LDL을 내려 줄 뿐 아니라 좋은 HDL을 높여준다. 여기서 이야기하는 운동은 매일 30~40분 정도 걷는 운동으로도 충분하다. 고정 자전거를 15~20분씩 하루에 두 번 타면 그것으로도 넉넉하다. 매일 못하겠으면 1 주일에 서너 번으로 시작해도 좋다. 이렇게 우수한 효과가 증명된 운동을 전혀 하지 않는다는 것은 너무 안타까운 일이다.

■ **흡연** : 혐의자 명단에 늘 오르는 흡연이 여기서 빠질 리가 없다. 흡연은 좋은

콜레스테롤을 상당히(15%) 감소시킨다는 사실이 여러 연구에서 드러났다. 흡연은 또 LDL 수치를 올린다.

■ **남성** : 적어도 50세 이전에는 남성의 LDL이 여성에 비하여 높고, HDL은 여성에 비하여 낮다. 그러나 갱년기 이후에는 남녀의 차이가 거의 없어진다. 50세 이전에 남자의 심장병 발생률이 여성보다 훨씬 높다는 사실을 잘 설명해 주는 차이점이기도 하다.

■ **스트레스** : 스트레스도 건강을 해치는 매우 중요한 요소의 하나로 여기저기서 나쁜 인자로 거론이 되는데 콜레스테롤에서도 빼 놓을 수 없다. 심한 스트레스는 전체 콜레스테롤 혈중 수치를 올린다는 사실이 알려졌기 때문이다.

■ **체중** : 몸무게가 많으면 많을수록 나쁜 콜레스테롤이 올라가고 좋은 콜레스테롤이 내려간다. 몸무게가 복부에 집중해 있을 경우는 더욱 그렇다. 소위 복부비만은 나쁜 콜레스테롤이 동맥 속에 플라크를 조성하여 혈관을 틀어막는 행위를 조장한다는 사실이 알려진 바 있다. 기름기를 많이 먹는다는 것은 비만과 높은 콜레스테롤 둘 다 일으키지만, 일단 양자가 공존하게 되면 마치 서로 모르던 범인이 만나서 둘이 함께 더 많은 비행을 저지르듯이, 둘이 서로의 비행을 상승적(相乘的)으로 도움으로써 상황을 점점 더 어렵게 만든다.

■ **당뇨병** : 당뇨병은 HDL(좋은) 콜레스테롤을 내리고 중성지방(triglyceride)을 올려 동맥 속의 플라크 형성을 조장하는 것으로 증명되었다. 당뇨병 환자가 왜 심장병과 뇌졸중을 합병증으로 자주 갖게 되는지를 잘 설명해 주고 있다.

■ **약품** : 일반적으로 혈압을 내리게 하는 이뇨제와 베타 차단제는 LDL을 올리고 HDL을 내리는 부작용을 일으킬 수 있다. 그러나 보통 사용되는 적은 양 때문에 LDL이 심하게 올라가서 그 약을 중지해야 되는 경우는 드물다. 그렇지만 조금이라도 LDL을 내리고 HDL을 올려야하는 형편에 놓여있는 환자는, 이 약 대신 많은 다른 약 중에서 새 약을 선택해 보는 것이 유리할 수도 있다. 알파 차단제는 반면에 LDL을 약 15% 내려주고 HDL을 그와 비슷한 비율로 올려준다는 보고가 나와 있다. 에스트로겐은 대체로 HDL을 올려주는 선행을 하지만 가끔

중성지방(triglyceride)을 엄청나게 높이는 악행도 저지르기 때문에 주의를 요한다. 남성호르몬은 LDL을 올리고 HDL을 내리지만, 남성호르몬과 화학적으로 비슷한 황체호르몬(progesterone)은 그들이 함유하고 있는 남성호르몬의 비례에 따라서 부작용이 다르다. 그러나 대체로 LDL을 올리고 HDL을 내린다고 생각하면 된다.

콜레스테롤 수치는 어떻게 내리나?

첫째, 선천적이 아닌 이유로 올라간 콜레스테롤 수치를 내리는 길은 우선 앞에 열거한 위험요인을 제거하는 것이다. 물론 우리가 없앨 수 없는 인자도 있다. 그러나 우리가 바꿀 수 있는 인자는 되도록 철저히 제거하도록 노력해야 한다. 흡연, 과체중, 심한 스트레스, 운동부족 등의 인자는 환자 자신만이 바꾸어 놓을 수 있는 여건이기 때문이다. 당뇨병을 가진 환자는 혈당을 되도록 철저히 관리하여 인슐린의 과잉현상을 막아야 한다. 혈압약을 복용하고 있는 환자는 담당의사와 약이 콜레스테롤에 미치는 영향에 대하여 적어도 한 번쯤은 상담을 해보는 것이 바람직하다. 선택의 여유가 상당히 풍부하기 때문이다.

둘째, 위험요인을 제거하면서 음식에 신경을 써야 하겠다. 고기를 먹는 것이 나쁜 것은 물론 아니다. 사실상 우리 몸은 동물의 고기와 그리고 과일과 채소를 다 같이 먹게끔 원래부터 디자인이 되어 있는 것은 확실하다. 다만 고기를 너무 많이 먹으면 그것에 포함되어 있는 지방질이 몸의 생리를 해치게 하는 여러 가지 현상을 빚어내서 우리의 생명을 위협하게 되는 것이 문제인 것이다. 몸에서 일어나는 모든 현상이 목적과 이유가 있고, 또한 그 모든 이유와 목적은 전부 우리가 납득할 수 있는 것이라고 믿는 소위 목적론으로는 이 과잉 지방질의 가해행위를 어떻게 설명해야 할지 모르겠지만, 다른 환경과 조건이 같은 사람 중 고기를 많이 먹는 사람이 결국은 먼저 세상을 떠난다는 것은 피할 수 없는 사실이다. 콜레스테롤 수치가 높은 사람은 약을 복용하기 전에 고기와 동물성 지방질의 섭취를 과감히 줄여야 한다. 다음 'A' 군에 적은 모든 것을 식탁에서 내려 보내고 'B' 군에 적은 모든 것을 더 많이 섭취해야 되는 것이다. .

A

- 짐승의 고기와 그들의 내장을 식탁에서 제외한다.
- 달걀 노른자위를 먹지 않는다.
- 지방질을 함유한 우유를 피한다.
- 우유로 만든 모든 제품(치즈, 아이스크림, 요구르트, 크림 등)을 일체 제외한다.
- 버터를 안 먹는다.
- 아보카도와 코코넛을 먹지 않는다.
- 새우, 바닷가재, 굴, 게, 조개 등 갑각류나 패류를 제외한다.
- 닭의 껍질을 멀리한다.
- 딱딱한 마가린을 피한다.
- 트랜스지방을 함유한 모든 음식을 피한다.

B

- 생선을 많이 먹는다.
- 콩기름, 올리브유, 참기름 등 식물성 기름을 많이 사용한다.
- 과일을 많이 먹는다.
- 채소를 많이 먹는다.
- 껍질을 벗긴 닭고기를 먹되 만일 국을 끓이면 국물을 냉동하여 굳은 기름을 모조리 걷어낸다.

만일 이렇게 철저히 음식물을 조심하며 정상적인 운동을 하고 두 달이 지나서 측정해본 혈액의 콜레스테롤 수치가 별 차이를 안 보이면 약을 복용할 수밖에 없는 것이다.

콜레스테롤 수치를 내리는 약

1. 소위 스태틴(statin) 족에 속하는 약이 요즘 제일 많이 쓰이는 약이다. 이들은 직접 간에 들어가서 간의 콜레스테롤과 LDL의 생산을 저지함으로써 전체적인 콜레스테롤의 수치를 내리게 한다.

• 메바코(Mevacor, Lovastatin): 저녁식사 때 20mg으로 시작해서 차츰 올려 하루에 80mg까지 가능하다. 여러 가지 소화기계통의 부작용이 흔하고 근육통을 일으킬 수 있다.

• 조코(Zocor, Simvastin): 하루에 20~80mg을 복용한다. 소화기의 부작용이 흔하고 근육통을 일으킬 수 있다. 간에 해로울 수가 있어 간에 이상이 있는 환자는 주의해야 된다.

• 리피토어(Lipitor, Atovastin): 새로운 약 중 하나로 하루에 10~20mg, 1일 1회 복용으로 시작한다. 콜레스테롤 수치가 상당히 높을 때는 1일 40mg으로 시작할 수도 있다. 부작용은 비교적 가벼운 편이나 소화기 계통의 부작용을 일으킬 수 있다. 관절염 같은 증세, 다리가 경련이 나는 것같이 아플 수 있고, 또 오십견 같은 증세를 일으킬 수도 있으나 그럴 가능성은 매우 낮다. 이 약은 최근(2003년 11월)에 발표된 연구결과 때문에 굉장히 각광을 받고 있는 상태이고, 또 그 때문에 이 약의 제조 판매사인 화이자의 주가가 10% 정도 껑충 뛰어 오르기도 했다. 이 연구는 리피토어를 하루에 80mg씩 복용한 환자의 관상동맥(심장근육에 피를 나르는 동맥) 속에 생겼던 플라크가 연구기간 동안(1년 반)에 증대하지 않은 것은 물론, 사실상 약간 줄어들었다는 결과를 명백히 증명하였기 때문이다. 비교적 많은 양의 약을 복용했음에도 불구하고 부작용은 예상했던 것보다 훨씬 낮았었다는 사실도 이 연구결과가 보여 주었다. 이 보고가 나온 이후 기존 플라크의 제거로 많은 합병증을 정복해 보려는 희망에 부풀어 오른 많은 의사들이 2004년부터 이 약을 본격적으로 처방하고 있기 때문에 이 약은 앞으로 더 많이 사용될 가능성이 높다고 보아야 하겠다.

2. 레진(resin) 족에 속하는 약은 퍽 오래 전부터 쓰여 온 약으로 위장 속에 도달하여 간에서 나오는 담즙과 결합한다. 앞에서도 말했지만 담즙을 만드는 데에는 콜레스테롤이 필요하다. 따라서 레진에 의해 담즙이 전부 소모되어 버렸기 때문에 간은 부지런히 담즙을 더 만들어야 하고, 그 과정에서 많은 양의 콜레스테롤을 소모하게끔 되는 것이다.

• 퀘스트랜(Questran): 4g씩 하루에 1~6번에 나누어 복용한다. 하루 최고 양은 32g으로 심한 변비를 일으킬 수 있다. 비타민 A, D, E, K 등의 흡수를 방해할 수 있고, K의 부족으로 출혈이 있을 수도 있다. 비타민 등 다른 약은 이 약을 복용하기 1 시간 이전이나 복용 후 4 시간을 기다렸다 복용해야 한다.

• 콜레스티드(Colestid): 5~30g을 2~4번에 나누어 복용한다. 여러 가지 소화기 계통의 부작용을 일으킬 수 있다. 비타민 A, D, E, K 등의 흡수를 방해할 수 있고 K의 부족으로 출혈이 있을 수도 있다. 비타민 등 다른 약은 이 약 복용 1시간 이전이나 복용 후 4시간을 기다렸다 복용해야 한다.

3. 비타민 B

• 니코틴산(nicotinic acid)은 LDL과 중성지방(triglyceride)를 감소시키고 HDL을 올려 주는 역할을 하는 싸고도 좋은 약이지만, 얼굴이 화끈화끈하고 피부가 가려워지는 등 부작용이 있어서 그리 널리 쓰이지 않는다. 하루에 1.5g~6g을 세 번으로 나누어 복용한다. 스태틴 족의 약, 특히 로바스태틴과 병용은 금물이다.

4. 휘브레잇(fibrate) 족에 속하는 약은 콜레스테롤을 직접 내리지는 않지만 중성지방을 감소시키고, 또 그로 말미암아 LDL 내의 구성에 변화를 일으켜서 LDL의 소멸을 돕는다. 그리고 또 HDL의 생산을 높여 준다.

• 로피드(Lopid): 600mg씩 아침, 저녁 식전에 복용한다. 복통, 소화불량, 담석, 설사, 구토 등 소화기의 부작용을 일으킬 수 있다. 어지러움과 시력의 초점이 흐려질 수 있다. 스태틴 족의 약과 병용은 금물이다.

• 트라이코(Tricor): 하루에 54mg로 시작해서 160mg까지 복용할 수 있다. 설사를 일으킬 수 있고 간기능을 해칠 수 있어(복용하는 환자의 3.4%) 간기능 검사

를 정기적으로 받아야 한다.

5. 최근에 나온 약

• 제티아(Zetia) : 음식물 속의 콜레스테롤이 소화기관에서 흡수되는 과정을 방해하는 약이다. 하루에 10mg씩 1회 복용하는데, 소화기 계통의 부작용을 일으킬 수 있다. 스태틴 족의 약과 병용할 수 있다. 간기능의 저하가 소수 환자에서 관찰되었기 때문에 주의를 요한다. 비교적 새로(2003년) 나온 약이기 때문에 시간을 두고 좀 관찰해 보는 것이 바람직하다.

콜레스테롤 수치를 내리는 약이 참 많기도 하다는 것을 독자는 알았을 것이다. 그러나 부작용도 많은 편이어서 각별한 주의가 필요하다. 약은 철저한 음식물 제한이 좋은 결과를 얻어내지 못 했을 때에만 복용해야 되고, 약을 복용한다고 음식물 제한과 적절한 운동을 중지해서도 안 된다. 또 하나 주의해야할 것은 이런 종류의 약을 복용하고 있는 한 전문의를 정기적으로 찾아가 필요한 검사를 받고 약을 조정해야 한다. 부작용이 자각증세도 없이 일어나서 중요한 기관을 해칠 수 있기 때문이다.

제19장

설탕의 달콤한 유혹

당분 이야기

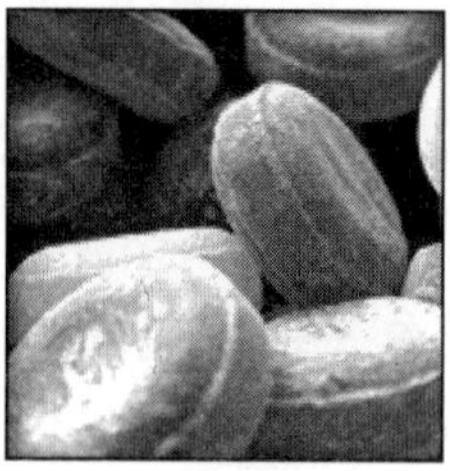

사람은 단 것을 대체로 선호한다

단 것과 쓴 것 중에 하나를 고르라고 하면 물론 모두가 단 것을 고른다. 단맛이 별로 시원치 않은 과일을 우리가 푸대접하는 것도 같은 이유이다. 갓난아기도 쓴 것을 빨게 하면 난리가 난다. 가르쳐 주지도 않았는데 벌써 알고 있는 것이다. 생전에 두뇌가 그렇게 프로그램이 되어 있었다고 생각하면 틀림없을 것이다. 그렇기 때문에 어른이 되어서도 단 것을 찾는 사람이 많고, 단 것을 너무 먹어서 살이 찌는 사람도 많은 것이다. 살이 찌고 나이가 들면 당뇨병을 얻게 되기가 쉽고, 일단 당뇨병 환자가 되면 단 것을 먹으면 안 되는 것이니, 그 누군가가 우리를 나무 위에 올려놓고 흔들고 있는 격이 아닌지 모르겠다. 본론으로 들어가기 전에 술어 몇 개를 익혀본다.

■ **탄수화물** : 우리 식품을 세 가지로 나눌 때 지방질과 단백질이 아닌 모든 다른 음식을 포함하는 중요한 음식의 그룹이다. 쌀, 밀가루, 잡곡, 설탕 등 우리가 늘 접하는 많은 중요한 식품이 여기에 속한다. 탄수화물을 화학적으로 볼 때 탄소와 수분의 분자가 합쳐서 이룬 화합물이기 때문에 그렇게 이름을 짓게 된 것이다. 탄수화물은 영어로 "카보하이드레이트(carbohydrate)"라고 불리는데 요즘 영어권에서는 주로 "카브(carb)"로 통한다. 수 년 전부터 미국 사람들이 너무나 엄청난

양의 "카브"를 섭취하고 있다고 학계와 의료계에서 경종을 울리기 시작하더니(제 27장 참조), 2004년부터는 "카브"는 소비자한테서 전에는 상상도 못 했을 정도의 푸대접을 받고 있는 상태이다. 완전히 저카브(low carb)시대로 들어선 느낌이다. "크리스피 크림"이라는 유명한 미국 도넛회사가 창사 이후 처음으로 2004년 1/4 분기에 이익을 내지 못했다는 충격적인 재계의 뉴스는, 소위 저카브 추세가 미 전역에 얼마만큼 확대되고 있는지를 단적으로 보여주는 증거이다.

■ **포도당** : 탄수화물이 몸에 들어오기 위하여 위장에서 분해되어 생기는 물질이 포도당(glucose)이고, 우리 몸에 들어와서 직접 세포의 에너지가 되든지, 그렇지 않으면 과잉 부분은 글리코겐으로 저장이 된다. 우리 피 속에 항상 존재하는 당도 포도당이고, 우리 몸이 에너지로 항상 사용하고 있는 것도 역시 포도당이다. 우리가 몸속의 당분을 이야기할 때도 역시 포도당을 의미한다. 병원에서 흔히 정맥을 통해 환자에게 투여하는 "링거액" 같은 약은 대부분 물에 포도당과 염분을 섞은 용액이다.

■ **설탕** : 사탕수수에서 정제된 천연감미료가 식탁용 설탕(table sugar)이다. 우리가 먹으면 화학 변화를 거치지 않고 직접 포도당이 되어 혈중으로 들어간다.

■ **과당** : 주로 과일에서 생기는 당분이 과당(fructose, fruit sugar)이다. 우리가 복숭아 등 과일을 먹을 때 즐기는 달콤한 맛의 장본인이다. 포도당과 다른 점은 과당이 세포로 들어가는 데는 포도당과 같이 인슐린에 전적으로 의존하지 않는다는 점이다.

■ **전분** : 탄수화물의 일종이다. 식품재료로는 녹말이라고도 한다.

■ **당질** : 탄수화물의 다른 이름이다. 필요에 따라, 또는 궁극적으로 탄수화물은 모두 당분으로 변할 수 있는 물질이니까 탄수화물을 당질이라고 부르는 것은 무리가 아니다.

■ **함수탄소** : 탄수화물의 옛 이름이다.

당분은 우리 몸에 필요한 것인가?

우리 몸의 세포는 당분(당)이 없으면 작동을 못 한다. 마치 자동차에 휘발유가 필요하듯이 우리 몸, 특히 우리의 두뇌(신경) 세포는 당분이 없으면 일을 못한다. 그렇기 때문에 우리는 불가피하지 않은 한 끼니를 거르면 안 된다. 만일 끼니를 걸러서 혈중의 당분이 떨어지면 근육과 간에 저장해 놓은 글리코겐을 분해하여 생기는 당을 비상용 연료로 하여 임시변통하게 되는 것이다. 그만큼 우리 몸은 당을 절실히 필요로 한다.

당분은 어디서 왔다가 어디로 가는가?

당분은 여러 원천에서 온다. 탄수화물 그룹에 속하는 모든 식품은 우리에게 당분을 제공한다고 보면 틀림없다. 밥을 오래 씹으면 달콤한 맛이 나기 시작한다. 당이 되기 시작하는 것이다. 그러나 완전한 당으로 변하려면 위장으로 들어갈 때까지 기다려야 한다. 밥을 비롯하여 탄수화물을 포함하는 모든 음식은 소장에서 효소의 도움을 받아서 분해되고 포도당 형태가 된 다음에야 비로소 우리 혈중으로 들어오게 된다. 당장 몸이 필요로 하는 양의 당분은 기다리고 있던 인슐린의 도움을 받으며 포도당의 형태로 직접 세포 속으로 들어가서 에너지가 된다. 그러나 입에 들어가자마자 달콤한 맛을 주는 과자, 사탕, 케이크 등은 일단 위장에 도착하여 별로 긴 절차를 밟지 않고 포도당이 되어 그냥 몸속으로 흡수가 되기 때문에 그야말로 먹기가 무섭게 혈중에 당으로 나타나게 되는 것이다. 그 양이 적고 당뇨병 체질이 아니면 몸이 별 문제 없이 충분한 인슐린을 신속히 파견하여 그 당분을 세포 속에 넣어주지만, 그 양이 많다든지 또는 몸이 당뇨병을 가졌으면 갑자기 들이닥친 그 많은 당분을 췌장이 취급하는 데 상당한 스트레스를 받게 된다. 당분이 몸으로 들어와서 아무 탈 없이 목적지에 배달이 되면 아무 문제가 없지만, 그렇지 않으면 몸에 해로울 수 있는 일이 일어난다.

당분은 무슨 말썽을 부리나?

당뇨병이 없는 한, 당분 자체가 말썽을 부리는 것은 아니다. 그러나 준비가 미처 안 된 식당에 많은 손님들이 한꺼번에 들이닥치면 당황한 종업원들의 혼란과 만족스럽지 못한 결과가 일어날 수 있듯이, 기대도 안 했던 당이 위장을 거쳐 느닷없이 잔뜩 혈중에 나타난다면 췌장과 인슐린도 당황하게 되는 것이다. 당분이 갑자기 쏟아져 들어와서 혈당의 최고점(peak)을 형성하여 췌장이 쩔쩔매게 되면 연쇄작용과 악순환이 일어난다. 그 연쇄작용과 악순환이란 대강 다음과 같다.

• 첫째, 급해진 췌장이 인슐린을 넉넉히 분비한다는 것이 결국은 필요 이상의 인슐린을 생성하게 된다.

• 필요 이상의 인슐린은 우리 몸이 쓰고 남은 에너지를 지방산으로 바꾸어서 몸에 저장함으로써 비만을 촉진한다. 과잉 인슐린만 아니었어도 대부분의 그 남은 에너지는 글리코겐으로 변했었을 것이다.

• 그렇게 시작한 비만이나 과체중은 어느새 복부비만증으로 이행하고, 갑자기 올라가는 당분을 조절해야 되는 췌장의 능력과 당분을 세포 안으로 들어가게끔 도와야 하는 인슐린의 효력을 더 저하시킨다.

• 몸에 과잉 지방이 쌓여 있으면 결국은 혈관 속으로 들어가서 나쁜 콜레스테롤과 섞여 플라크를 동맥벽에다 형성하게 되어 심장병과 뇌졸중의 근원이 된다.

• 이런 불미스런 연쇄작용을 학계에서는 엑스(X)증후군 또는 대사증후군(Syndrome X, 또는 Metabolic Syndrome)이라 부르고 있고, 나쁜 심장병과 뇌졸중으로 향해서 가는 첫 걸음으로 간주하고 있다.

모든 당이 한결같이 그런 말썽을 부리나?

입에 넣어서 단맛이 금방 나는 당은 모두 재빨리 혈중에 나타난다고 보면 틀림없다. 과자, 단 음료수, 케이크, 아이스캔디, 파이, 설탕을 넣은 차나 커피, 아이스크림 등 우리가 흔히 즐겨서 먹는 많은 음식과 음료수가 이 그룹에 속한다.

입 속에서 금방 단맛을 내는 음식 중에 비교적 천천히 혈중으로 들어가는 종목이 있으니 그것은 과일이다. 물론 가미가 안 된 자연 과일이다. 사과, 배, 복숭아, 자두같이 물이 줄줄 흐르고 달콤한 이 과일은 섬유질이 잔뜩 있고 또 상당량의 당이 과당(果糖)이기 때문에 몸으로 들어가는데 시간이 좀 걸린다. 과당은 세포 속으로 들어가는데 포도당과는 달라서 인슐린에 전적으로 의존을 안 하기 때문에 일단 들어가서도 당분의 혈중치가 갑자기 최고점(peak)을 이룩하여 췌장을 놀라게 하는 일이 없다. 그와 반대로 입에서는 단맛이 나지도 않는 감자는 예상 밖으로 부지런히 모든 절차를 마치고 일찌감치 혈중에 당으로 나타나서 혼동을 일으킨다. 많은 학자들을 자못 놀라게 한 이 현상은 비교적 근래에 발견된 것으로, 학자들은 익은 감자의 곱게 다져진 재질이 물에 용해가 잘 되기 때문에 그렇게 쉽게 몸 안으로 들어갈 수 있을 것이라고 믿고 있다.

어느 탄수화물 종류가 혈당을 빨리 올리고 천천히 올리나?

앞에 나온 두 가지(과일과 감자)의 예외를 제외하면 단맛이 있는 탄수화물(당분재료)은 빨리, 그리고 단맛이 없는 탄수화물은 천천히 몸에 들어간다고 알고 있으면 틀림없다.

요즘 미국에서는 혈당지수(glycemic index)라는 수치를 음식물에 매겨 놓고, 그 수치가 높으면 빨리, 그리고 낮으면 늦게 혈당을 올린다고 하여 많은 사람들의 흥미를 집중시키고 있다. 더군다나 때마침 저카브의 바람이 거세게 일고 있기 때문에 이 새로운 개념은 매우 빨리 중요한 지침으로 부상하고 있다. 새것이 나오면 자주 있는 현상이지만, 이 개념은 탄수화물을 둘러싼 여러 문제를 설명하고 처리하는 중요한 이론과 지침으로 당분간 자리 잡을 것이다. 참고자료로 음식물과 혈당지수 〈표 19-1〉을 실었으니 참조하기 바란다.

혈당지수는 높으면 높을수록 신속하게 혈당을 올리고 악순환을 시작할 가능성이 높다.

〈표 19-1〉 음식물과 혈당지수

음 식 물							
흰 쌀밥	88	콩	30-40	사과	38	꿀	58
햇반	91	메주콩	18	바나나	62	스니커즈	41
외국 쌀밥	59	팥	30	덜 익은 바나나	30	쿠키 류	60~70
꽁보리밥	22	흰 빵	72	자몽	25	우유	34
밀국수	41	크로와상	67	망고	55	아이스크림	50
쌀 국수	90	스파게티	40	오렌지	43	요구르트	38
메밀국수	54	계란 스파게티	28	딸기	32	감자	70~85

그 밖에도 다음 사항들은 음식물이 혈당으로 변하는 속도를 예측하는 데 도움이 될 것이다.

• 우선 해당 음식물을 얼마나 먹느냐가 중요한 변수라는 점이다. 예를 들어서 어떤 사람이 오렌지를 보통 한번에 40그램을 먹지만 자몽을 먹을 때는 80그램을 먹는다고 한다면, 혈당지수가 두 배나 되는 오렌지가 자몽보다 혈당을 오히려 약간이나마 덜 올린다는 계산이 나온다. 해당 음식의 혈당지수를 100으로 나누고 거기다 1회에 먹는 양(그램)을 곱하여 나오는 수치가 높으면 혈당이 많이 오르고 낮으면 적게 오르는 것이다. 이 수치를 혈당부하(glycemic load)라고 부른다.

오렌지: 0.43×40=17.2 / 자몽: 0.25×80=20

한 가지 주의할 것은 이 수치(혈당부하)는 먹는 사람에 따라서 틀리다는 것이다. 그것은 오렌지를 한꺼번에 30그램을 먹는 사람이 있는 반면에 적어도 한꺼번에 60그램을 먹는 사람도 있기 때문이다.

• 위가 비어있을 때 먹는 당분이 배가 어느 정도 찼을 때 먹는 당분보다 빨리 섭취된다.

• 하얀 탄수화물이 색깔 있는 탄수화물보다 빨리 섭취된다. 보리밥이 흰밥보다 훨씬 늦게 혈당을 올린다. 아밀로스(amylose)의 함유량이 높은 쌀(호주, 동남아 쌀 등)이 낮은 쌀(한국, 일본)보다 늦게 혈당을 올린다.

• 섬유질이 많은 당분이 섬유질이 적거나 없는 당분보다 늦게 혈당을 올린다.

껄껄한 전분이 매끈한 전분보다 늦게 혈당을 올린다.

• 비슷한 말이지만 껍데기를 안 벗기고 씨눈을 빼버리지 않은 곡물이 껍데기와 씨눈을 말끔히 제거한 곡물보다 훨씬 늦게 혈당을 올린다.

• 따라서 흰 밀가루로 만든 국수가 거무스름한 메밀 냉면보다 빨리 혈당을 올린다.

• 지방질과 단백질이 포함된 당분이 그렇지 않은 당분보다 늦게 섭취된다.

혈당을 올리지 않는 당분은 없나?

소위 인공감미료가 있다.

• 랙티톨(lactitol)

• 소르비톨(sorbitol): 슈가 알코올(sugar alcohol)

• 사카린(Sweet' n Low)

• 아스파테임(aspartame): 이퀄(Equal) 뉴트라스위트(Nutrasweet)

• 수크랄로스(sucralose): 스플렌다(splenda) 등등이 설탕 대용품으로 팔리고 있다.

이들은 대체로 열량이 전혀 없고 단맛은 비슷하게 내주며, 물론 혈당을 올리지 않고, 따라서 인슐린을 필요로 하지 않는다. 오래 사용되어 왔기 때문에 때때로 사소한 부작용이 보고되고는 있으나, 그 보고된 주장이 아직까지는 신빙성 있게 지속되지 못하고 있는 상황이다. 따라서 이들 제품의 사용을 중지해야 할 만큼 중요한 부작용은 없다고 보고 있는 것이다. 랙티톨은 허쉬(Hershey)나 리즈스(Reese' s) 같은 제과회사에서 무설탕 제품을 만드는 데 주로 사용하는데, 너무 많이 먹으면 설사를 일으킬 수 있고 따라서 변비에는 유익할 수도 있다. 비교적 새로 나온 스플렌다는 그 단맛이 진짜 설탕과 비슷하다는 평판을 많이 받는 제품이기도 하다.

과당(fructose)으로 만든 대용품들도 많이 시판되고 있고, 단맛도 진짜 설탕과 다름이 없다. 그도 그럴 것이 과당도 진짜 설탕이기 때문이다. 과당은 비교적 혈당을 급격히 오르게 하지 않고 많은 학자들이 인슐린의 도움 없이 세포 속에 들어갈 수 있다고 믿고 있기 때문에 보편화된 상품이다. 그러나 요즘 학계에서는 이것을 너무 많이 사용하면 고지혈증(특히 중성지방 과다) 등 나쁜 변화를 일으킬 수 있다고 경고하는 학자들이 늘고 있다. 보통 이 과당은 옥수수 시럽에 섞어서 시판한다.

참고로 2004년 미국당뇨병협회(American Diabetes Association)가 인가한 인공감미료(인조설탕)는 아직은 3 종류밖에 없다.

- 사카린(Saccharin): 스프링클 스위트(Sprinkle Sweet), 스위트 텐(Sweet-10), 슈가 트윈(Sugar Twin), 스위튼 로우(Sweet' n Low)
- 아스파테임(Aspartame): 뉴트라스위트(NutraSweet), 이퀄(Equal)
- 아세썰페임(Acesulfame-k): 스위트 원(Sweet One)

우리가 그렇게도 좋아하는 당분, 몸에 없어서는 안 된다는 그 당분을 마음 놓고 먹고 싶은 만큼 먹을 수만은 없는 이유를 들어 보았다. 이 문제를 잘 이해하고 우리 음식물을 적절하게 택할 수 있을 때 우리의 건강은 더 좋아질 수 있다.

제20장

피해복구를 돕는 항산화제

항산화제와 비타민

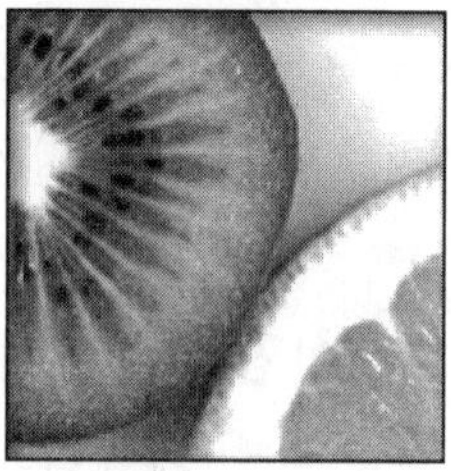

산화작용이란 무엇인가?

외톨이의 횡포

제1장에서 우리는 노화현상의 이론에서 자유산소기(Free Oxygen Radicals)란 무엇을 말하는지 알았다. 활성산소라고도 불리는 이 자유산소기는 정상적인 신진대사의 과정에서 생기는 부산물이다. 사실은 세포가 산소와 작용하여 생기는 적당량의 활성산소는 해로운 균이나 불순물질들을 제거하여 우리의 건강을 돕는 유익한 존재이다. 문제는 흡연, 스트레스, 질병 등 때문에 과잉의 활성산소기가 축적되는 데에 있다. 그리고 이 과잉 활성산소기는 외톨이가 된 전자를 가지고 있고, 그 외톨이 전자를 만족시키기 위하여 근처에 있는 핵산(nuclear acid), 디엔에이(DNA) 등을 마구 건드려서 전자를 약탈하게 되는 것이다.

화학물질이 산소를 얻거나 수소나 전자를 잃는 현상을 우리는 산화작용이라고 부르며, 바로 이렇게 피해를 당한 물질이 전자를 빼앗기면 산화가 되었다고 한다. 이렇게 산화작용을 입은 물질은 결딴이 나고 마는데 그것만으로도 몸에는 좋은 일이 아니지만 더 나쁜 것은 그 물질 자체가 유해물질로 돌변하여 근처의 정상적인 물질을 못 쓰게 만들며 연쇄반응을 일으킨다는 점이다.

산화작용은 왜 우리 몸에 나쁜가?

학자들은 이 산화작용이 우리 몸의 노화작용의 근본이라고 믿고 있다. 그들은 또 암과 여러 가지 퇴행성 변화도 이 산화작용 때문에 일어나는 것이라고 믿고 있다. 우리가 제18장에서 알았던 나쁜 콜레스테롤의 악행도 역시 산화작용으로 못쓰게 된 동맥의 벽에 생기는 상처만 아니더라도 콜레스테롤이 그렇게 잔뜩 붙어가지고 혈류를 막는 일은 없었을 것이라고 믿고 있다.

무엇이 산화작용을 촉진하나?

• 스트레스가 우리의 몸을 해롭게 하는 것은 분명하다. 과학자들은 높은 열과, 또 매우 낮은 열에서 오는 스트레스, 마음에서 오는 스트레스, 또 다른 이유로 생기는 스트레스 모두가 우리 몸의 DNA 등을 시달리게 만드는 산화작용을 촉진한다고 생각한다.

• 중금속, 살충제, 농약 등 우리 환경에서 우리의 몸에 들어오는 모든 독소가 산화작용을 돕는다고 믿어진다.

• 햇볕이 보내주는 자외선이 우리 세포를 산화하여 주름을 만든다는 것은 잘 알려진 사실이다.

• 우리 자신이 우리 몸속으로 끌어들이는 독소, 즉 담배와 과도한 음주는 우리 몸속 산화작용의 강력한 촉진제이다.

• 요즘 우리 몸을 여러 장소에서 점점 더 감싸고 있는 전자석의 에너지가 우리 몸속의 산화작용을 늘려 준다고 많은 학자들은 믿고 있다.

• 우리에게 자주 노출되는 방사선 에너지도 예외가 아니다.

그렇게 나쁘다는 산화작용을 어떻게 막을 수 있나?

우리가 젊었을 때는 우리 몸속에 충분한 방위 물질이 존재하고 있어서 이런 해로운 변화를 많이 방지해 준다는 것이 학자들의 주장이다. 나이가 들면서 산화작용이 걷잡을 수 없이 늘어나서 우리의 방위 능력이 힘을 못 쓰든지, 그렇지 않으면 우리의 방위 메커니즘이 그 효율을 잃어버려서 산화작용을 뜻대로 막아내지 못하고 있는 것이라고 학자들은 설명한다. 그래서 많은 학자들은 항산화물질을 섭취하라고 권한다.

그러나 항산화물질을 복용하기 전에 적어도 자기 자신이 고칠 수 있는 위험인자는 고쳐야 한다. 그것은 금연을 비롯하여 적당량 이상의 음주를 금하고 햇볕에 노출되는 것을 피하는 것이다. 불가피하게 햇볕을 쪼이게 되면 적어도 자외선을 막아줄 크림을 꼭 피부에 발라야 한다. 주방의 전자레인지를 비롯하여 모든 전자 제품을 될 수 있는 한 멀리해야 되겠다. 음료수에 조심하고 야채나 과일을 먹기 전에 충분히 씻어서 중금속과 농약의 섭취를 막아야 한다. 머리를 염색하는 것도 산화작용을 촉진할 수 있다는 사실을 기억해야 된다. 마지막으로 스트레스를 좀 더 효과적으로 해소하는 법을 터득해 스트레스가 자기 몸에 해를 주는 것을 막아야겠다. 그리고 집안의 가까운 사람한테, 또는 자기 밑에서 일하는 사람한테 자신의 마음만 편해지려고 마구 스트레스를 주는 습관도 버려야 한다. 이것은 자기도 모르는 사이에 자기에게 가장 가까운 사람의 건강을 해치는 행동이기 때문이다.

항산화물질이란 무엇인가?

항산화물질이란 우리 몸속에서 일어나고 있는 산화작용을 방지할 수 있는 물질과, 그런 기능을 돕는 효소의 역할을 촉진해 주는 물질을 통틀어서 부르는 이름이다. 이 물질이 중요한 존재로 부상한 이유는 많은 학자들이 이런 물질을 충분히 섭취함으로써 약해진 우리 체내의 산화에 대한 방위상태를 보강하여 산화작용의 나쁜 변화를 감소시킬 수 있을 것이라고 주장했기 때문이다.

나아가서 그 학자들은 우리가 항산화물질을 섭취함으로써 노화를 늦추고 퇴행성 질환을 막고, 또 우리의 세포가 암세포로 변하는 것도 줄일 수 있을 것이라고 예측하게 됨에 따라 의료인과 소비자의 관심을 집중시켰던 것이다. 많은 동물 실험연구가 그들의 주장을 뒷받침했고, 여러 소규모의 인간 연구도 그들의 주장을 입증한 것은 사실이다. 그러나 아직까지는 모든 전문인들을 확신시킬 만한 대규모의 임상시험의 결과는 없는 상태이다. 사실 아직까지 발표된 웬만한 인간시험의 결과는 헷갈리는 결론을 내놓았을 뿐이라는 것이 현재의 상황이다. 그렇지만 많은 의사들이 항산화물질의 섭취를 권하고 있고, 개인적으로도 저자가 아는 미국인 내과전문의 동료들 대부분이 항산화물질을 그들의 가족과 함께 매일 섭취하고 있다는 것도 사실이다.

항산화물질에는 어떤 것이 있나?

가장 중요한 항산화물질은 세 가지의 비타민이다.

■ **비타민 E** : 노화를 방지하고 불임환자의 임신을 돕고 심장병을 방지한다는 소문으로 명성이 높은 항산화물질이다. 미국심장협회(American Heart Association)는 최근 항산화제에 대한 성명서에서 아직은 공식적으로 그런 물질을 추천할 만한 신빙성 있는 근거가 없기 때문에 시간이 더 필요하다고 하면서도, 비타민 E가 심장병을 줄여 줄 가능성은 높다고 하여 간접적으로 그들의 기대를 표명한 바 있다. 비타민 E의 출처는 콩기름, 참기름, 마가린, 피넛버터 등 식물성 지방질, 보리 배아(wheat germ)와 현미같이 정미 과정을 거치지 않은 가공이 안 된 곡물, 그리고 잣, 해바라기 씨, 호두, 피칸, 캐슈 같은 견과류들이다. 약으로 보충하려면 하루에 400iu를 추천하고 있다.

■ **비타민 C** : 우리에게 너무나 잘 알려진 비타민이다. 백내장을 예방한다고 알려져 있고, 콜레스테롤도 내려준다고 평판이 나 있다. 혈압에도 좋다는 연구 발표도 있었다. 시신경이 가장 많이 집중해 있는 황반이 조직의 변화를 일으켜서 차차 시각을 잃게 되는 황반변성(macular degeneration)이라고 부르는 안과질환 환자가 다른 항산화물질과 더불어 매일 500mg의 비타민 C를 복용하여 그 질환의 이행을 19%나 감소시켰다는 연구는 많은 사람들을 고무시켰다. 비타민 C는 오렌

지, 레몬, 자몽 등에 많이 들어있고, 빨간 고추, 딸기, 브로콜리, 그리고 감자(특히 껍질 안 벗긴)에도 많이 들어있다. 약으로 복용하려면 하루에 500mg을 추천한다.

■ **베타 캐로틴**(Beta Carotene): 이것은 비타민 A의 일종으로 전립선암을 예방한다는 연구가 나왔던 물질이다. 이 비타민은 오렌지색을 가진 채소와 과일에 많이 들어있다. 고구마, 당근, 속이 오렌지색인 참외, 노란 호박, 살구, 망고 등이 그 예이다. 그리고 양배추의 일종인 케일(kale)과 시금치에도 많이 들어있다.

■ **라이코핀**(Lycopene): 이것도 비타민 A의 일종으로 베타 캐로틴의 사촌 격이 된다. 아마도 가장 강력한 항산화물질일 거라고 학자들이 지적한다. 주로 토마토에서 우리는 이 물질을 섭취하는데 수박, 구아바, 파파야, 살구와 속이 핑크색인 자몽에도 이 물질이 많이 들어있다. 자궁경부암이 생길 확률을 1/5로 줄여준다는 임상적인 연구가 있었다. 이 물질은 인후, 식도, 위, 대장, 그리고 직장암도 방지할 수 있다는 발표가 있었다.

■ **루티인**(Lutein): 이것도 역시 비타민 A의 일종으로 베타 캐로틴의 사촌이다. 우리는 이 물질을 시금치, 케일, 브뤼셀 스프라웃(Brussels sprouts) 같은 주로 녹색 채소에서 섭취한다. 달걀 노른자위에도 많이 포함되어 있다. 이 물질은 건강한 눈을 보존하는 데 많은 공헌을 한다는 정평이 나 있는 항산화제이다.

■ **셀레늄**(Selenium): 이 물질은 직접 활성산소를 없애는 작용은 안 하지만 항산화물질이 활성산소기와 싸우는 반산화작용을 돕는 효소에 필요한 광물질이다. 이 광물질이 풍부한 토양에서 기른 곡물과 가축의 고기에서 우리는 이 물질을 충분히 섭취할 수 있다. 쌀, 보리, 우유, 닭고기, 소고기가 그 예이다. 생선에서도 이 물질을 섭취할 수 있고, 늘 우리한테 천대받는 브라질 넛(Brazil nut)은 이 물질의 "곡창"으로 알려져 있다. 우리나라의 쌀은 셀레늄을 풍부하게 함유하고 있지 않다는 것이 학자들의 의견이다.

의료계의 지도층 사람들이 자기 자신도 이 물질을 복용하면서 공식적으로는 미온적인 추천만 하는 이유는 크게 보아서 두 가지다. 첫째 현재의 연구결과는 사실상 혼동상태에 있는 것이다. 동물실험은 거의 전부 이 물질의 유효성을 입증하는 반면, 인간의 임상시험은 그렇지가 않다는 것이다. 두 번째 이유는 일반 환자가 이 비교적 싸고 먹기 쉬운 약을 복용하며 건강유지의 좋은 방법을 찾았다고 착각할 수 있다는 노파심에서다. 그렇게 되어 환자가 체중도, 금연도, 그리고 다른 나쁜 생활습관도 버리지 않는다면 결과는 뻔할 것이라고 그들은 믿고 있는 것이다.

여기서 참고할 만한 이야기가 두 가지 있다.

• 하나는 최근 연구 중에 베타 캐로틴을 복용한 사람들의 폐암 발생률이 높았다는 관찰이 있었다. 아직은 아무 결론도 내릴 수는 없지만, 담배를 많이 피운 사람들만은 적어도 이 약을 일부러 복용하는 것은 유보해 두는 것이 현명하다고 생각한다.

• 두 번째로는 그 맛있는 자몽 이야기인데, 이 과일이 요즘 여러 약들의 혈중치를 올려서 그 약들의 부작용을 재촉한다는 보고가 있었다. 그 약들이란 고혈압, 심장질환, 높은 콜레스테롤 등 다양한 질환에 처방되는 약들이다. 적어도 80여 개의 중요한 약들이 여기에 포함 되어있기 때문에 우선 처방된 약을 복용하고 있는 독자들은 담당의사와 협의할 때까지 이 과일을 안 먹는 것이 아마도 안전을 위한 상책일 것 같다. 적어도 약 복용 한 시간 이전과 복용 후 세 시간 동안은 자몽이나 자몽주스를 피해야 된다.

제21장

효도하려고 만든 명약

아스피린 이야기

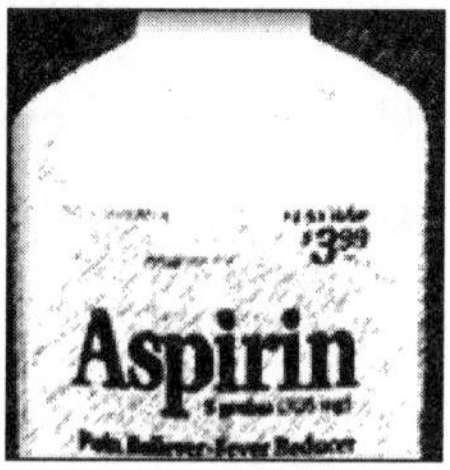

이 책의 여러 장에서 아스피린의 복용을 추천하는 이야기가 나왔다. 여러 군데에서 나온 아스피린 이야기를 정리하며 이 중요한 약의 새로운 역할을 설명하고자 이 장을 따로 마련하였다.

아스피린의 역사

효도하기 위해 만들어진 명약

아스피린은 2세기 문헌에서도 나올 만큼 오래된 약이다. 세상 여러 곳에서 이 약 성분이 풍부하게 들어있는 버드나무 껍질이 많은 병을 고치는 데 매우 잘 듣는다는 것은 그 옛날에도 널리 알려진 사실이었다. 1854년에 이미 이 약이 살리실산(salycitic acid)이라고 밝혀졌고 화학적으로 제조도 되었지만, 1876년에야 이 약이 류머티스열(rheumatic fever)이라는 심한 열병에 처음 사용되었다는 기록이 있다. 그러나 살리실산은 매우 쓰고 구역질을 일으키는 약이어서 환자가 이 약을 먹는 데는 상당한 고생을 하지 않으면 안 되었다. 류머티즘을 앓고 있던 아버지가 이 약을 먹는 데 너무나 고생하는 것에 고심하고 있던 독일 화학자 펠릭스 호프만이 1894년에 이 약을 아세트산(acetic acid)과 합성시키는 데 성공했다. 그는 마침내 환자가 아무 고생 없이 먹을 수 있는 아세트살리실산이라는 새로운 화학물질을 생산하게 되었다. 그리고 이 약의 이름을 아세트산(acetic acid)의 앞 글자 'a'와 버드나무의 학명(spiraera)의 앞 글자에서 따 낸 'spir'을 합쳐서 아스피린(aspirin)이라 하였다. 이 약의 특허권은 얼마 있다가 바이엘이라는 독일 회사에 넘어갔고, 드디어 아스피린은 1900년부터 지금도 잘 알려진 그 회사에 의해 대규모로 판매되기 시작한 것이다

아스피린의 약리작용

아스피린 먹고 내일 봅시다

아스피린은 다음의 네 가지의 중요한 작용을 하는 것으로 잘 알려져 있다.

■ **해열작용**: 열이 있을 때 가장 많이 쓰이는 약이 아스피린이다. 매우 훌륭한 해열제로서의 자리를 굳힌 지 오래다.

■ **진통작용**: 웬만한 통증은 아스피린 2 정이면 대부분 해결된다. "아스피린 두 알 먹고 내일 아침에 병원에서 봅시다"("Take two aspirins and see me in the morning")는 옛날 미국 의사들이 전화를 걸어온 환자들한테 상례적으로 권하는 말이라고 하여 미국 사람들한테는 잘 알려진 우스갯소리지만, 아스피린에 대한 의사들의 신뢰도를 잘 나타낸 말이라고 할 수 있겠다.

■ **소염작용**: 염증을 가라앉히는 작용이다. 요즘 나온 강력한 소염제들에 비하면 아스피린은 약한 편에 들지만, 비교적 부작용이 없는 약이라는 것을 감안할 때, 그리고 타이레놀이 소염작용이 전혀 없다는 것과 비교할 때 아스피린은 소염제로서도 돋보이는 약이다.

■ **피의 응결을 약화시키는 작용**: 이것은 아스피린이 혈소판의 결집(aggregation)을 방해함으로 이루어지는 작용으로, 최근 갑자기 아스피린의 위상을 확실하게 올려놓은 장본인이기도 하다.

요즘 아스피린을 많이 쓰는 이유

한국도 근래 성인 심장환자들이 점점 늘어가고 있는 추세가 뚜렷하여 많은 의료계 권위자들이 걱정하고 있다. 심근경색을 포함한 동맥경화성 성인 심장병은 미국에서는 몇 십 년 전부터 소위 '국민병' 으로 자리를 굳힌 이후 계속 수많은 생명을 젊은 나이에 앗아가는 무서운 병으로 알려져 있다. 따라서 많은 학자들이 이 병을 예방하고 또, 이 병의 예후를 개선할 수 있는 방법들을 찾아내려고 수 없는 연구에 몰두해 왔었다. 그러던 중 아스피린을 급성 심근경색 환자들한테 투여하여 좋은 결과를 얻었다는 연구결과가 발표되었다. 그 결과는 여러 다른 연구들에 의하여 확인되었고, 그 후부터 아스피린의 새로운 치료제로서의 사용이 가능한 다른 질병들을 찾아내는 데 상당한 관심과 노력이 학계에 집중되었다. 그 노력의 덕분으로 요즘에는 몇 달이 안 가서 새로운 사용처가 하나씩 발표되고 있다.

아스피린이 확실히 도움이 된다고 밝혀진 경우들

■ 심장질환

역시 급성 심근경색이 제일 잘 알려진 경우이다.

• 협심증환자들의 증세가 심해져 급성 심근경색이나 심근허혈의 시작일지 모른다고 생각할 때, 환자는 병원에 급하게 이송되어야 한다. 그러나 그런 환자들은 우선 대인용 아스피린(320mg) 1정을 입에 넣고 씹어서 삼키지 않고, 입에서 흡수되게 하라고 전문의들이 권고한다. 작은 관상동맥을 응결한 피가 막는 것을 방지할 수 있기 때문에 도움이 되는 것이다. 입에서 직접 정맥을 통해 흡수하면, 위와 소장에서 흡수하는 것보다 적어도 45분의 시간을 절약할 수 있기 때문에 삼키면 안 된다.

• 급성 심근경색으로 입원을 하면 병원에서 계속 아스피린, 혹은 아스피린과 같은 역할을 하는 약을 투여한다. 피가 더 이상 관상동맥 속에서 엉기는 것을 막기

위해서다.

• 일단 심근경색의 치료가 끝나서 퇴원을 하게 되면 대부분의 의사들은 퇴원 후 환자가 소인용 아스피린(81mg) 1정씩을 베타 차단제와 함께 복용하도록 처방한다. 이 병의 재발을 막는 데 이 약들이 효과가 있기 때문이다.

■ 당뇨병

당뇨환자들은 여러가지 이유로 동맥경화증을 자주 일으킨다. 이것은 곧잘 심근경색, 뇌졸중, 그리고 신부전으로 이행될 수 있기 때문에 상당히 어려운 합병증을 일으킬 수 있는 것이다. 요즘의 추세는 특별한 이유가 없는 한, 모든 당뇨환자는 하루에 아스피린(소인용) 1정을 복용하도록 한다. 신부전의 예방을 돕는다는 에이스 억제제(ACE inhibitor)를 함께 복용하게 하는 것이 많은 당뇨센터들의 기본 지침이기도 하다.

■ 뇌졸중

뇌졸중을 한번 앓은 사람들이나, 여러가지 이유로 뇌졸중을 일으킬 가능성이 높다고 생각되는 사람들도 아스피린(소인용)을 하루에 1정씩 복용하도록 전문의들이 권고하고 있다. 또 뇌졸중의 전초증세라고 여겨지는 일과성허혈발작(transient ischemic attack)을 경험한 환자들도 아스피린 복용이 필수적이라는 의견도 지배적이다.

■ 대장의 폴립

대장에서 폴립이 발견되어 폴립 제거수술을 받은 사람들은 아스피린(소인용)을 하루에 하나씩 복용하도록 권한다. 대장의 폴립은 대장암의 전신(前身)이라고 믿고 있다는 사실과 아스피린이 대장암의 유발을 줄여준다는 연구결과에 따른 처방이다. 아스피린은 폴립환자들도 먹어야 할 기본 약품으로 정착되어 있다.

■ 대장암

아스피린이 대장암의 유발을 40%까지 크게 줄여준다는 연구는 요즘 학계에서 신빙성 있는 사실로 받아들이고 있다. 따라서 대장염을 앓았던지, 그렇지 않으면 다른 이유로 대장암이 생길 위험인자를 안고 있는 사람들은 하루에 아스피린 한

정씩 복용하도록 하고 있다.

■ 다른 암들

식도암, 위암, 유방암, 그리고 난소암의 발생도 매일 아스피린을 복용하면 확연히 줄어든다는 연구보고들도 최근 나와 있지만 그것은 더 자세한 분석과 확인이 되어야 할 상황이다.

■ 다른 병들

• 치매를 방지하는 데 아스피린을 포함한 소염제들이 유용하다는 연구도 나와 있으나 그 결과도 아직은 학계에서 완전히 받아들이지 않은 상황이다.

• 편두통을 예방하는 데 아스피린의 복용이 도움이 된다는 연구결과도 발표되었다.

• 전자간증(前者癎症 · preeclampsia)이라는 임신 말기에 생기는 심각한 병도 매일 아스피린을 복용함으로 예방할 수 있다는 보고도 나와 있다.

그렇게 좋다는데 누구나 다 먹으면 안 되나?

사실상 요즘 추세는 그렇게 흘러가고 있다. 최근 발표된 미 연방정부의 보건사회복지부 산하의 예방위원회(The U. S. Preventive Services Task Force)의 아스피린 복용에 대한 추천은 다음과 같다.

다음에 해당되는 사람들은 하루에 아스피린을 1정씩 복용할 것을 추천한다.

① 40세 이상의 남성

② 폐경 이후의 여성

③ 콜레스테롤이 높거나, 당뇨, 고혈압을 가졌거나 흡연하는 기타 모든 사람.

전체 인구의 상당한 비율이 여기에 해당된다. 따라서 앞으로는 매일 아스피린을 먹어야 하는 사람들이 그렇지 않은 사람들보다 많은 날이 올 것 같다. 그러나 여기 해당하는 사람들이 전부 다 아스피린을 먹을 수 있는 것은 아니다.

아스피린을 먹으면 안 되는 사람들

- 아스피린을 먹으면 속이 아픈 사람
- 위나 장에서 내출혈을 하는 사람
- 출혈 병이 있는 사람
- 고혈압이 조정이 안 된 상태에 있는 사람
- 임신 중인 사람
- 아스피린에 알레르기가 있는 사람

여기에 해당되는 사람이 아스피린을 꼭 먹어야 된다면 아스피린과 비슷한 약들로 대치할 수 있으니 담당의사와 의논할 필요가 있다.

그렇게도 오랜 동안 우리 근처에 있었고 늘 유용하게 쓰여왔던 그 아스피린, 약 30년 전부터는 새로 나온 비싸고 "좋은 약들" 때문에 쫓기고, 또 우리가 흔히 멀어진 옛 벗을 잊어버리듯 점점 멀리해 오던 바로 그 아스피린이 몇 년 사이에 다시 빛을 보고 있는 것이다. 많은 의료인들이 사실상 여기에 대하여 요즘 격앙되어 있다. 오랫동안 알고 지냈던 믿을 만한 사람이 우리들의 어려움을 도와 줄 수 있다는 새 사실을 알아냈을 때에 느끼는 행운의 기쁨에서 오는, 그런 흥분과도 같은 것이다. 아스피린의 값이 싸고 부작용이 거의 없다는 것을 알고 있기 때문에 이 약으로 더 많은 병들을 고쳐보자는 욕심도 작용하고 있을 것이다. 그러나 우리는 침착하게 장단점을 가리고 허와 실을 구별하며 이 약을 유용하게 써나가야 할 것이다.

제22장 젊음을 되찾아 준다는 영약의 허와 실

성장호르몬과 "회춘 칵테일"

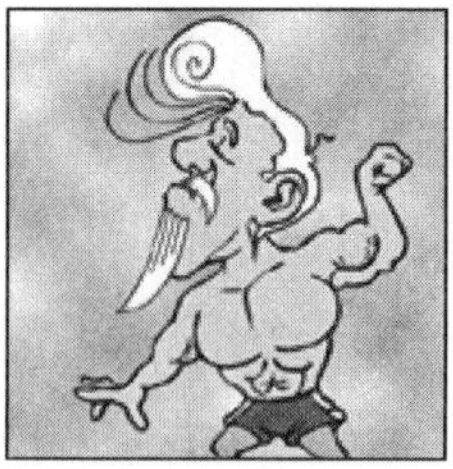

컴퓨터를 켜고 이 메일을 열어보면 성장호르몬을 복용하고 젊음을 되찾으라는 광고가 자주 눈에 띈다. 우리는 한 주일에 적어도 몇 통씩 성장 호르몬, 또는 다른 소위 회춘호르몬에 관한 광고 메일뿐만 아니라 선전물을 접하고 있다. 최근에는 미국에서도 이런 상품들의 거래가 많이 이루어지고 있다. 그리고 많은 중년 · 노년층의 사람들이 이러한 약들을 여러 경로를 통해 구입하여 복용하고 있다. 그 경향은 점점 더해 앞으로 얼마간은 많은 사람들이 이런 약들을 복용할 것으로 보인다.

이런 약들은 왜 필요하다고 하는 것일까?

우리가 나이를 먹으면서 성장호르몬의 분비가 점점 줄어드는 것은 과학적인 사실이다.

한참 자라고 있는 젊은 청소년들에 비해서 60대 사람들의 성장호르몬 분비량은 1/4밖에 안 된다. 신체가 더 이상 자라지 않는 사람들이 왜 성장호르몬이 필요하다고 하는 것일까? 하고 의아해 할 독자들도 많을 것이라 믿는데, 사실은 이 호르몬이 단백질의 대사과정에 꼭 필요한 것이기 때문에 아무리 나이가 들어도 이 호르몬은 필요한 것이다.

그렇다면 왜 많은 전문의들과 학자들이 노화방지의 한 방법으로 그 모자란다는 성장호르몬을 중년층과 노년층의 성인들이 복용한다는데 경종을 울리는 것일까? 그것은 나이가 들면서 떨어진 성장호르몬의 혈중치가, 꼭 그 호르몬이 모자란다는 것을 의미하는 것은 아닐 거라고 많은 학자들이 믿고 있기 때문이다. 그것은 마치 갱년기 이후의 여성의 낮은 에스트로겐 혈중치가 그 호르몬이 부족하다는 것을 의미하는 것이 아니라는 사실과 같은 것이다.

또 독자들은 제16장에 나온 중 · 노년기의 남자들의 테스토스테론에 대한 이야기도 기억할 것이다. 60, 70대의 노인들의 감소된 남성호르몬의 혈중치가 그 물질의 결핍을 뜻하는 것은 아니라는 이야기 말이다. 여하튼 현재의 의학지식과 의견들을 기반으로 하여 생각해 볼 때 나이가 들어서 자연히 줄어든 호르몬들은 그 물질들의 결핍을 의미하는 것이 아니라고 우선 말해야 되겠다.

이런 약들의 효과에는 무슨 근거가 있는가?

과학적으로 따져 볼 때 이런 약들의 판매를 촉진하고 있는 수많은 사람들과 회사들의 광고가 주장하는 노화 방지의 유효성에는 부분적인 증거는 있다. 그렇지만 노인들이 기분이 좋아지고, 기운이 생기는 것 같은 감이 들고, 팔에 알통이 다시 생겼다고 해서 더 오래 살 것이라는 확실한 증거가 없는 한, 이런 약들이 노화를 방지한다는 증거는 아직은 없다고 보아야하겠다. 물론 노화 방지의 정의를 '개선된 일시적인 생명의 질'에 국한하고 생명의 기간은 고려하지 않는다면 이야기는 달라질 수도 있겠다.

성장호르몬을 매일 주사로 투입한 중년과 노년의 남자들은 분명히 기운이 더 생기고, 의욕이 좋아지고, 지방질이 몸에서 감소되고 근육이 튼튼해진다고 연구결과들이 보여주고 있다. 여성들은 똑같은 양을 복용했지만 별로 좋아진 증세는 없었다. 성장호르몬과 남성호르몬을 함께 복용한 남자들의 경과는 더 괄목할 만한 것이었다. 그들은 정력이 더 좋아지고, 기운이 생기고, 몸무게가 줄고, 근육이 단단해지고, 정신적으로 젊어진 기분이라고 진술하는 사람들이 꽤 된다는 사실이 통계적으로 입증된 것이다. 거기다가 그들의 심장 지구력(持久力) 또한 어느 정도 개선되었다는 것도 입증되었다. 그래서 우리들은 그 약들의 효과를 의심할 수 없는 것도 현실이다.

그러면 무엇이 문제인가?

의사들이 걱정하는 이유는 크게 보아서 세 가지다.

• 최근 존스 홉킨스 의대 연구팀(블랙맨 박사, 팀장)이 발표한 바에 의하면, 성장 호르몬과 남녀 성호르몬을 26주간 복용한 남녀 환자들의 약 40%가 부작용을 경험했다 - 관절의 통증과 피하에 물이 고여 신체가 붓는 부종(edema)을 일으켰다. 손으로 내려가는 신경(median nerve) 하나가 눌려서 손이 저리고 아파지는 손목굴증후군(Carpal Tunnel Syndrome)도 일으켰다. 그러나 연구진을 제일 실망시킨 것은 상당수의 남성 환자가 당뇨 직전에 생기는, 당을 취급하는 능력이 저하된 상태, 내당능장애(耐糖能障碍 · IGT · Impaired Glucose Tolerance)상태를 나타냈다는 사실이었다.

• 26주간 복용하고 나서 이렇게 많은 부작용을 일으킨 이 약들이 그보다 훨씬 더 장기적으로 이 약들을 사용하면 이 부작용은 어려운 병으로 발전될 가능성이 많다는 걱정이 두 번째 이유이다.

• 많은 남성 환자들이 확실히 느낄 수 있을 만큼의 정력 증진과 외형의 개선으로 말미암아, 이 약을 계속하여 복용하고 싶어질 것이라는 예측이 또 하나의 걱정거리가 되었다. 아직은 그 안전성이 전혀 입증되지 못한 상황이다. 그리고 이런 환자들의 욕망을 기화로 별의별 약들을 함께 복용하라고 추천하며 "회춘 칵테일"이란 그야말로 비과학적이고 과장된 선전을 서슴지 않는 몰지각한 사람들 때문에 많은 전문인들은 우려를 금치 못하고 있다.

회춘 칵테일이란 무엇인가?

미국에서도 많이 선전되고 있고 한국에서도 마찬가지리라고 믿어지는 이 칵테일은 대개가 성장호르몬, 테스토스테론(남성호르몬), 멜라토닌, DHEA라는 일종의 약한 남성호르몬, 그리고 갑상선 호르몬 등을 함께 매일 복용하도록 추천하는 것이다. 이 중에서 멜라토닌과 DHEA는 건강식품점에서 의사의 처방 없이 구입할 수 있는 품목들이고, 식약청 관할 밖에 있는 약품들이어서 그들의 순수성과 주장하는 효율에 대하여 전혀 입증이 안 된 상품들이라는 것도 문제이다.

성장호르몬을 몸속으로 제대로 섭취시키려면 주사를 매일 맞아야 되는데, 의사의 처방 없이 구입해 입 속에다 뿌리면 된다고 주장하는 상품들이 많이 나와 있다. 그러나 그런 주장을 뒷받침 해줄 수 있는 믿을 만한 대학연구팀의 연구가 아직 없는 상태이고, 학자들은 그런 주장을 상당히 회의적으로 생각하고 있다. 또 문제가 되는 것은 멜라토닌과 갑상선 호르몬이다.

멜라토닌은 아직까지 중요한 신진대사나 중요한 기관을 유지하는 데 중요한 역할을 한다고 증명된 적이 없는 호르몬으로, 제23장에 나오지만 잠을 오게 하고 깨게 하는 데에 큰 역할을 하는 호르몬이다. 밤에 복용하여 불면증을 해결한다면 별 문제겠지만, 아침에 다른 약들과 함께 먹으면 졸음만 오게 될 것이다. 갑상선은 신진대사에 무척 중요한 호르몬이지만, 나이가 들면서 그 분비량이 감소된다는 증거는 아직 없다. 그 약을 쓸데없이 노인들이 먹으면 심장 등 중요한 기관들을 자극하여 부작용을 일으킬 수 있는 약이다. 이렇게 여러 약들을 함께 섞어서 매일 장기간 복용하게 하는 것을 전문인들은 크게 반대하고 있다.

이 문제의 장래 전망은 어떠한가?

남성들한테 성장호르몬과 테스토스테론이 괄목할 만한 변화를 가져다준다는 사실을 학자들은 절대로 무시하고 있지는 않다. 그들도 이것에 대하여 상당히 희망적으로 생각하고 있다. 그렇게도 확실하게 증세를 바꾸어 놓는 약이 전에 없었기 때문이다.

또 하나 중요한 것은 그 두 호르몬은 확실히 나이가 들면서 분비가 감소된다는 것을 그들이 물론 잘 알고 있기 때문에 노년기에 그런 약을 복용하는 것이 적절할 수도 있다고 생각하고 있다. 그런 약을 믿을 만한 임상시험을 한 연구가 많지는 않으나, 성장호르몬이 일으키는 부작용들은 꼭 해결하고 넘어가야 된다. 따라서 그것에 대한 연구는 전보다 많이 시행될 것이 분명하다.

제일 먼저 해야 될 일이 성장호르몬의 정기적 장기복용이, 많이 노쇠한 기관으로 가득 찬 노인들의 몸에 감당할 수 없을 정도의 활력소를 불어넣음으로 인하여, 그 기관을 더 지탱하기 어려운 궁지로 몰고 가는 것이 아닌지를 확인하는 일이다. 만일 그렇다고 증명이 된다면 성장 호르몬을 복용하기 전에 그런 문제를 극복할 수 있는 길을 찾아야 한다. 그렇지 않다고 결론이 나온다면 우리가 이미 충분히 관측한 바 있는 부작용을 예방하는 방법을 찾아내야 할 것이다.

점점 좋은 건강을 유지할 장래의 노인들이 성장호르몬과 테스토스테론을 안전하게 복용할 수 있는 날이 기필코 올 것으로 저자는 믿고 있다. 그 호르몬들의 분비가 차차 줄어들기 시작하는 중년 초반부터 그 약의 양을 점차적으로 늘려가며 복용함으로, 우리의 기관과 조직의 퇴행(노화)의 과정을 사전에 방지하는 것이 제일 좋은 방법이란 결론을 학자들이 결국은 얻어낼지도 모른다.

제23장

꿈나라로 가는 길

잠 이야기

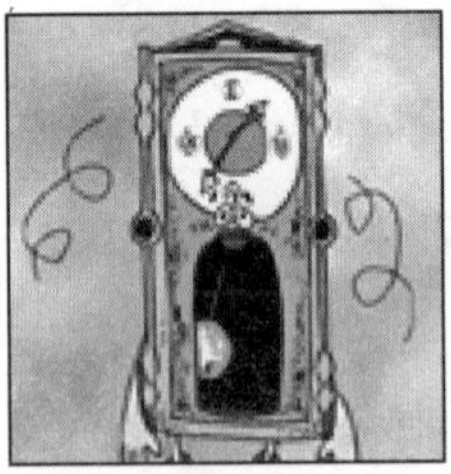

잠을 왜 자느냐에 대해서는 아직까지 학자들 사이에서도 합의를 못 보고 있는 상태이지만 동물실험 등을 통하여 잠이 생명을 유지하는 데 매우 중요한 필수 사항이라고 하는 점에는 모든 학자들이 의견을 같이 하고 있다. 지금까지 밝혀낸 사실을 종합해 보면 잠은 신경세포가 쉬는 시간을 마련해 주고, 또 망가진 신경세포를 수리하는 기회를 주는 것이라고 학자들은 생각하고 있다. 학자들은 잠을 안 자면 면역성을 상실하게 되어 생명 자체가 위험해질 것이라고 믿고 있다.

정상적인 잠은 어떤 것인가?

대부분의 사람이 잠을 정상적으로 자기 때문에 무엇이 정상적인 잠이냐는 것을 이해하기란 어렵지 않다. 어두워진 밤에 잠이 올 때가 되면 졸린 기분을 느끼기 시작한다. 제 시간에 불을 끄고 잠자리에 누우면 약 15분 이내에 잠이 온다. 날이 밝기 시작하는 약 여덟 시간 후에 잠이 깨고, 잠자리에서 일어나는 것이 누구나 수없이 반복하고 있는 정상적인 잠이다. 그러나 이렇게 자동적으로 순탄하게 일어나는 듯한 정상적인 잠도 자세히 따져보면 상당히 복잡하고 많은 변화로 가득 찬 행사이다.

화학변화가 불러들이는 졸음

어두워지면서 두 가지 화학적 현상이 일어난다. 아데노신이라는 화학물질이 혈중에 쌓이게 되어 나른한 기분을 조성하게 된다. 그리고 뇌의 송과샘(pineal gland)이란 내분비 기관의 멜라토닌 분비량이 높아지면서 몸은 본격적으로 졸음을 느끼게 되는 것이다.

복잡하고도 다단한 잠의 악장(樂章)

일단 잠이 들면 다섯 단계로 잠이 진행된다. 잠이 들자마자 제1단계를 거치는데 그야말로 비몽사몽 하는 어렴풋한 잠의 서곡이다. 제2단계부터 본격적인 잠을 자는데 아직은 깊은 잠은 아니다. 느린 속도의 아다지오 과정이라고 할 수 있다. 제3단계와 4단계서 아주 깊은 잠을 자게 되는데 그때는 누가 업어가도 모를 정도로 깊은 잠을 자는 것이다. 안단테와 알레그로를 왕래하며 인사불성의 단계를 지난다.

잠든 지 약 한 시간 십분 내지 한 시간 반쯤 되어서 제4단계를 다 마치고 렘(REM · Rapid Eye Movement) 단계로 들어가게 된다. 렘은 "빠른 눈의 동작"이란 뜻의 영어의 약어로 눈알의 동작이 바빠지는 단계이다. 무엇인가를 찾는 듯이 여기저기로 열심히 눈을 굴린다. 숨이 가빠지고 맥박이 빨라진다. 또 우리가 꾸는 모든 꿈은 렘 단계에서 일어난다. 프레스토와 프레스티시모를 왕래하는 격동적인 클라이맥스를 이루는 단계이다.

이렇게 복잡한 렘 단계가 끝나자마자 다시 제1단계로 돌아가서 사이클이 반복되는 것이다. 한 사이클을 완료하는 데는 한 시간 반 내지 한 시간 오십분이 걸리는데, 사이클이 반복되면서 3, 4 단계는 점점 짧아지고 1, 2 단계와 렘 단계는 길어진다. 새벽이 가까워지면서 대부분의 잠은 렘과 제1단계의 몫이 되고 마는 것이다. 우리는 그렇게 하여 평균 약 50%를 제2단계로, 20%를 렘, 그리고 나머지 30%를 제1, 제3, 제4 단계에 속하는 잠을 자게 된다.

한편 갓난아기들은 잠의 약 90%를 렘 단계로 쓰고 있고, 성장기의 아이들은 제3과 4단계에서 성장 호르몬을 집중적으로 분비한다. "잠을 잘 자야 무럭무럭 자란다"고 말씀하시던 옛날 할머니는 요즘 사람보다도 의학상식이 풍부하였던 것이 틀림없다.

중 · 노년기의 잠

노인들의 급한 꿈나라

중년기와 노년기에 들면서 우리의 잠에도 변화가 생긴다. 물론 아무 변화를 느끼지 못하며 젊었을 때와 비슷하게 정규적으로 잠을 잘 수 있는 사람들도 많지만, 대체로 보아 본인과 배우자가 구분할 수 있을 정도의 변화를 경험하게 된다.

• 보통 나이가 들면서 제3단계와 4단계의 잠이 짧아지고 1단계와 2단계는 길어진다. 그렇기 때문에 노인들은 잠귀가 밝다는 소리를 듣는 것이다. 렘 단계의 길이는 별로 변하지 않지만 잠들고 나서 첫 번째의 렘 단계가 시작되는 데 소요되는 시간이 짧아진다. 다시 말해서 노인들이 잠들고 불과 30분이 지나서 꿈을 꾸기 시작하는 것은 그런 이유 때문이기도 하다. 왜 노인들이 그렇게 빨리 꿈을 꾸는 것일까? 뚜렷한 이유는 밝혀지지 않았지만 그 꿈도 변하는 것으로 보인다. 그리고 나이가 들면서 남자들의 꿈은 오히려 수동적이고 내관적(內觀的)인데 비하여, 여자들은 반대로 더 능동적이고 적극적인 꿈을 꾼다.

• 잠자는 전체 시간은 사람이 생각하는 만큼 짧아지지 않는다. 또 노인들은 젊은 사람들만큼 잠이 필요치 않다는 말은 맞지 않는 소리라고 학자들은 말한다. 노인도 수면이 부족하면 확실히 건강에 좋지 않다는 것이 요즘 학자들의 주장이다. 면역성과 충분한 수면과는 밀접한 관계가 있어서, 오랫동안 수면을 충분히 취하지 못 했을 때 면역성이 떨어진다는 것은 동물시험에서 증명되었다.

• 잠드는 데는 중년 이후의 사람이 확실히 더 어려움을 겪는다. 한 연구조사에 의하면 65세 이상의 남자 13%와, 여자 36%가 잠드는 데 보통 30분 이상이 걸린다고 답했다. 잠드는 데의 어려움은 그럴 만한 여러 가지 이유가 있다고 학자들은 믿고 있다.

망가진 시계탑

• 첫째, 나이가 들면서 **멜라토닌의 분비량이 준다**고 학자들은 믿고 있다. 앞에서도 설명했듯이 멜라토닌은 졸린 기분을 가져다주는 화학물질이어서, 그 물질이 넉넉지 않으면 잠이 안 오고 정신은 말똥말똥해지는 것이다.

• 또 하나의 중요한 이유로 학자들은 나이 든 사람들의 **부족한 신체적 운동과 충분치 못한 두뇌의 사용**을 꼽는다. 몸과 마음이 어느 정도 노곤해져야 잠이 잘 오는 것이다.

• **좀 엉성해진 몸속의 시계가 잠을 불러들이는 데 협조를 안 한다.** 우리 몸속에는 꽤나 예민한 생물학적 시계가 시상하부(視床下部)라는 두뇌의 내분비기관 속에 자리 잡고 있다. 이 시계는 우리 몸속의 리듬을 맞춰 주는 임무를 가졌다. 마치 마을사람들이 동네의 시계탑 시간에 맞추어 하루 일과를 치르듯 온몸의 리듬이 우리의 생물학적 시계에 의존하고 있는 것이다.

예를 하나 들자면, 긴급 상태를 우리 몸이 처리하는 데 필요한 코르티손이라는 호르몬이 하루에 30mg이 필요하다고 가정하면, 우리의 생물학적 시계가 조정을 하여 위험하고 힘든 하루의 활동이 시작되는 새벽 이전에 20mg을 생성하게 하고, 나머지 10mg은 늦은 오후 무사히 안전한 집(옛날에는 동굴)에 돌아올 무렵에 분비함으로써 하루 종일 그 화학물질이 적절하게 우리 몸에 공급이 되게 하는 것이다. 그 시계는 물론 우리 몸의 온도의 변화, 밥 먹을 시간, 잠들 시간, 잠에서 깰 시간 등을 조절하는데, 나이가 들면서 그 시계의 예민함이 좀 엉성해지는 것이다. 모든 일이 시간에 맞추어 시행되는 것을 조정하던 시계가 그 정확성을 잃으면, 잠을 비롯한 몸의 많은 일과는 제때에 치르기가 힘들어진다. 망가진 시계탑이 마을 사람들의 규칙적인 일과를 어렵게 만드는 것과 같다.

• **잠을 오게 하는 호르몬 멜라토닌과 일광과는 깊은 관계가 있다.** 아마 그렇기 때문에 멜라토닌을 분비하는 송과샘은 시신경이 교차하는 곳의 바로 옆에 위치하고 있는지도 모른다. 그러나 많은 노인들처럼 하루 종일 햇빛을 안 보든지, 별로 많이 보지 않는다면 송과샘이 어두워졌다는 것을 알 도리가 없다. 따라서 낮에 햇

빛을 많이 보지 않은 사람은 잠 잘 때가 되어도 잠이 잘 안 올 수가 있는 것이다.

• **일단 잠이 든 이후에 잠에서 쉽게 깬다.** 중 · 노년층의 사람들은 앞에서도 이야기 했듯이 제3, 4 단계의 잠이 짧아지고, 제1, 2 단계의 잠이 길어진다. 따라서 그들은 툭하면 잠에서 깨는 것이다. 몸이 괴로워서 깨지 않았다면 대개 금방 다시 잠들 수가 있지만, 어디가 아프거나 괴로워서 깨었다면 다시 곧바로 잠드는 것이 어려울 수 있다. 불행히도 그 나이에는 몸의 여기저기가 쑤시고 아프기 마련이어서, 나이든 사람의 상당수가 잠을 자다가 깨어서 고생을 하는 것이다. 몸이 아프지 않더라도 우울증이나 신경과민증에 시달리는 사람은 일단 잠이 깬 후에 이런저런 걱정을 하며 잠을 못 이루는 경우가 많다.

불면증이란 무엇인가?

우리는 졸리지 않아서 잠에 못 드는 증세와 자다가 깨어서 잠을 충분히 못 자는 증세를 합하여 불면증이라고 한다. 불면증은 여러 가지의 이유가 있을 수 있기 때문에 그 이유를 집중적으로 치료해야 불면증에서 벗어날 수 있다. 불면증을 방조하는 요인을 열거해 보면 다음과 같다.

■ **불면증과 관계가 깊은 병과 증세는 여러 가지가 있다.**

관절염, 골다공증, 암, 소화기관 장애, 속쓰림(heartburn), 위산역류증, 또는 위식도역류질환(GERD · Gastro-Esophageal Reflux Disease), 치매, 파킨슨병, 심장병, 호흡기병, 말초순환의 문제, 갱년기의 증세 등이다. 이 모든 문제가 잠드는 것을 방해할 수 있고, 또 자는 사람을 잠에서 깨울 수도 있다. 1996년에 미국수면재단이란 공익단체에서 시행한 조사에 의하면 통증 때문에 불면증이 있는 사람의 30%가 관절염 때문이라고 대답했다. 50세 이상만 따져보면 그 수가 60%로 늘어난다. 50세 이상의 사람들은 통증으로 인해 하루 평균 2.2시간의 잠을 설쳤는데, 이것은 한 달에 약 열흘 밤 이상 잠을 설친 셈이니 상당한 피해가 아닐 수 없다.

■ 불면을 촉진하는 다른 요인

① 심한 스트레스

② 우울증

③ 신경과민

④ 카페인

⑤ 저녁 늦게 하는 운동

⑥ 불규칙적인 근무시간

⑦ 음주와 흡연

⑧ 의사 처방에 의해 복용하는 여러 가지 약

■ 해결책

①, ②, ③은 적절한 정신질환 치료를 받아서 그 요인을 제거 내지 감소해야 한다. ④는 카페인이 들어있는 음료수를 저녁식사 이후 피함으로써 그 요소를 제거할 수 있다. ⑤와 ⑦은 자기 전에 적어도 2 시간 동안은 식사, 운동, 음주를 피하는 것이 몸에도 좋고, 잠드는 데도 좋다. 흡연은 건강에 중요한 모든 것을 어렵게 만드는 요인으로 수면도 방해한다. 적어도 취침 전 한 시간 동안은 금연을 하는 것이 좋다. ⑧은 진통제, 혈압약, 항우울제 등 여러 약이 수면을 방해할 수 있으니 담당 의사나 약사하고 의논해 보는 것이 좋다.

■ 정상적인 수면을 방해하는 특수 요인들

수면무호흡증은 위험한 문제이다

■ **코 골기와 호흡장애** : 코는 남녀가 다 골고 젊은 사람도 골지만, 이것도 역시 나이를 먹으면서 더 심해진다. 과체중이나 비만을 가진 중년층에 코고는 사람이 더 많다. 그것은 그들의 목에 살이 쪄 숨길을 눌러서 좁게 하기 때문이다. 그러나 노인들에게는 체중이 그렇게 중요한 것 같지 않다. 아마도 그들의 숨길을 지탱하는 근육이 약해졌기 때문에 몸무게의 도움 없이도 공기 통로가 틀어막힐 수 있다고 학자들은 믿고 있다.

코 고는 사람은 물론 옆 사람의 수면도 방해하지만, 사실은 코 고는 줄도 모르고

자는 본인의 피해는 훨씬 더 크다. 그 이유는 코를 크게 골면서 잠깐씩 숨을 멈출 때가 있기 때문이다. 코를 골다가 가끔씩 코 고는 것을 멈췄다가 또 고는 사람을 독자들은 많이 목격했을 것이다. 코를 안 고는 그 잠간 동안 숨을 아예 안 쉬었을 가능성이 높다. 이런 사람 중 많은 수가 소위 수면무호흡증(sleep apnea)이라는 문제를 가진 사람들이다. 이 사이클이 밤새 계속되면 호흡 부족으로 인하여 혈중 이산화탄소가 높아지고, 산소가 낮아져 자는 동안 환자는 심장의 박동 문제 등 매우 위험한 고비를 맞을 수도 있다.

그뿐만 아니라 이런 사람은 아침에 일어나도 잠을 충분히 잔 기분이 안 든다. 정말 문제가 되는 것은 그 다음 날 낮이다. 출근을 해서 바쁘게 움직여야 할 사람이 졸려지는 것이다. 직장에서의 능률이 떨어질 뿐만 아니라 운전 등 여러 가지 안전 문제도 생긴다. 그 밖에도 이 증세를 가진 사람은 심장병, 뇌졸중 등 위험한 병을 일으킬 가능성이 높다. 물론 코 고는 사람이 전부 호흡장애를 일으키는 것은 아니지만, 코를 심하게 고는 사람 중에서 가끔 숨을 못 쉬다가 헐떡거리며 순간적으로 깼다가 금방 다시 코를 고는 사람이 있으면 전문의한테 가서 확실한 진단을 받아야 한다. 수면무호흡증은 일단 진단이 되면 비교적 간단한 치료를 받고 그 문제를 해결할 수 있다.

■ 가만히 못 있는 다리

다리 문제 때문에 못 자는 자람. 나이가 들어가면서 다리와 발이 간질간질하거나, 무엇이 꼭 기어다니는 듯한 느낌이 들거나, 쿡쿡 찌르는 듯한 기분, 또는 저린 듯한 감각 등 애매한 증세를 일으키는 사람이 많아진다. 답답하여 발과 다리를 이리저리 움직이면 증세가 없어진다. 그러나 그 증세는 가만히 앉아있으면 금방 다시 돌아온다. 이런 증세를 가진 사람이 밤에 잠들기란 퍽 어려운 일이다. 이런 문제를 하지불안증후군(Restless Leg Syndrome), 또는 RLS라고 부른다. 그것의 사촌쯤 되는 PLMD(Periodic Leg Movement Disease: 주기적으로 다리를 움직이는 병)는 RLS와 비슷하나, 깨어 있을 때는 아무 일이 없다가 잠이 들면 발과 다리를 1분에도 두서너 번씩 움직이고 발길질을 하는 증세이다. 물론 잠을 계속해서 잘 잘 수 있을 리가 없다. 왜 이런 징후가 일어나는지는 아직 잘 알려지지 않고 있으나 특효약은 발견된 상태이다. 바로 파킨슨병에 쓰는 약이다. 물론 신경내과나 일반 내과의 검진을 받고 치료를 받아야 한다.

잠을 잘 자는 데 도움이 될 주요 지침

정상적인 잠은 두뇌의 습관과 반사작용이 큰 몫을 한다. 그렇기 때문에 두뇌한테 오해를 받을 만한 행위는 삼가야 한다. 규칙을 좋아하는 두뇌를 혼란시켜서 좋을 것이 없기 때문이다.

• 잠자리에 누워서 독서, 텔레비전 시청 등 다른 일을 해서는 안 된다. 두뇌가 그것을 알면 다음에 같은 자리에 누우면 또 독서하는 줄 알고 잠을 쫓아 버릴 수가 있다. 잠자리에는 잠 잘 때에만 들고 들자마자 불을 꺼야 한다.

• 두뇌는 일정한 시간을 정해 놓는 것을 좋아한다. 잠도 되도록 일정한 시간에 자도록 하는 것이 좋다.

• 일단 잠이 들면 햇빛이 환해질 때까지 일어나지 않는 것이 좋다. 만일 어두울 때 일어나서 더 자지 않으려면 두뇌가 혼동하지 않게 밝은 불을 켜고 앉아 있는 것이 좋다. 그리고 낮에는 되도록 햇빛이 밝은 곳에서 어느 정도의 시간을 보내는 것이 좋다. 그래야 어두워지면 두뇌가 어두워진 것을 확실히 알게 되고, 따라서 멜라토닌을 분비하여 밤에 졸음을 보내주게 된다.

• 카페인을 피한다. 커피에만 카페인이 들어 있는 것이 아니다. 초콜릿, 차에도 들어있고 음료수, 감기약, 진통제 등에도 들어 있을 가능성이 있다. 적어도 저녁 식사 이후에는 카페인을 피한다.

서곡만 듣는 음악회

• 술을 많이 마시면 잠이 잘 오는 것 같지만 사실은 제3, 4 단계와 렘 단계가 거의 없어진다. 주로 1, 2단계의 잠만 자게 되는 것이어서 자고 나도 피곤할 때가 많다. 마치 서곡으로 끝나 버리는 음악회처럼 될 수가 있다.

• 흡연은 새벽잠을 개운치 않게 만든다. 자면서도 니코틴에 인이 박혀 무의식적으로 깨게 되는 것이다.

• 매일 20분 내지 30분 운동을 하면 잠에 좋다. 잠자기 5, 6시간 전에 운동을 하면 제일 좋고 잠자기 2시간 이내에 운동을 하면 오히려 잠을 쫓아버릴 수 있으니 주의해야 된다.

• 잠자리에 들기 전에 긴장을 좀 푸는 시간을 갖는 것이 좋다. 샤워나 목욕을 하고 조용한 음악을 들으며 재미있고 유익한 책을 보는 것도 잠자리에 드는 데 도움이 된다.

• 일반적으로 오래 계속되는 불면증 때문에 잠 오는 약을 복용하는 것은 피해야 한다. 수면제의 대부분이 습관성 화학물질이기 때문이다. 꼭 약을 먹어야 되겠다고 생각한다면 습관성이 없는 항히스타민제나 믿을 만한 회사가 화학적으로 합성하여 제조한 멜라토닌을 먹는 것이 안전하다.

앞에 나온 여러 가지를 다 시도해 보았는데도 잠을 잘 못 잔다면 "내가 잠을 자려고 너무 심하게 노력하는 것이 아닌가?" 하고 한번 자문해 보는 것도 생각해 볼 일이다. 모든 일에는 순리가 있는 법이고, 무엇이든 극도로 갈망하면 될 일도 안 되는 수가 있기 때문이다.

백방으로 건강을 돕는다는데도 왜 피하려만 하나?

제24장

운동 이야기

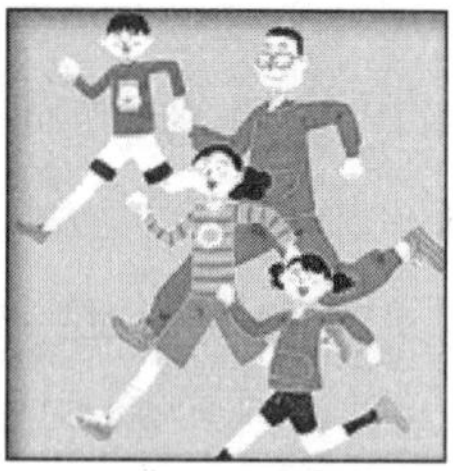

운동의 혜택을 보지 않는 부분은 우리 몸에 하나도 없다고 해도 절대로 과언이 아니다.

웬만큼 중요한 기관은 예외 없이 운동의 큰 수혜자인 것이다. 그렇기 때문에 독자들은 이 책을 읽으면서 운동이 건강에 좋다는 말을 여러 곳에서 접했다. 고혈압을 이야기할 때, 당뇨병 이야기를 할 때, 체중을 이야기할 때, 그리고 심장에 대한 이야기를 할 때도 그런 이야기가 나왔다. 그러나 그렇게도 여러모로 우리 몸에 좋은 운동인데도 조사를 해보면 불과 1/4의 인구만이 이 운동을 정기적으로 하고 있다는 것이다. 의사의 입장에서 볼 때 참으로 답답하고 안타까운 일이 아닐 수 없다. 이 장에서는 그렇게 좋다는 운동에 대하여 좀 더 자세히 알아보며 다시 한번 정리해 보기로 한다.

운동은 왜 좋은가?

우리가 운동을 꼭 해야 되는 열네 가지 이유

① 운동은 우리 몸의 기초대사율(BMR · basal metabolic rate)을 올려준다. 기초대사율이란 우리 몸이 쉬고 있을 때 소모하는 열량의 크기를 이야기한다. 우리가 아무리 쉬고 있어도 우리 몸 안에 있는 수천수만 가지의 조직은 늘 계속 움직이

고 때문에 에너지(열량)를 어느 정도 소모하고 있다. 그런데 적절한 양의 운동을 하고 나면 운동이 끝나고도 적어도 몇 시간 동안은 기초대사율이 약 30% 증가하고, 그 후 24시간 동안은 10% 정도 증가한다. 가만히 앉아서 에너지를 소모한다는 말이다. 그렇기 때문에 경제사정이 좋지 않은 사회에서는 운동하는 것이 큰일이다. 간신히 끼니를 때우고 어렵게 생산한 몸속의 에너지를 그렇게도 쉽게 소모해 버리니 말이다. 그러나 경제가 어렵지 않은 사회 사람들은 운동을 하여 여러 가지 유익한 혜택을 보는 것이 틀림없다.

• 우리 몸의 에너지를 가만히 앉아서 추가로 소모한다는 것은 과잉지방질을 덤으로 더 빨리 태워버리는 것이다.

• 기초대사율이 10% 늘었다는 말은 쉬고 있는 상태에서도 모든 기관이 10% 정도 더 빨리 움직이고 있다는 이야기가 된다. 예를 들어서 심장이 운동하기 전에는 1분에 6,000cc의 피를 펌프질해서 대동맥으로 내보냈었다면, 운동 후에는 적어도 하루 동안은 1분에 6,600cc를 펌프질한다고 볼 수 있다. 이 변화가 심장의 근육과 폐를 움직이는 근육 등에 가져다주는 혜택은 지방질 몇 술을 몸에서 잃어버린 것에 비할 수 없이 큰 것이다. 우리가 쉬고 있는 동안에도 그만한 운동을 이 중요한 기관이 해 주었다는 이야기가 되기 때문이다.

② **운동은 우리의 심장 근육을 튼튼히 해 준다.** 운동을 하고 있는 동안에도 물론 심장의 근육은 일을 훨씬 더 하게 된다. 그것은 우리 몸의 모든 조직과 기관들이 필요로 하는 증가된 열량수요를 충족시키기 위하여 그만큼 증가된 영양소와 산소를 담은 피를 펌프질해 주어야 되기 때문이다.

③ **운동은 우리 몸의 중요한 근육들을 튼튼하게 해 준다.** 우리의 근육은 쓰지 않으면 흐느적흐느적한 존재로 변하고 만다. 영어로 "Use them or lose them.(쓰지 않으면 잃게 된다.)"라고 하며 이 점을 강조하듯이 안 쓰면 아예 쓸모가 없는 존재가 되어버리는 것이다. 운동을 하면 근육이 다시 단단해지고, 몸은 시쳇말로 '몸짱' 이 되어 모양새가 더 좋아진다. 그러나 가장 큰 이득은 아무도 눈으로 볼 수 없는 몸 깊숙한 곳에서 벌어지고 있는 것이다.

④ 근육의 움직임은 혈당과 핏속의 인슐린을 내려준다. 그것은 세포가 핏속에 있는 당을 쏙쏙 섭취하기 때문이다. 제6장에서 자세히 다루었듯이 세포 속으로 당을 넣어 주는 데는 인슐린이 세포에 달라붙어서 도와야 한다. 운동하기 전에는 비실비실하던 인슐린도 근육이 운동을 하자 그 기능을 보란 듯이 발휘하는 것이다. 운동이 세포의 인슐린 저항성을 내려주기 때문이다(〈그림 24-A〉 참조).

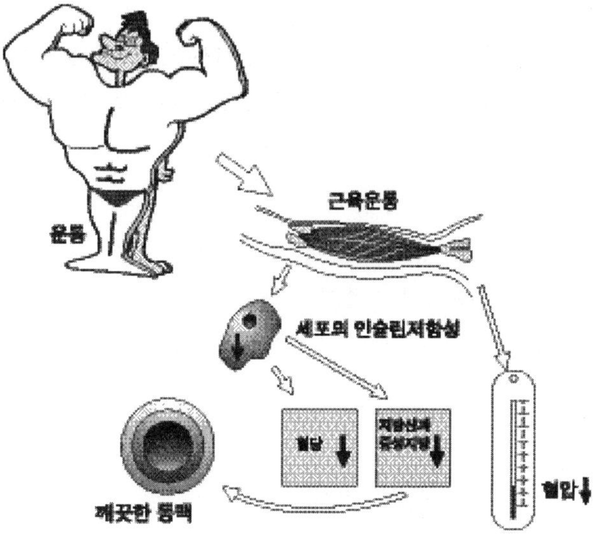

〈그림 24-A〉 운동의 여러 가지 혜택

⑤ 지방산과 중성지방의 감소는 혈중 인슐린의 감소가 가져오는 또 하나의 중요한 혜택이다.

⑥ 운동은 좋은 콜레스테롤의 양을 증가시키고, 따라서 여러 질병들의 근원이 되는 동맥 벽 속에 들러붙는 플라크의 형성을 저지하는 것을 돕는다.

⑦ 운동은 우리의 관절과 뼈를 튼튼히 해 준다. 사실 쓰지 않으면 없어지는 것은 근육에만 국한되지 않는다. 우리의 관절도 마찬가지다. 안 쓰면 뻑뻑해진다. 윤활제가 감소되고 아예 아교로 붙여버리듯 굳어 버리고 마는 경우도 간혹 있다. 우리가 모든 관절을 정기적으로 골고루 움직여만 주어도 퇴행성관절염을 어느 정도

막을 수 있을 것이다. 관절과 거기 붙은 힘줄, 연골, 그리고 인대만 잘 움직여준다면 우리 몸은 많은 유연성을 되찾게 된다. 힘은 튼튼한 근육 자체에서 오지만 유연성은 관절과 그 부속 조직이 좌우하는 것이다.

⑧ 체중을 줄이는 데 도움이 된다. 물론 운동을 얼마나 하느냐에 따라 체중이 감소되는 양은 다르지만 정기적인 운동이야말로 몸무게를 줄이는 가장 이상적인 방법이다.

⑨ 운동은 노화를 지연시키고 많은 병을 방지하는 것을 돕는다.

⑩ 운동은 혈압을 내리고, 또는 고혈압을 예방하는 데 도움이 된다.

⑪ 운동은 암의 발생률을 내리게 할 수 있다.

⑫ 운동은 기분을 좋게 해 준다.

⑬ 운동은 자부심을 키워준다.

⑭ 운동은 스트레스 해소에 좋다.

이 모든 이득은 우리가 적절한 운동을 정기적으로 지속할 때에 우리 것이 될 수 있는 것이다.

적절한 운동이란 무엇을 의미하나?

적절한 운동이란 별것 아니다.

여기서 우리가 이야기하고 있는 운동은 대단한 운동이 절대 아니다. 건강을 위한 운동이란 적어도 그 운동을 함으로써 우리 몸이 쉬고 있을 때에 비하여 산소를 더 소모하게끔 하는 동작이면 충분하다. 다시 말해 우리가 여기서 말하고 있는 운동은 가만히 앉아있거나 누워있지만 않으면 되는 것이다. 물론 몸의 조직체가 산소를 보통 때보다 되도록 더 많이 소모하게 만드는 운동일수록 운동으로서의 효과는 더 높아진다. 그러니까 뛰는 것이 걷는 것보다 더 운동으로서의 효과가 있고, 줄넘기하는 것이 맨손체조를 하는 것보다 더 효과가 있다. 그러나 사실상 운동 효과의 비교는 무엇을 몇 분 동안 했느냐를 종합적으로 따져보아야만 알 수 있다.

〈표 24-1〉을 참조하며 예를 하나 들자면, 아무리 산소의 소모가 적은 걷기 운동이라도 30분 동안 계속하면, 더 과격한 운동인 뛰는 운동을 10분 동안 하는 것보다 열량의 소모 면에서 약간 앞선다는 계산이 나온다.

50킬로의 체중인 사람이 30분을 걸으면 80k칼로리를 소모하는데, 같은 사람이 10분 동안 서서히 뛰면 73k칼로리를 소모하는 것이다.

그러므로 아무 운동이나 자신이 할 수 있는 것을 골라서 충분한 시간 동안 하면 되는 것이다.

운동에는 어떤 종류가 있나?

■ **천천히 뛰기**(시속 8.8킬로): 보통 사람이 감당할 수 있는 속도이다. 그러나 전에 뛰어본 경험이 없는 중년이나 노년기의 사람은 되도록 뛰는 것은 삼가는 것이 좋다. 장점은 역시 고도의 산소를 소모하는 운동이어서, 30분만 뛰어도 70킬로의 체중을 가진 사람이 330k칼로리를 소모하게 되고, 쉽게 "최고 맥박"을 성취할 수 있어서 심장운동에 좋다. 단점은 보통사람한테 좀 과격한 운동이다. 발, 무릎, 다리 등을 다칠 가능성이 많다. 경험이 없거나 준비가 부족한 사람은 심장마비 등 위험한 사고를 당할 가능성이 늘 존재한다.

■ **빨리 뛰기**(시속 16킬로): 30분 동안에 70킬로인 사람이 무려 660k칼로리를 소모하는 효과적인 운동이다. 그러나 훈련이 안 된 보통 중년층의 대부분이 할 수 있는 종류의 운동은 아니라고 본다.

■ **고정자전거 천천히 타기**(시속 9.6킬로): 이것은 악천후에 관계없이 집에서 언제든지 할 수 있는 운동이다. 놀라는 독자도 있으리라 생각하지만 열량의 소모 면에서는 천천히 걷는 운동과 맞먹는다. 70킬로의 사람이 30분에 120k칼로리를 소모한다. 장점은 거의 누구나 할 수 있고 날씨에 구애받지 않는다. 음악을 들으며 또는 텔레비전을 보며 할 수 있는 운동이다.

■ **고정자전거 빠르게 타기**(시속 19킬로): 천천히 탈 때보다 거의 2배의 열량

을 소모하게 되는 장점은 있으나, 그 속도를 30분간 지속한다는 것은 보통 사람에게는 퍽 어려운 일이다. 천천히 타다가 가끔씩 속도를 올려보는 것이 아마 덜 지루하고 유익할 것이다. 많은 사람들이 이 운동기구를 그렇게 사용하고 있다.

■ **줄넘기**: 비교적 열량을 많이 소모하는 운동이다. 장점은 장소와 날씨에 구애를 안 받는다는 것이고, 여행 중에도 쉽게 할 수 있는 운동이다. 열량 소모는 서서히 뛰는 운동보다 조금 더 많다. 뛰는 사람이 사정이 있어 못 뛸 때 옥내에서 뛰기 대신 할 수 있는 운동이다.

■ **수영**(천천히, 1분에 75미터): 열량을 소모하는 데 있어서는 천천히 걷는 것과 천천히 고정자전거 타는 것보다 약간 많은 140k칼로리(70킬로 체중, 30분간)이다. 장점은 팔과 다리의 운동을 다른 운동에 비교해 임의적으로 조절할 수 있다는 점, 추운 날에도 할 수 있다는 점, 물치료법〔水治療法 · hydrotherapy〕의 혜택도 한꺼번에 받을 수 있다는 점이다. 단점은 수영장에 매 주 네다섯 번씩 간다는 것이 보통사람한테는 쉽지 않은 일이다.

■ **테니스**(단식): 열량은 많이 소모하는 편이어서 200k칼로리(70킬로 체중, 30분간) 정도 되지만, 나이가 들면서 계속하기가 점점 힘들어지는 운동임에 틀림없다. 그리고 한 주일에 적어도 네 번은 해야 된다고 하면 그럴 수 있는 사람의 수는 별로 많지 않으리라 생각한다.

■ **골프**(걸어서 18 홀): 칼로리 소모량은 보통 걷는 것보다 좀 많은 편이어서 체중 70킬로인 사람이 한 시간에 약 350k칼로리를 태울 수 있다. 장점이라면 한 번 시작하면 적어도 거의 다섯 시간이 걸리는 운동(네 시간 걷고 한 시간 서성거린다는 가정하에)이기 때문에 1,400k칼로리란 비교적 많은 열량을 태운다는 점이다. 단점은 그늘집(골프장 스낵 · 휴게소), 그리고 19홀(클럽하우스) 등지에서 섭취하는 열량을 다시 넣어서 계산하면 거의 밑지는 장사가 된다. 비용 또한 문제가 된다. 1k칼로리 당 적어도 150원을 주고 소모한다면 적은 돈이 아니고, 1주일에 서너 번 치기란 매우 어려운 운동임에 틀림없다. 이 운동은 건강을 위한 것보다는 역시 여건을 갖춘 사람들의 취미활동과 사교에 더 가치가 있다고 본다.

■ **천천히 걷기**: 50킬로 체중인 사람이 삼십분 걸으면 80k칼로리를 소모하게 된다. 체중 70킬로의 사람은 120k칼로리를 30분에 태우게 된다. 누구나 할 수 있는 운동이어서 의사가 제일 많이 권장하는 운동이다. 무리가 안 되는 운동이어서 부담을 가질 이유가 없다. 속도를 차차 늘릴 수가 있어서 유연성이 있는 운동이다. 안전하고 어렵지가 않아서 거의 매일 할 수 있다.

■ **조금 빠르게 걷기**: 천천히 걷다가 익숙해지면 속도를 조금 더 낼 수 있다. 사실은 한 번 걸을 때 반은 천천히, 그리고 반은 빨리 할 수도 있다. 빨리 걸으면 50킬로의 체중인 사람이 30분에 105k칼로리, 70킬로 체중인 사람이 160k칼로리를 소모할 수 있는 매우 효과적인 운동이다.

이 모든 운동은 간단한 몸 풀기 동작으로 몸을 준비시키는 소위 준비운동을 한 다음에 시작하는 것을 원칙으로 한다.

운동의 종류별로 각각 다른 열량 소모량을 보여주는 〈표 24-1〉을 참고하기 바란다.

〈표 24-1〉 운동과 에너지(k칼로리) 소모량

운동 종류	체중 48킬로인 경우	체중 71킬로인 경우	체중 96킬로인 경우
	시간당 소모량	시간당 소모량	시간당 소모량
고정자전거(보통 속도)	160 k칼로리	240	312
고정자전거(빠른 속도)	270	410	534
조깅(시속 11킬로)	610	920	1,230
줄넘기	500	750	1,000
뛰기(시속 8킬로)	440	660	1,000
뛰기(시속 16킬로)	850	1,280	1,664
수영(천천히)	185	275	358
수영(빠르게)	325	500	650
테니스	265	400	535
걷기(천천히)	160	240	312
걷기(조금 빨리)	210	320	416
걷기(빨리)	295	440	572

누구나 할 수 있는 걷는 운동

다리, 무릎, 발과 엉덩이 관절에 별 문제가 없는 사람이면 거의 누구나 즐길 수 있는 운동이다. 이 운동을 할 때에 항상 마음속에 새겨 두어야할 중요한 두 가지가 있다.

웰빙을 향해 걷는다.

• 첫째, "이 운동의 제일 중요한 장점은 나의 근육과 관절이 마음껏 움직일 수 있는 기회를 가질 수 있다는 것이다. 그러므로 나는 앞으로 30분 동안 나의 모든 근육과 관절을 골고루 운동을 시키리라."

• 둘째로, "이 운동을 통해 나의 심장을 좀더 빨리 뛰게 하여 심장운동을 할 수 있기 때문에 매우 중요한 것이다."

30여분간의 걷는 운동을 하는 동안 이 두 가지를 꼭 기억하여 충실하게 실천할 것을 다짐하는 것이다.

모든 것을 움직여준다.

• 근육과 관절: 우선 팔을 팔목에서 70도 내지 90도의 각도로 굽히고 가볍게 주먹을 쥔다. 걸으면서 팔을 굽힌 채 팔목을 여러 각도와 방향으로 움직여 준다. 움직이는 방향을 앞뒤와 좌우로 교대하며 바꿔 준다. 좌우로 움직일 때 어깨에 특히 치중한다. 팔이 뒤와 옆으로 가는 거리도 점점 길게 하여 관절과 근육들이 움직이는 것을 본인이 느껴본다. 약 5분 후에 굽힌 팔을 펴고 팔뚝을 떨어트린 채 여러 방향으로 팔을 움직이며 걷는다. 다리도 마찬가지로 가끔 4, 5분씩 무릎과 넓적다리를 치켜올리면서 걷는다. 마치 독재주의 국가들의 병정들처럼 말이다. 모양새가 좀 이상하더라도 사람들이 운동을 하는 줄 다 알고 있을 것이니 크게 신경 쓸 필요는 없다. 단, 입을 최대한으로 벌렸다 닫았다 하는 얼굴의 근육운동은 모르는 사람들 앞에서 하기는 좀 적절치 않을 수 있으니 아무도 없을 때나 집에서 혼자 하면 되겠다. 운동을 하면서 늘 생각하라. 또 무슨 근육을 움직일까 하고. 배의 근육도 걸으면서 끌어들였다, 내보냈다 할 수 있다. 한 번 끌어들였으면 적어도 30초 동안은 끌어들인 자세를 유지하는 것이 좋다.

• 심장 운동: 여러 근육과 관절을 움직이는 운동 자체가 몸의 산소 수요량을 올림으로 심장은 벌써 보통보다 더 많은 일을 하게 된다. 따라서 걷기 시작만 해도 심장은 어느 정도의 운동을 하고 있는 것이다. 그러나 전문가들은 심장은 적어도 한 주일에 몇 번씩 그것보다 훨씬 강도가 높은 운동을 해야만 심장 근육이 후년의 건강을 뒷받침해 줄 수 있을 정도로 튼튼해진다고 말하고 있다. 즉 우리들의 심장은 '최대 맥박 수' (최대 심장박동수 · maximum heart rate)를 이룰 만큼 빨리 뛰어야 충분한 효과를 낼 수 있는 것이다. 최대의 맥박이란 220에서 자기 나이를 뺀 것이다.

나이가 55세면 최대 맥박이 1 분에 165다. 대개 그 맥박의 60% 내지 80%를 성취하는 것이 목표이다. 그러므로 위의 예에서 99 내지 132가 목표의 맥박이 된다. 이런 운동을 처음 하는 사람들은 60%부터 시작하는 것이 안전하다. 예를 들어 55세의 이 사람은 걷는 운동의 마지막 10여분 동안에 속도와 운동량을 올려서 맥박이 1분에 99까지 올라가게 걸어 보는 것이다. 그것을 성공적으로 끝내고 집으로 돌아와서 심호흡과 얼굴의 근육 운동을 약 5분간 하고 샤워를 한다. 그때에 느끼는 쾌감은 분명 엔도르핀의 분비와 관계가 있는 것이다.

■ 걷는 운동을 할 때 유의할 점

• 편한 신발을 신어라. 발이 편해야 이 운동에 성공한다. 원래 안전도가 높은 운동이지만 편한 신발은 안전도를 더 높여준다.

• 물병을 가지고 다녀라. 중년과 노년은 탈수를 잘 일으키기 때문에 물을 충분히 마셔야 한다. 날씨가 더우면 물병은 필수 품목이다.

• 걷는 동안 가슴이 답답하거나 가슴이 아프면 운동을 중지하고 의사의 지시에 따라야 한다.

• 걷는 동안 숨이 차면 운동의 강도를 줄여야 된다는 경고다.

• 맥박을 목표만큼 올렸을 때에 걸으면서 말을 못 할 정도로 숨이 가쁘면 그 목표를 좀 내려야한다는 표시이다. 목표를 당초 걸었던 목표에서 10% 정도 내리는 것이 좋다. 앞의 예에서 목표 맥박을 99에서 89로 내리는 것이다. 운동을 계속하

면 반드시 목표를 다시 99로, 그리고 116으로 올릴 수 있는 날이 올 것이다.

• 운동은 가능하면 식전에 하는 것이 좋다. 식 후 두어 시간은 몸이 몹시 바쁜 시간이다. 너무 한꺼번에 몸에 일감을 주는 것은 피하는 것이 좋다.

• 날씨가 매우 덥거나 추우면 집안에서 근육과 관절 운동을 하는 습관을 익힌다. 고정자전거나 트레드밀(런닝머신)이 집에 있다면 물론 아무 문제가 없지만, 그렇지 않더라도 집안에서도 얼마든지 근육과 관절운동을 충분히 할 수 있다. 밖에서 걸을 때 하던 모든 동작의 순서를 그대로 집안에서 하는 것이다. 물론 공간이 충분치 않기 때문에 제자리걸음 등으로 하반신 운동을 대신하게끔 해야 되는 제한은 있지만, 운동의 양은 옥외에서 할 때보다 줄여야 할 이유는 없다. 집 밖으로 나갈 수 없다고 해서 줄넘기나 팔굽혀펴기 같은 너무 과격하고 힘드는 운동을 시도하는 것은 무리일 수도 있다.

• 뒤로 걷는 동작은 앞으로 걸을 때와 비하여 다른 그룹의 근육을 많이 사용하게 되므로 그 운동도 가끔씩 정기적으로 해야 된다고 추천하는 사람들이 있다. 틀린 소리는 아니지만 나이 든 사람은 위험할 수도 있으니 피하는 것이 좋다. 아무리 건강에 좋은 것이라도 노인이 넘어져서 입는 피해를 보상할 정도로 좋은 것은 이 세상에 없다.

운동이 가져올 수 있는 위험

부담 주는 운동은 해로울 수 있다.

운동은 몸에 부담이 가지 않는 한 많이 하면 많이 할수록 좋다. 그러나 그 부담이라는 말이 의미심장한 말이다. 운동의 종류나 양이 힘겨울 때 따라올 수 있는 부담은 여러 가지로 나타날 수 있는 것이다.

• 운동하는 동안이나 직후에 몸이 지친다면 운동이 몸에 부담이 되었다는 징후이다.

• 운동을 끝내고 나서 "(지루하거나 힘든 운동이)끝나서 좋다"는 감이 먼저 들

면 아마도 운동의 양이 본인의 힘에 걸맞지 않게 많았다든가, 또는 건강상태나 기타 여건이 행한 운동에 적절하지 않았었다는 징후일 가능성이 높다.

• 걷는 운동에서도 말했듯이 운동이 신체적인 고통이나 불편함을 느끼게 하면, 그것은 운동의 강도나 시간을 줄이라는 신호이다.

• 과격한 운동을 불규칙한 빈도로 시행할 때 무리가 뒤따르기 쉽다.

• 건강상태가 나쁘게 변했을 때 전과 똑같은 강도와 시간으로 운동을 하면 무리가 될 수 있으니 각별한 주의 및 담당의사와의 상담이 필요하다.

• 새로운 약을 처방 받았을 때도 담당의사의 지시하에 전에 하던 운동을 다시 계속한다. 특히 심장을 위한 약이면 더욱 그렇다.

• 전에 하던 똑같은 운동도 기온이 급격하게 변했을 경우 몸에 부담이 될 수 있다. 몹시 더울 때 특히 더욱 그렇다.

• 운동을 한다는 것 자체에만 너무 집착하여 위험할 수 있는 요인을 감안 못하면 무리를 불러올 수 있다.

운동은 언제 시작하더라도 절대로 너무 늦지 않다.

이 장을 끝내면서 꼭 하고 싶은 말은 운동은 누구한테도, 그리고 언제이건 시작하기에 너무 늦지 않았다는 사실이다. 물론 운동은 오래하면 오래 할수록 좋지만, 운동을 마지막으로 한 것이 고등학교 체육시간 때이었던 사람이나, 두 달 전에 운동을 중지했다가 다시 시작하는 사람이나 앞으로 운동에서 혜택을 얻을 수 있다는 점에서는 조금도 다를 바가 없기 때문이다.

제25장

정기 건강검진의 위력

정기 건강진단

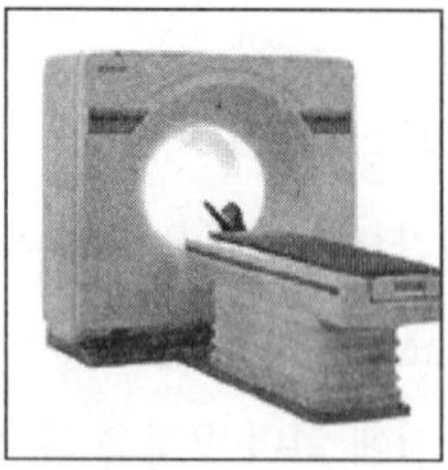

병은 대체로 진단을 빨리 할수록 좋다

이것은 가능한 한 손을 빨리 씀으로 해서 병의 상태가 나빠지기 전에 그것을 바로잡아 놓을 수 있는 경우가 많기 때문이다. 진단은 병의 증세가 뚜렷하게 나타날 때까지 기다리면 대개 너무 늦다. 따라서 진단은 적어도 자각증세나 몸에서 비정상적인 일이 일어나기 전에 내려져야 한다. 그러기 위해서는 정기적으로 건강상태를 믿을 만한 병원에서 검진을 받아야 한다. 그러나 검진은 주먹구구식으로 해서는 오히려 해로울 때가 있다. 정확하고 바람직한 검진은 경험 있는 의사의 지시하에서만 이루어진다.

환자가 이것저것 남한테서 들은 대로 병원에 가서 주문을 하여서 하는 검진은 시간낭비, 돈 낭비로 끝나기 쉽다. 이상적인 검진은 연령, 성별, 본인의 병력, 가족의 병력 등을 충분히 고려하여 유발 가능성이 가장 높은 중요한 질환들의 유무를 신빙성 있게 가려줄 수 있는 검사를 선택하여 체계적으로 시행하는 것이다. 그러나 세상에 알려진 모든 병들을 대상으로 한다는 것은 비현실적이고, 또 사회의 제한된 시설과 자원이 허락을 안 한다. 따라서 조기진단이 병의 예후를 좋게 바꾸어 놓을 수 있다는 사실이 입증된 중요한 병들만은 놓치지 않겠다는 것이 정기검진의 기본목표가 되어야 한다.

미국 같은 선진국에서는 일찍부터 가장 효과적인 정기 건강검진 방법이 활발하게 전문적으로 연구되어 오고 있는 형편이어서, 그들의 연구결과에서 우리들이 많은 도움을 받을 수 있다. 물론 우리나라와 미국이 각각 갖고 있는 국민 건강 문제들이 조금씩 다르기 때문에 그런 점들은 보완해야 된다.

50세 이후 남성의 정기 검진

심장을 비롯한 순환기관의 검진

① **혈압 측정**: 혈압이 전에 높지 않았으면 적어도 6개월에 한 번씩은 혈압을 측정해 보아야 한다. 가장 바람직한 것은 믿을 만한 혈압 측정기를 구하는 것이다. 집에 혈압 측정기가 있으면 적어도 한 달에 두 번 씩은 측정해 보는 것이다. 병원에 갈 때 가끔 간호사한테 부탁하여 집의 측정기의 정확성을 확인하면 더 좋다. 고혈압이란 치료할 수 있는 무서운 병이기 때문에 조기진단의 이득은 말할 수 없이 큰 것이다.

② **심전도**: 심전도는 심장이 정상적으로 뛰고 있나, 박동(박자)이 정상인가, 자신도 모르게 심근경색이나 다른 허혈성 심장질환을 앓은 흔적이 있나 등을 보여준다. 만일 심전도가 정상이고, 환자의 어떤 증세도 없으면 무슨 특별한 사정이 있기 전에는 그 이상 심장검사를 받을 필요는 없다. 1, 2년 후에 다시 한번 검사해보면 충분하다. 한편 심전도가 정상인데 환자가 어떤 증세가 있든지 심전도가 정상이 아니라면 심장내과 전문의의 정밀검진을 받아야 한다.

당뇨병 검사

① **공복 혈당**: 제6장에서도 나왔듯이 요즘 당뇨병의 진단은 무척 수월해졌다. 식전의 혈당이 126mg 이상이면 당뇨병이라는 진단을 내린다. 적어도 1년에 한번씩은 이 검사를 받아야 한다. 이 병 역시 빨리 손을 쓰면 상황을 많이 좋게 만들 수

있기 때문이다.

고지혈증 검사

① **전체 콜레스테롤(total cholesterol):** 콜레스테롤이 높음으로 인하여 무서운 합병증이 야기될 수 있기 때문에 누구나 중년에 들어서면서 매 2년마다 콜레스테롤 등 지방 혈중치 검사를 받아야 한다.

② **나쁜 콜레스테롤의 혈중치와 좋은 콜레스테롤 혈중치:** 나쁜 콜레스테롤과 좋은 콜레스테롤의 비율을 알아야만 확실한 고지혈증 진단이 나오고, 치료의 방향을 잡을 수 있기 때문에 이 두 혈중치의 측정이 필요하다(제18장 참조).

③ **중성지방 검사:** 콜레스테롤의 혈중치와 상관없이 중성지방의 혈중치가 높으면 다른 문제를 야기할 수 있기 때문에 이 검사도 필요하다(제18장 참조).

빈혈, 백혈구검사

전 혈구 계산: 씨비씨(CBC · Complete Blood Count)는 비교적 간단한 혈액검사로 빈혈의 존재, 빈혈의 정도, 백혈구의 건강, 염증의 유무 등 다양한 결과를 쉽게 알아내는 검사이다. 적어도 2년에 한번씩은 권장하고 있다.

신장기능 검사

① **요소질소 검사(BUN · Blood Urea Nitrogen):** 제일 오래되었고 쉬운 혈액검사로 신장의 기능에 이상이 있고 없음을 쉽게 알 수 있는 검사이다. 그러나 혈중치가 높을 때에는 다음 검사들로 신장의 기능상태를 확인해야 된다.

② **크레아티닌(Creatinine):** 요소질소 검사와 같이 신장의 기능을 정확하게 보여주는 검사로, 식사 때 섭취한 음식물의 종류에 영향을 안 받는 검사이기 때문에 요소질소 검사보다 더 특이성과 신빙성이 있다. 매 2년마다 이 검사를 권장하고 있다.

③ **소변검사:** 소변을 현미경으로, 그리고 간단한 화학반응 테스트로 비교적 소

상하게 검사를 함으로써 신장이나 방광의 염증 유무, 신장에 이상이 생겨서 단백질을 흘리고 있나 여부를 확인하고, 신장이나 방광에서의 출혈 유무 등을 단시간 내에 알려줄 수 있는 재래식 검사이다.

④ **미세단백뇨 · 마이크로알부민**: 당뇨병이 있든지, 가족 중 심한 당뇨병의 역사가 있는 사람이 보통 소변검사에서 알부민(단백질)이 나타나지 않는 경우에 하는 특수 소변 검사로 알부민의 초기 누출을 확인하는 검사이다.

간기능 검사

① 에이엘티(ALT)와 에이에스티(AST)는 간 효소의 혈중치를 이야기하며, 간세포에 염증이 있는지 여부를 알려주는 혈액검사이다. 둘 다 정상이면 일단은 간염 등, 간에 해로운 변화가 없다고 확인할 수 있다. 만일 이 검사가 비정상으로 나오면 간기능검사를 더 정밀히 해 보아야 한다.

② B형 간염 바이러스 항체(HBsAb): 양성으로 나왔다면 B형 간염에 대한 항체가 조성 되었다는 표시로, 전에 B형 간염을 앓았다든지 과거에 B형 간염 예방주사를 맞았다는 이야기이다. 만일 이 검사가 음성으로 나오는 사람이 아직 예방주사를 안 맞았다면 조속히 맞을 필요가 있다. 아직 우리나라는 B형 간염이 만연되어 있는 상태이기 때문이다.

③ C형 간염 바이러스 항체(HC virus antibody): 음성으로 나오면 아직은 C형 간염에 감염이 안 된 상태, 양성의 결과는 벌써 급성 C형 간염을 앓았다는 징후인데 아직도 그 바이러스가 활동하고 있는가를 알려면 다른(HC virus RNA) 검사를 받아보아야 한다.

위장 검사

① 위 내시경: 적절한 치료에도 불구하고 위염이나 위궤양 증세가 계속되거나 위암의 공포가 심한 환자는 전문의의 지시에 따라서 정기적으로 내시경 검사를 받는 것이 좋다. 아직도 위암은 우리나라에서 가장 자주 일어나는 암이라는 사실을

잊으면 안 된다. 위장 내시경 검사를 할 때는 제일 먼저 헬리코박터 파일로리 균 검사를 확실히 받고 적절한 약물로 그 균을 완전히 제거해야 된다. 그 균이 위암과 밀접한 관계가 있다는 연구보고가 많이 나오고 있기 때문이다.

② **대장 내시경 검사**: 대장암과 직장암의 초기진단 및 신속한 치료를 위하여 55세 이후에 대장 내시경 검사를 권장하고 있다. 그 이유는 간단하다. 많은 대장암은 암이 아닌 양성 폴립이 차차 변화하여 암으로 이행하여 생기는 경우가 많기 때문에 아무리 양성이라도 미리 제거해 버리는 것이 안전하기 때문이다. 첫 번째의 대장 내시경이 정상이면 매 5년에 한 번 씩 정기 내시경 검사를 권장한다(제10장 참조).

③ **대변잠혈검사**: 눈에 안 보이는 대변 속에 섞인 혈액을 색출하기 위해 이 검사를 매년 받을 것을 권장한다.

전립선 검사

남성이 중년 이상이 되면 병원에 갈 때마다, 혹은 적어도 2년에 한번씩은 의사한테 직접 항문을 통해서 전립선 검진을 받는 것이 바람직하다. 암이 있을 때 혈중치가 올라가는 전립선 항체 피에스에이(PSA)를 혈액을 통하여 측정할 수 있으나, 중년기 이후부터 보편적으로 생길 수 있는 전립선 비대증(hypertrophy)도 PSA의 혈중치를 올라가게 하므로 혼동을 일으킬 가능성이 있다. 정기적으로 PSA를 측정하는 것은 미국의 보건당국 전문인들이 권장을 유보하고 있는 상태이다. 그렇게 결정지은 이유는 많은 연구결과를 철저히 검토해 본 결과이다. 그러나 PSA를 측정했기 때문에 전립선암의 진단을 조기에 할 수 있었다는 환자와 그들 가족의 설득력 있는 이야기가 나오고 있기 때문에 많은 환자가 이 검사를 요청하고 있고, 또 많은 의사도 이 시험을 권하고 있는 것도 사실이다.

갑상선 검사

중년에 접어들며 갑상선 기능이 바뀌는 경우가 간혹 있기 때문에 실시하는 검사이다.

TSH: 갑상선 기능의 조기변화를 제법 예민하게 색출할 수 있는 간단한 혈액검사이다.

50세 이후의 여성들이 받아야 할 정기 검진

전립선 검사를 제하고는 앞에 나온 남성이 받아야하는 검사를 전부 받아야 한다. 그리고 여성은 그 외에 세 가지 검사를 더 받아야 한다.

뼈의 광물질 측정

제13장에서도 나왔듯이 이 시험에는 많은 문제가 있다. 광물질 밀도만 측정해서 골다공증 치료의 방향을 정한다는 데에는 모순이 있다. 그러나 미국에서는 갱년기에 들어선 여성 중에 뼈가 가느다란 사람, 몸이 여윈 사람, 집안에 골다공증의 내력이 있는 사람, 자기 자신이 과거에 골절상을 경험한 사람, 그리고 폐경 후에 에스트로겐을 복용 안 하기로 결정한 사람 등 소위 위험인자가 있다고 생각되는 사람은 이 검사를 받고 있다. 그리고 일단 골다공증의 치료를 시작한다면 그 치료의 효과를 측정하기 위하여 정기적으로 이 검사를 되풀이하는 것이 상례인 것이다.

부인병 검진

① 세포진 검사(Pap smear): 이 검사는 아직도 자궁경부암을 진단하는 데에는 가장 유용한 검사이다. 성관계를 처음 갖기 시작한 여성이나 18세가 된 여성은 이 검사를 받는 것이 적절하다. 그 후 매년 한 번 씩 반복하고 세 번 연거푸 완전히 정상으로 나오면 그 후에는 담당의사의 지시에 따라 검사의 빈도를 매 2~3년으로 줄일 수 있다. 갱년기에도 이 검사는 필요하지만, 전의 검사가 완전히 정상이었을 경우 65세 이후에는 담당 전문의와 의논하여 중단할 수 있다.

② 정기 부인병 신체검사: 세포진 검사를 받을 때마다 전문의에 의한 부인병 신

체검사를 받을 것을 권장하고 있다.

유방암 검사

유방암이 한국 여성에게 가장 흔한 암 중의 하나로 부상했다. 불행히도 앞으로 우리 여성이 지방과 고기를 좀 멀리하고 채소와 과일을 훨씬 더 먹기 전에는 이 추세가 계속될 것이다.

① **유방 자가 검진**: "자기의 유방은 자기가 살피며 책임진다"라는 슬로건을 내걸고 미국에서는 환자한테 자기 자신의 검사가 얼마나 중요한지를 강조하고 있다. 실제로 환자 자신만큼 예민하게 유방 속의 변화를 빨리 찾아내는 사람은 아무도 없다. 보통 목욕할 때나 샤워할 때 가끔씩 자기의 유방을 검사하는 습관을 길러야 한다. 만일 검사하는 방법을 모른다면 의사나 간호사에게 물어서 배워야 한다.

② **유방촬영술(mammography)**: 미국에서는 45세 이후의 여성은 이 검사를 매 2년마다 받도록 권장하고 있다. 아직은 이 방법이 국민 보건의 입장에서 볼 때 가장 효율이 높은 진단 기술이라고 인정받고 있다.

전신 씨티 스캔 (whole body CT scan)

요즘 미국에서 한참 선전하고 있는 전신 씨티 스캔(또는 CAT scan)에 대해서 알아보자. "이것저것 각각 몇 년에 한 번씩 기억했다가 검진을 받는 것도 좋지만, 한꺼번에 씨티 스캔으로 온몸을 찍어보면 이상이 어디에 있는지 금방 알아내고, 치료받을 일이 있으면 신속하게 치료를 받음으로써 치료의 결과도 더 좋아 진다"며 이 촬영술을 선전하고 있다. 물론 가격은 조금 높지만 그만한 가치가 있고도 남는다는 말도 한다. 그 선전에서 주장하는 장점은 별로 과장된 바가 없다고 생각한다. 그러나 정부 보건당국 전문가를 위시해서 대부분의 권위자들은 이러한 방법에 반대하고 나선다.

그들이 반대하는 이유는 대체로 세 가지이다.

① 이것은 철저한 연구로 그 우수성과 효율성이 입증된 바가 아직 없는 방법이란 점이다. 우리는 아직 이 방법의 포괄적 장단점을 파악 못하고 있다는 말이다.

② 방사선 노출의 문제이다. 흉곽의 씨티 스캔만 촬영해도 흉곽 X선에 비하여 무려 500배의 방사선에 노출되는데, 하물며 전신을 촬영하니 그 방사선도 만만한 양이 아니라는 의견이다. 물론 전신 씨티 스캔과 방사선노출에 기인한 문제의 연관성이 증명된 일은 아직 없다. 그러나 방사선에의 노출이 건강에 좋지 않다는 것은 기정사실이다.

③ 가장 중요한 이유는 바로 우리 몸에 대하여 너무 자세히, 그리고 많이 알아서 오히려 건강에 손해를 끼칠 때가 있다는 이유이다. 모르고 가만히 내버려두면 괜찮을 것을 알아내서 수술을 하고 또 다른 치료를 함으로써 역으로 결과가 더 나빠질 수도 있다는 주장이다. 이런 말은 언뜻 들으면 모순 같다. 특히 조기진단의 중요성을 외치는 학자들의 입에서 나온 말이라니 더욱 앞뒤가 안 맞는다는 인상을 준다. 그러나 가만히 이 문제를 분석해보면 일리가 있는 말이다. 예를 하나 들어 설명해보자. 여러 가지 이유로 사망한 환자를 전부 검시해 본 결과 그 중 약 25%가 갑상선 속에 종기를 가지고 있었다. 물론 그 대부분의 환자는 그것을 모르고 살다가 다른 원인으로 사망을 한 것이다. 만일 그 사람들이 전신 씨티 스캔 검사를 받았었다면 거의 전부가 갑상선 수술을 받았을 것이다. 문제는 그 중 몇 명은 그 수술 때문에 사망했거나 없던 병을 얻었고, 그리고 또 몇 명이 그 수술 때문에 더 오래 살았을까이다. 대부분의 학자들은 수술 때문에 제 수명을 다 못 살았거나 고생을 더 한 사람이 보다 더 많았을 것이라고 믿는다.

이 특수 기술은 우리 곁에서 좀처럼 쉽게 사라지지는 않을 것이다. 따라서 우리는 앞으로 계속하여 이것에 대한 찬반 논쟁을 빈번히 접하게 될 것이다.

나쁜 생활습관은 고칠 수 있다

제26장

생활습관의 개선

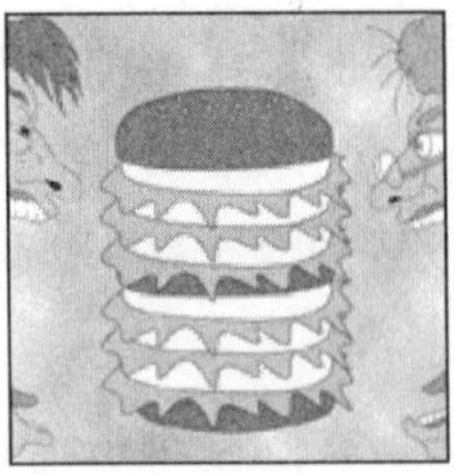

운동을 하지 않는 생활습관, 또 너무 먹어서 체중을 늘게 만드는 생활습관 등이 건강을 해친다는 것은 지금까지 여러 번 강조되었다. 생활습관을 개선하면 그 많은 질환을 피할 수 있었을 것이라는 사실도 여러 번 강조되었다. 그리고 나쁜 생활습관을 없애고 좋은 생활습관으로 바꿔야만 우리의 건강이 좋아질 수 있을 것이라는 사실을 믿지 않는 독자는 없으리라고 본다. 이 장에서는 그런 나쁜 습관을 어떻게 고칠 수 있는지를 알아볼 것이다. 그러기 위해서는 우리의 생활습관이 어떻게 생겼나를 먼저 생각해 보는 것이 도움이 될 것이다.

습관은 어떻게 생기나?

습관은 하루아침에 생기지 않는다.

무의식적으로 되풀이되는 행동을 우리는 습관이라고 부르며 그 행동은 여러 가지 환경의 영향을 받게 되는 것이다.

늘 품에 안겨서 지내던 아기가 잠간 안아주지 않아 울고 하는 행동은 아기가 불과 며칠 사이에 배운 것이다. 우리가 하는 행동 뒤에는 보이지 않는 어떤 영향력이 늘 존재한다. 하나는 즐겁고 편안한 것을 차지하고 싶은 욕망이고, 또 하나는 그 행동 때문에 받을 수 있는 처벌이다. 심리학자는 전자를 긍정적인 강화(positive reinforcement)라고 부르고 후자를 부정적인 강화 또는 처벌(negative reinforcement or punishment)이라고 부른다.

행동이 베풀어 줄 향락을 소유하고 싶은 욕망이, 그 행동이 가져올 처벌을 무시할 수 있을 만큼 강력할 때 우리는 그 행동을 배우게 되는 것이다. 아기가 안겨서 지내던 단 며칠 사이에 아기는 조용하고 포근함이 가져다주는 즐거움을 알게 된다. 울면 그 포근함이 다시 찾아오지만, 울어서 내려지는 처벌은 모르기 때문에 울고 성화를 부려서 안겨 보려고 그 행동을 쉽게 배우게 되는 것이다.

배가 몹시 고픈 쥐가 있다. 검정 상자 속에 있는 맛있는 사료를 먹으면 견디기 힘든 전기찜질 처벌을 받게 되고, 하얀 상자 속에 있는 맛없는 사료를 먹으면 아무런 처벌 없이 안전하다면, 그 쥐는 맛은 없으나 안전한 사료를 먹는 행동을 배우게 되어 그 맛없는 사료를 먹는 습관이 생길 것이다.

많이 먹는 습관은 어디서 왔나?

음식을 많이 먹으면 배고픔이 사라지며 몸이 만족을 느끼게 되는 그 변화는 상당한 즐거움을 몸에 안겨주기 때문에 음식을 많이 먹는 행동을 가르쳐주게 된다. 맛있는 음식 자체가 가져다주는 미각의 즐거움도 역시 우리로 하여금 음식을 가까이 하는 행동을 배우게 한다. 그러면 많이 먹어서는 안 된다는 것을 상기시켜 주는 부정적인 강화(처벌)는 무엇인가? 비대해지고 무서운 성인병을 앓게 되는 두려움이다. 그러나 비대증과 성인병이 생기는 데 수십 년이 걸린다면 그 처벌을 무서워할 사람은 그렇게 많지 않을 것이다.

교통위반을 했는데 그것에 대한 과태료는 20년 후에 내도 된다면 그 과태료를 무서워할 운전자는 그렇게 많지 않을 것이란 사실과 다를 바 없다. 그래서 우리는 먼 장래에 있을 처벌의 두려움을 생각하지 않고, 당장의 즐거움을 위한 욕망으로 많이 먹는 행동과 습관을 쉽게 배우게 되는 것이다.

없어서 못 먹던 시대

옛날에 먹을 것이 넉넉하지 못했던 시대를 지나지 않았던 나라가 이 세상에는 없기 때문에 생긴 심리적 작용일 것이다. 음식을 먹을 기회가 생기면 큰 실례가 안 되는 한도 내에서 되도록 많이 챙겨먹는 버릇이 생긴 것이다. 잔칫집에 가서 허리띠를 풀어놓고 배가 터지도록 음식을 먹었던 시절이 있었다. 먹을 기회가 있을 때 많이 먹는다는 것이 흉잡힐 일도 아니고 당연했던 것이다. 그리하여 양이 차고도 남을 만큼 과식을 하는 것 자체에서 오는 "즐거운 기분"은 모든 사람들이 공명할 수 있는 경험이 되어 버린 것이다.

옆에서 장구 치면 신나는 법

소리를 할 때 옆에서 장구를 치고 춤을 추어주면 더 신나게 할 수 있듯이, 어떤 행동이든 옆에서 누가 거들어주면 더 쉽게 배우게 되고 더 빨리 자신의 습관이 된다. 우리 주위에는 우리가 더 먹기를 진심으로 원하고 권하는 사람들이 많았다. 아주머니들과 할머니들이 밥상을 빙빙 돌며 손님들과 식구들이 많이 먹을 것을 배려하며 종용하던 모습을 아직도 기억하는 독자들이 많으리라 믿는다. 이렇게 식구들과 손님들에게 음식을 실컷 대접하는 것이 우리 사회의 한 중요한 미덕이 된 지도 퍽이나 오래된 일이다. 그러니 먹을 것이 넉넉해진 지금도 실컷 먹고 싶어하는 사람들이 많다는 것은 너무나 당연한 일이라고 생각된다.

어떻게 하면 많이 먹는 습관을 바꿀 수 있나?

습관이란 되풀이되는 행동이고 행동은 우리가 오랜 세월 동안에 배운 것이라면, 우리는 새로운 행동을 배워서 헌 습관을 새로운 습관으로 바꿔 놓을 수 있다. 의학에서 행동요법(behavioral therapy)이라는 말이 있는데, 간단히 말해서 새로운 강화 요인을 설정하여 먼저 있던 나쁜 습관을 제거하고 덜 먹고 운동하는 습관 같은 새로운 행동을 정착시켜 보자는 전략이다. 이 새로운 전략을 꾸미는 데는 옛날 습관이 왜 생겼나를 이해하는 것이 매우 중요하다.

먹는다는 만족감 대신에 새로운 만족감을 줄 수 있는 긍정적 강화 인자를 찾아 보자. 물론 이것은 사람에 따라서 많은 차이가 있게 마련이다. 예를 들어서 무슨 일을 하는데 식구들이 나서서 성취를 인정해 줄 때 상당한 만족감을 느끼는 사람과, 별로 그렇지 않은 사람이 있기 마련이다. 그것을 강화 요인으로 정했을 때 전자는 많은 덕을 보는 반면 후자는 이렇다 할 혜택을 못 볼 수 있다. 여기서는 보통 사람들이 수긍할 수 있다고 증명된 사항만을 예로 들어 보기로 한다.

새로운 긍정적 강화 요인을 설정한다

① 목표 체중을 공표한다.

"내가 앞으로 여섯 달 안에 10 킬로를 줄인다"라는 자기 목표를 집안 식구에게 알리고, 직장 동료한테 알린다. 일단 그렇게 해 놓고 그 목표를 어렵게 성취한다면 자기뿐만 아니라 주변 사람들이 알게 되고, 그들을 감동시키게 된다. 사람은 누구나 자기가 해 놓은 일을 인정하고 축하할 때 상당한 만족감을 느끼기 때문에 이것이 유용한 강화 인자가 될 수 있는 것이다.

② 성적표를 작성한다.

매 주 체중을 재고 성적표에 기입한다. 성적표는 자기만 보아도 되고 냉장고 문 같은 곳에 붙여놓아 온 식구가 보게 하여도 효과가 있을 수 있다.

③ 협력자를 구한다.

전에는 옆에서 더 먹으라고 그러는 사람이 많아서 더 먹었듯이, 이제는 옆에서 더 먹는 것을 말리는 사람이 필요하다. 배우자가 여기에 적임자일 수가 있으나 먹는 것 가지고 부부싸움이 일어나기 쉬운 상황이라면 큰딸 같은 다른 식구가 맡을 수도 있다. 직장의 동료도 많은 도움을 줄 수 있다.

④ 성취를 축하한다.

목적이나 중간목표를 달성했을 때 미리 정해졌던 상을 받는다. 자기 혼자서 하는 것보다는 식구나 친구가 거들어 주는 편이 더 의미가 있다. 가장 뜻있는 보상 중 하나는 목표를 달성했을 때 남편 혹은 부인과 함께 백화점에 가서 작아진 몸매에 맞는 새 옷 하나를 상대방에게 사주는 것이다.

새로운 부정적 강화(처벌) 사항을 설정한다

① 심하게 상해버린 동맥의 단면도 〈그림 8-B〉를 프린트하여 냉장고 문에 붙인다. 음식을 더 먹고 싶을 때마다 그 그림을 보고 '내 동맥이 저렇게 되면 큰일이다' 라고 생각해 본다. 미국에서는 아주 뚱뚱했을 때 찍은 자신의 사진을 냉장고에 붙여놓는 사람도 있다.

② 목표달성에 실패하면 상당한 과태료를 내도록 한다. 미리 집안 식구와 그 과태료에 관하여 합의를 해 놓고 목표에 미달했을 때 그 과태료를 즉시 내도록 하는 것이다.

③ 비만증의 결과로 당뇨병, 뇌졸중, 심장질환을 앓고 세상을 떠난 친지를 자주 생각함으로써 많이 먹는 것과 그들이 겪은 시련을 연상시킨다.

옛 습관을 부추겼던 자극을 제거한다

① 매일 세 끼를 찾아 먹어 저녁 때 지나친 배고픔이 일어나지 않게 한다. 대부분의 사람들이 저녁식사를 너무 많이 먹어서 체중이 늘기 때문에 저녁식사의 양을 줄이는 것이 상당히 중요하다.

② "모든 음식은 식탁에 앉아서만 먹을 수 있다"라는 새 규칙을 만들어 동의한다. 많은 사람이 소파에 앉아 텔레비전을 보면서 간식을 하는데 그런 간식이 가져오는 열량은 도저히 무시 못할 양이다. 이 방법은 간식하는 것을 어렵게 만들어서 간식을 못하게 하는 데 유용하다.

③ 문제가 되는 음식물은 아예 사지를 않는다. 체중을 줄여야하는 사람은 대개 자기가 너무 먹어서 문제가 되는 음식물이 무엇인지 잘 알고 있다. 예를 들어서 삼겹살과 빵이 문제라면 적어도 당분간은 빵과 삼겹살을 사지 않는다.

④ 밥을 조금만 푼다. 밥은 대개 주는 만큼은 다 먹는 것이 습관이고 예의이기 때문에 우리는 필요 이상의 밥을 먹는 수가 많다. 만일 양식을 먹는다면 각자 앙트

레의 몫을 적게 분배한다.

⑤ 식사를 천천히 하는 버릇을 키운다. 너무 빨리 적은 양을 먹어치우면 더 먹고 싶어질 가능성이 더 높기 때문이다.

⑥ 포만감을 많이 주는 채소, 반찬을 늘린다. 이 점은 여러 장에서 음식을 이야기할 때마다 여러 번 강조되었다.

운동을 하지 않는 습관은 어떻게 생겼나?

운동을 하는 긍정적인 강화 요인은 당장 느껴지는 것이 아닌 장래의 건강인 반면, 운동을 하는 것을 말리는 부정적인 요소는 당장 느낄 수 있는 귀찮음과 피곤함이다. 그렇기 때문에 운동을 새로 시작하거나 계속하려 들지 않는다. 어떤 면에서 보면 운동은 음식을 많이 먹는 행동과 정 반대가 된다고도 말할 수 있다. 먹는 습관은 당장 느낄 수 있는 만족감의 유인을 받아서 생기는 반면, 운동은 당장 경험해야 되는 귀찮음을 피하기 위해서 생기는 습관이다. 귀찮은 운동을 하지 않는 대신에 많은 사람은 집에서 조용히 누워서 텔레비전을 보거나 뒹굴며 쉬는 경우가 많다. 사람은 당장 편하고 쉬운 일을 택하기 때문이다.

운동을 멀리하게 된 데는 다른 사회적인 이유도 작용했다. 우선 잘 발달된 교통수단은 우리를 걷지 않는 시민으로 바꾸어 놓았다. 옛날에는 하루에 한차례씩 외출만 해도 매일 충분한 운동을 하는 것이 가능했었는데 요즘은 다르다. 직장에서 일하는 도구가 기계화되고 자동화되어, 사무직이 아닌 사람들도 땅을 파고 등에 무거운 것을 나르는 등 신체적인 일을 하는 사람은 극소수가 되었다. 따라서 옛날같이 일터에서 충분한 운동을 할 수 있는 사람은 소수에 지나지 않는다.

운동하는 버릇은 어떻게 키우나?

앞에서 음식 먹는 습관을 바꾸는 이야기를 할 때 거론된 대부분의 방법이 운동을 하는 버릇을 키우는 데에도 적용된다고 말할 수 있다.

운동을 하게끔 하는 긍정적 강화 요인을 찾는다.

① 운동 목표를 작성하여 주위에 알려준다. 운동을 시작하고 적어도 한 달 간은 계속할 것을 다짐한다. 그것은 아무 운동이건 그만큼 계속하면 자신이 당장 느낄 수 있는 혜택을 경험하게 되기 때문에 새로운 습관이 자리잡는 데 큰 도움이 되기 때문이다.

② 운동일기를 작성하여 목표 성취의 진척을 기록한다. 성취감은 퍽 중요한 긍정적 강화 요인이다.

③ 중간목표나 최종목표의 성취를 축하하는 의미에서 상당한 상을 걸어놓는다. 그 상은 상당한 가치가 있어서 성취 직후에 수상이 이루어질 때 효과는 더 높아진다.

④ 운동을 시작하기 전, 그리고 운동을 하는 도중에 이 책 제24장에 열거된 운동의 혜택들을 기억하며 자신이 받을 그 혜택들을 되새겨 본다.

⑤ 매번 운동이 끝나고 씻고 나서 쉴 때 느끼는 쾌감을, 지금 막 끝낸 운동 때문에 생기는 즐거움이라는 것을 생각하며 그것을 만끽한다.

⑥ 운동을 하지 않으면 자신의 건강에 어떤 나쁜 영향이 닥쳐올 것인가를 자주 생각해본다.

⑦ 옆에서 같이 운동을 할 수 있는 동반자를 찾으면 서로 많은 도움을 줄 수 있다.

⑧ 운동을 계속하게 될 때 자기 몸의 지구력이 향상되고 있다는 사실을 측정하여 기록하면 큰 도움이 된다. 이것은 최대 심장박동수를 기록하여 전과 비교하든지, 매번 어렵지 않게 소화할 수 있는 운동 시간의 길이를 기록하여 전과 비교하면 된다. 예를 들어 두 달 전에는 15분 이상 운동하기가 어렵더니 이제는 같은 운동을 30분 동안 해도 아무 문제가 없을 만큼 지구력이 향상되었다면 그 고무적인 사실은 새로운 습관을 기르는 데 상당히 유용한 강화 요인이 되는 것이다.

여러 가지 방법으로 우리의 생활습관을 고칠 수 있다는 이야기를 했다. 여기 열거하지 않은 또 다른 많은 방법들도 있다. 개개인이 자기의 특수한 필요성과 자신의 성격을 고려하여 맞춤 방법을 창안해 볼 것을 권한다.

외국에서 부러워하는 우리나라 건강 식단

제27장

한식 이야기

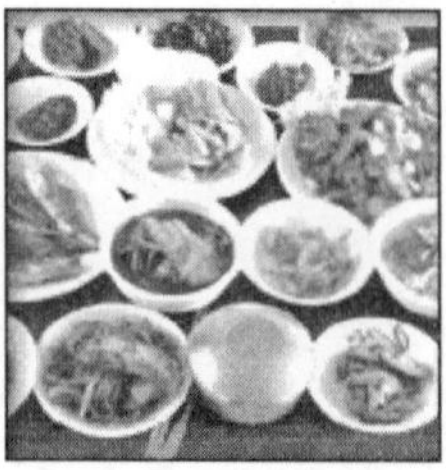

요즘 의학학회에 가거나 의학 학술잡지를 읽어보며 새삼스럽게 느끼는 것이 있다. 전에도 몰랐던 사실은 아니지만 우리나라의 전통적인 음식이 얼마나 건강에 좋았었나 하는 것을 다시 깨닫게 되는 것이다.

미국에서 당뇨병 또는 내과학회에 가 보면 적어도 한 두 명의 강사가 "너무나 많은 미국 사람이 당분과 지방질을 과잉 섭취하여 건강을 망치고 있다"고 개탄하며, 미국 사람의 먹는 습관에 대한 걱정을 강조한다. 또 그들은 의료인들에게 국민의 "바로 먹기" 계몽에 앞서 달라며 호소하는 것도 잊지 않는다. 우리 의료인들이 진작부터 이런 계몽에 나섰던들 오늘의 비극은 일어나지 않았으리라는 말을 하며 의사의 자책을 호소하는 강사도 있다. 그들의 걱정은 그 강도가 보통 수준을 훨씬 넘었다는 인상을 참석자들은 받는다. 그들은 쟁점을 강조하기 위하여 새로운 학술어까지 만들어냈다. 탄수화물독증(carbotoxicity), 지방독증(lipotoxicity)이라는 귀에 아직 익지 않은 술어들이다. 탄수화물, 즉 당분을 너무 먹어 독이 되고, 또 지방질을 너무 섭취하여 몸에 독이 된다는 말이다. 이 미국의 현실을 우리나라의 전통적인 밥상과 비교하며 저자는 얼마나 흐뭇하게 생각했는지 모른다.

그러나 저자가 한국 식당에서 삼겹살을 수북하게 시켜놓고, 혹은 기름진 육류를 구워 먹으면서 소주를 마시는 수많은 젊은 남녀를 보게 되는데, 그럴 때마다 우리나라의 음식에 대한 저자의 낙관적인 견해와 흐뭇함은 벽에 부딪히고 만다. 이렇기 때문에 우리나라에도 당뇨병, 고혈압, 그리고 심장병이 판을 치게 된 것이고, 우리 젊은이들이 저렇게 먹어대고 있으니 우리나라의 장래를 대표하는 그 세대의 건강도 무사하지는 못 하겠다는 강한 충격을 받게 되는 것이다. 우리는 우리의 건강한 음식문화를 잘못된 방향으로 바꿔놓고 있는 것이 분명하다. 그리고 우리가 장래의 건강을 미리 걱정한다면 이대로는 안 된다.

건강한 식탁이란 어떤 것인가?

• 우선 식탁을 보았을 때 녹색이 가장 많이 눈에 띄어야 한다. 각종 나물, 김치, 상추, 샐러드 등 채소를 말하고 있는 것이다. 물론 노랗고 빨간 채소도 한몫을 해야 된다.

• 붉은 색 고기가 없어야 한다. 소고기와 돼지고기 섭취를 줄이라는 말이다.

• 비계가 눈에 보이면 안 된다.

• 생선이 있어야 한다. 건강에 매우 이로운 오메가-3 지방산을 많이 포함한 기름기가 많은 생선이 건강에 좋다. 굽든, 조리든 상관없으나 소금이나 조미료를 많이 쓰면 안 좋다. 어묵이나 멸치 반찬도 좋다.

• 밥이 하얗다면 안 된다. 잡곡 특히 현미나 잡곡이 많이 섞여야 한다.

• 국이 있어야 한다. 채소가 듬뿍 들어있고, 고기가 없든지 기름기 없는 고기가 약간 들어있는 국이 좋다.

• 닭고기(특히 가슴살)가 생선 대신 있어도 좋다. 닭고기 약간과 생선이 같이 있어도 좋다.

• 두부나 콩으로 된 반찬이 많으면 좋다.

• 냉동해서 파는 음식이나 통조림에서 나온 반찬은 없는 편이 좋다.

• 김, 미역, 다시마 반찬 등은 있으면 더 좋다.

• 달걀 반찬은 한 주에 세 번 이상 식탁에 오르면 안 된다.

• 짜게 먹으면 여러모로 몸에 해롭다.

• 식사의 양은 몸무게를 늘게 해서는 안 된다. 좀 모자란 듯 할 때 끝내는 것이 현명하다.

• 저녁식사는 적어도 잠자리에 들기 두 시간 반 전에 끝내야 한다.

• 후식은 꼭 과일로 한다. 하루에 아무 과일이나 보통 사과의 크기로 세 번은 먹는 것이 건강에 좋다.

김치와 나트륨

환상적 앙상블의 문제점

우리의 전통적인 식탁에서 빼놓을 수 없는 김치, 고추장과 된장이 모두 많은 염분(나트륨)을 함유하고 있다는 사실은 그냥 덮어두기만 할 문제가 아니다. 김치가 건강에 미치는 장점은 너무나 잘 알려진 바이다. 풍부한 비타민, 가득 찬 미네랄과 섬유질, 너무나 이상적인 건강요소의 앙상블이다. 거기에다가 마늘, 고춧가루, 그리고 발효작용의 젓갈이 보태주는 신비스러운 생리작용을 고려하면, 김치는 문자 그대로 세계 제일의 건강식품이며 우리민족의 축복이다. 그렇게 좋은 식품에 아킬레스건이 있다면 그것은 염분(나트륨)을 상당히 포함하고 있다는 사실이다. 김치에서 염분을 줄인다는 것은 쉬운 일이 아닐 것이다. 식품과학과 영양학계 지도층의 집중적인 연구가 필요하다고 본다. 고혈압과 심장병이 국민건강을 위협하고 있는 이 시점에서 우리의 식탁에서 빼놓을 수 없는 김치가 계속 다량의 염분을 피할 수 없게 하는 것을 방관만 하고 있을 수는 없기 때문이다.

하루에 "다섯 번 내지 아홉 번"이란 무엇을 의미 하나?

몇 년 전부터 미국에서는 여러 의학학회와 협회가 협력하여 벌이고 있는 "하루에 다섯 번 내지 아홉 번(Five to Nine a Day)"이란 운동이 한창이다. 역시 미국인의 먹는 습관이 너무나도 탄수화물과 비계에 치우치고 있는 것을 걱정하여, 하루에 과일과 채소를 다섯 몫부터 아홉 몫을 먹자는 운동이다. 여기서 몫이란 중간 크기의 아무 과일 하나, 샐러드 한 컵, 요리한 콩 종류나 잡곡 1/2 컵, 요리한 채소 1/2 컵 등을 뜻한다. 물론 샐러드나 채소를 컵에 먹는다는 것은 아니고, 컵으로 재 보았을 때에 그만한 부피를 먹어야 한다는 소리다. 우리나라의 전형적인 식탁을 기준으로 하여 상을 본다고 가정해 보면 저녁에 밥에 넣은 잡곡으로 한 몫, 그리고 나물, 김치와 다른 채소 반찬을 합하여 한 몫을 쳐서 저녁에 두 몫을 먹기는 어렵지 않아 보인다. 아침상에서 한 몫을 먹는다고 친다면 하루에 세 몫이 고작이다. 너무 모자라는 양이다. 하루에 과일 세 번을 먹어야만 채소와 합하여 간신히 여섯 몫을 먹게 되는 것이다.

과일과 채소는 왜 몸에 좋은가?

과일과 채소가 우리 건강에 좋은 여러 가지 이유를 따져본다.

- 몸에 중요한 섬유질을 공급한다.
- 노화를 지연해 주고, 암을 예방하고, 퇴행성 질환을 저지해 준다는 항산화제는 거의 전부 채소와 과일에서 온다.
- 대부분의 중요 비타민의 자연 원천은 역시 채소와 과일이다.
- 줄거리가 풍부한 채소와 과일은 정상적인 변을 보는 것을 돕는다.
- 줄거리가 많은 채소와 과일은 위(胃)의 포만 상태를 조성하므로 절식을 돕는다.
- 당뇨병 조정과 예방을 돕는다.
- 콜레스테롤의 섭취를 여러모로 제한해 주므로 동맥경화증을 예방하는 데 큰 몫을 한다.
- 골다공증에 도움이 된다.
- 호흡기 장애를 돕는다.

- 고혈압 조절과 예방을 돕는다.
- 뇌졸중 예방에 한몫 한다.

우리는 경제발전이 가져다 준 여유 있는 생활을 만끽할 마땅한 권리가 있다. 그러나 그 여유가 우리의 건강을 해치는 일이 없게끔 각별히 조심해야 한다. 건강 없이는 어떤 좋은 것도 누릴 수 가 없기 때문이다.

우리는 선진국에서 경제가 발달하고 생활이 더 풍족해진 다음에 그 여유가 가져오는 새로운 생활습관 때문에 수많은 사람이 소위 성인병을 얻어서 고생하는 것을 보아 왔다. 우리는 그것을 타산지석으로 삼아 그들의 잘못을 되풀이하지 않도록 해야 한다. 특히 식사 문화가 점점 서구화가 되는 것을 막아야 한다. 물론 가끔 고기도 먹어야 한다. 그러나 요즘같이 앉기만 하면 고기 먹을 생각부터 해 가지고는 우리의 건강을 훼손하지 않을 수가 없을 것이다. 우리의 전통적인 건강식단으로 돌아가도록 노력하자. 우리의 경제적인 여유가 허락하는 취미와 레저 생활을 즐기면서 풍요롭고, 정서적 여유로 가득 찬 그런 건강하고 보람찬 삶을 행복하게 아주 오래오래 누려보자. 그런 날이 반듯이 오리라고 저자는 굳게 믿는다.

가 노화와 성인병은 반드시 늦출 수 있다

나 노화와 성인병은 반드시 늦출 수 있다

다 노화와 성인병은 반드시 늦출 수 있다

라 노화와 성인병은 반드시 늦출 수 있다

마

노화와 성인병은 반드시 늦출 수 있다

바

노화와 성인병은 반드시 늦출 수 있다

사

노화와 성인병은 반드시 늦출 수 있다

아

노화와 성인병은 반드시 늦출 수 있다

자

노화와 성인병은 반드시 늦출 수 있다

차

노화와 성인병은 반드시 늦출 수 있다